JN242045

コツとピットフォール

脳波の**行間**を読む

デジタル脳波判読術

九州大学大学院医学研究院脳神経病研究施設
臨床神経生理 教授　**飛松 省三**

九州大学大学院医学研究院保健学部門
検査技術科学分野 教授　**重藤 寛史**

著

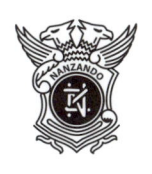

南 山 堂

序

　21 世紀に入り，脳波記録はアナログ脳波計（ペン書き脳波）からデジタル脳波計が主となりました．デジタル脳波計は，脳波データをアナログ信号からデジタル信号へ変換し，電子媒体でデータ管理と保管を行う脳波計です．機器が小型化され，ペーパレスとなり，コストが削減されました．電子データはネットワークでも判読できるようになりました．その特徴は，リモンタージュ機能とリフィルタリング機能です．前者はシステムリファレンスを用いて脳波を記録するため，基準電極導出や双極導出など必要に応じてモンタージュを選択できる機能です．てんかん性放電や徐波の局在決定にこのリモンタージュ機能は欠かせません．リフィルタリング機能は，時定数（低域遮断フィルタ）や高域遮断フィルタを変えることにより，動きによる基線の揺れや，体動などの筋電図を除去することにより脳波の判読をしやすくする機能です．

　「脳波を学びたいが，どうやって判読するのか分からない」，「身近に脳波の専門家がいないので脳波を教えてもらえない」など脳波に興味のある初心者向けに「ここに目をつける！脳波判読ナビ（2016 年）」，「脳波に慣れる！デジタル脳波入門 脳波超速ラーニング（2018 年）」を出版し，好評でした．そういった方達あるいはもっと脳波判読の実際を知りたいという中級者向けに，本書を企画しました．単に，症例を呈示してそれを解説するというやり方ではなく，「実際の症例」から，脳波判読の実際を学ぶという編集方針にしました．つまり，脳波判読のコツとピットフォールを学ぶことにより，脳波判読のスキルを上げることが本書の目的です．そのため，実際の症例を数多く経験している重藤寛史先生（九州大学大学院医学研究院保健学部門）に共著者になってもらいました．また，脳波学上，判読する上で重要な種々の発見がありました．その歴史を振り返り，先人達の智恵を「脳波トリビア」としてまとめました．脳波所見の解釈とその変遷を学んでいただければ幸いです．

2019 年 9 月

飛 松 省 三

目　次

第**3**部 脳波トリビア

第4部 腕試し

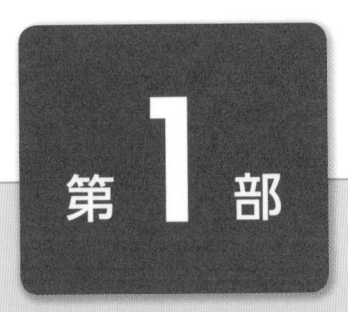

第1部

総　論

　1〜5章には，脳波を判読する上での基礎知識を簡単にまとめました．すべてを順序通りに読む必要はなく，基礎的知識が欠けていると判断された場合に，必要な箇所を読んでください．

　1章では，脳波の電位分布と局在・極性決定法の要点を解説しました．一般に用いる導出法は，基準電極導出法と双極導出法です．それぞれの特徴を知った上で，徐波，棘波などの局在決定を行ってください．基準電極導出法のみでは局在決定や電位の極性が決められないことを理解してください．

　2章では，アーチファクト(人工雑音)を見極める方策を示しました．アーチファクトとは脳波以外，全ての雑音またはノイズを指します．脳波は非常に微小な電気現象です．そのため，脳波を記録するときには脳以外から発生する電位が混入しやすく，脳波かアーチファクトかの鑑別は判読医の1つのスキルとして重要です．

　3章では，賦活法の意義を解説しました．安静閉眼時に得られる情報のみでは，てんかん突発波や局在性徐波などの異常を検出できないことがあります．安静時脳波には異常がなくても，過呼吸，光刺激，睡眠により潜在的な異常が誘発されます．また，賦活法には入りませんが，開閉眼や音・痛み刺激などで，脳波の変化を観察することも大事です．一般的な教科者には書かれていない盲点を示しました．

　4章では，てんかん原性異常を見極めるポイントを解説しました．脳波の過剰判読，つまり，てんかんと誤診することは，絶対してはいけません．脳波誤判読による医療過誤は未然に防ぐ必要があります．波形分析の重要性を強調しました．また，てんかん波形と間違い易い正常亜型の特徴を簡単にまとめました．

　5章では，てんかん新分類(2017)の概要を解説しました．国際抗てんかん連盟は，2010年以降，てんかん発作型とてんかん症候群の分類を試行錯誤しながら発表してきました．この案は，最終案になりそうですが，異論も多いのが現状です．ただ，分類法の基本的概念は押さえておく必要がありますので，要点をまとめています．また，てんかん症候群のまとまった総説も引用して，てんかん症候群の基本を概説しました．

　限られた紙幅で，すべてを網羅することはできませんので，下記の参考文献も参照してください．

　それでは，「脳波の旅」へ出発しましょう．

● 参考文献

1)　飛松省三：ここに目をつける！ 脳波判読ナビ．南山堂，東京，2016．
2)　飛松省三：脳波に慣れる！ デジタル脳波入門 脳波超速ラーニング．南山堂，東京，2018．

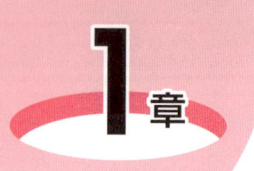

1章 脳波の電位分布と局在・極性決定法

　一般に用いる導出法は，基準電極導出法と双極導出法です．それぞれの特徴を知った上で，徐波，棘波などの局在決定を行わなければなりません．

1 基準電極導出法 referential derivation

　電気的活動源に近い頭皮上の活性電極（G1）と電気的に不活性と考えられる耳朶（G2）を基準にしてその電位差を記録します（図1-1-1A）．活性電極の下にある限局した脳の電位変動の絶対値に近いものが記録できるため，全般性脳波異常や左右差の検出に向いています．

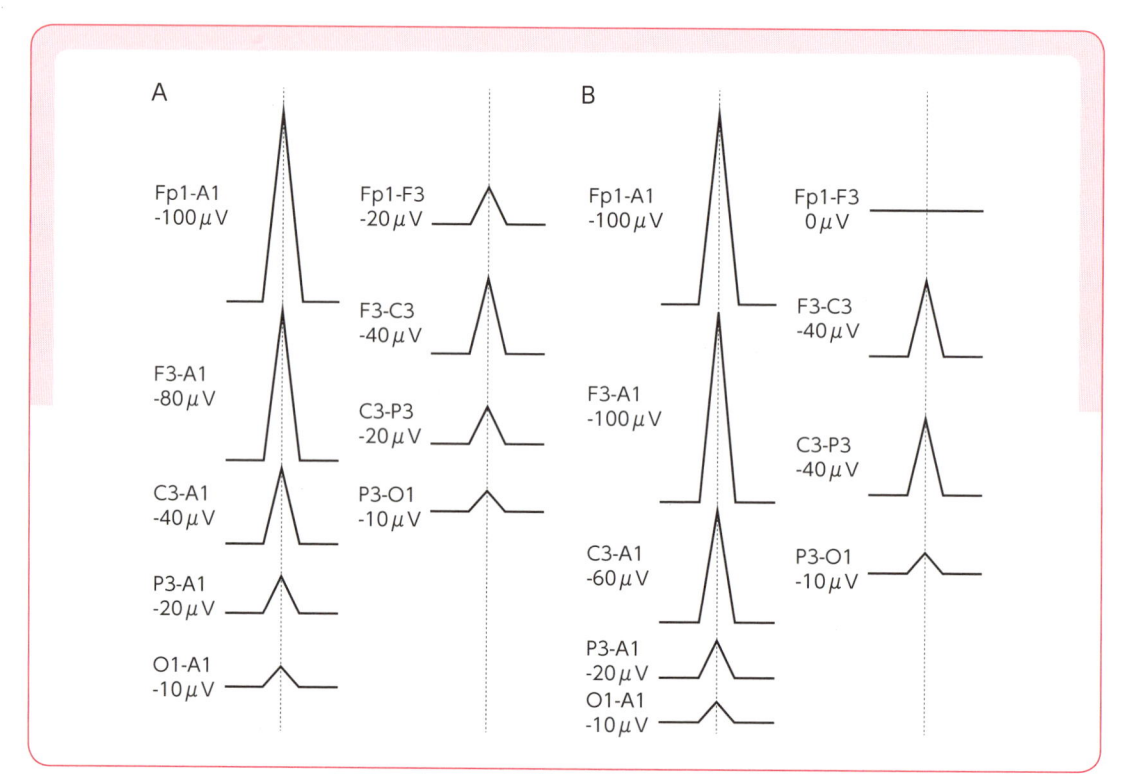

図 1-1-1　基準電極導出法と双極導出法による最大電位の決定

テーマ：最大電位の決定 -1

解説：左耳朶（A1）の電位をゼロとして，Fp1，F3，C3，P3，O1にそれぞれ -100 μV，-80 μV，-40 μV，-20 μV，-10 μV の脳波分布があったとします（**A左**）．基準電極導出では，Fp1 が最大電位となります．これを連結して双極導出にすると，電極間の電位差に応じて波形が変化します（**A右**）．Fp1 に最大の振幅があるのに，Fp1-F3 より F3-C3 で振幅が最大となっています．これは，脳波が引き算のため，単に電位勾配を表示しているのに過ぎません．この際，位相（点線部）が変わらないことに注意してください．次に**B左**のような電位分布があったとします．双極導出にすると，Fp1 と F3 は等電位なので，Fp1-F3 で波形が平坦化します．しかし，位相（点線部）は変わりません．つまり，双極導出であるピークの波形の位相が同位相なら，端の電極（Fp1）に最大電位があることを示しています．これは "end of chain phenomenon" と呼ばれています．双極導出で位相が変わらなければ，その端の電極が最大電位となることを理解してください．

2 双極導出法 bipolar derivation

　頭皮上の2箇所の活性電極（G1，G2）をつなぎ，その電位差を記録する方法です（図1-1-1）. ともに活性電極であるため，G1，G2の電位の関係により，波形や極性が変わります. 正確な電位分布の判定には位相逆転を用います. なお，G1とG2の電位が等しい場合は，変化は互いに打ち消され，平坦な脳波となります. 波形が見えないから脳波がないと勘違いしないでください（図1-1-1B）.

　基準電極導出法で注意すべき点は，ヒトの身体は導電体のため，耳朶に近い側頭部の電位（α波や側頭葉てんかんの棘波）を拾うことがしばしば起こります（活性化）. よく耳朶基準の脳波を単極導出という人がいますが，この用語の使い方は間違いです. 耳朶の電位はゼロでないことが多いので，単極導出ではなく基準電極導出と覚えてください（図1-1-2）.

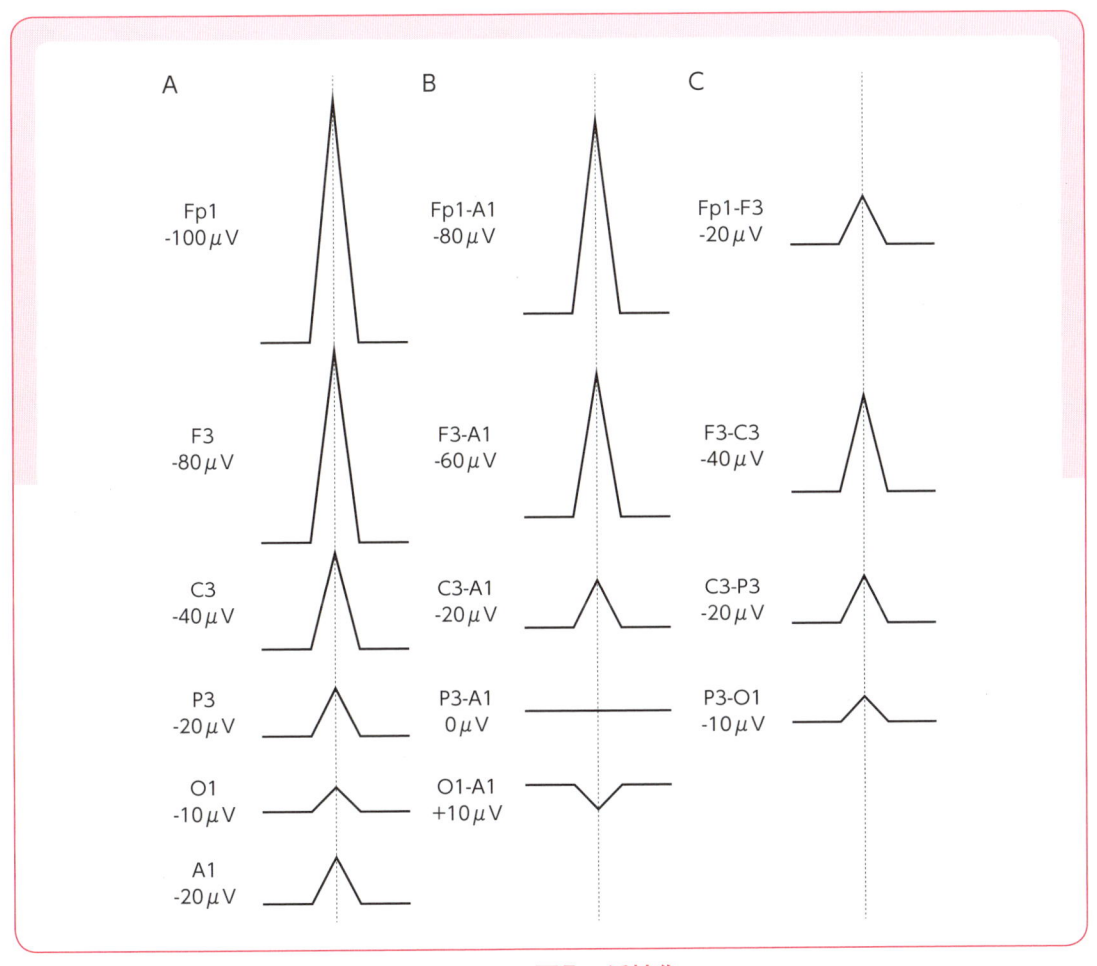

図 1-1-2　耳朶の活性化

テーマ：最大電位の決定-2
解説：左耳朶（A1）に何らかの電位（徐波や棘波）が波及したとします. この電位を仮に-20μVとします（**A**）. A1基準で導出すると，Fp1に最大の電位があることは明白ですが，O1-A1は+10μVで下向きに振れ，P3-A1は等電位となります（**B**）. もしA1に大きな電位（-50μV）が波及すると最大電位の電極を視察的に見当をつけるのが困難となります. ところが，双極導出では"end of chain phenomenon"があり，Fp1に最大電位があることがわかります（**C**）. このように，しばしば耳朶の活性化（reference electrode contaminatio）が起こるので，基準電極導出法と双極導出法を比較して電位分布を注意深く観察する必要があります. 基準電極導出だけで，脳波判読を行うのは，間違いの元です.

双極導出法では，**位相逆転 phase reversal** により，電位の局在を決定します．双極導出法が苦手と思っている方の多くは，「電位差が小さくなって波形が見づらくなる．どこをどうやって見ればよいのかわからない」点にあるのではないかと思われます．図 1-1-3 に，その目のつけどころを説明します．

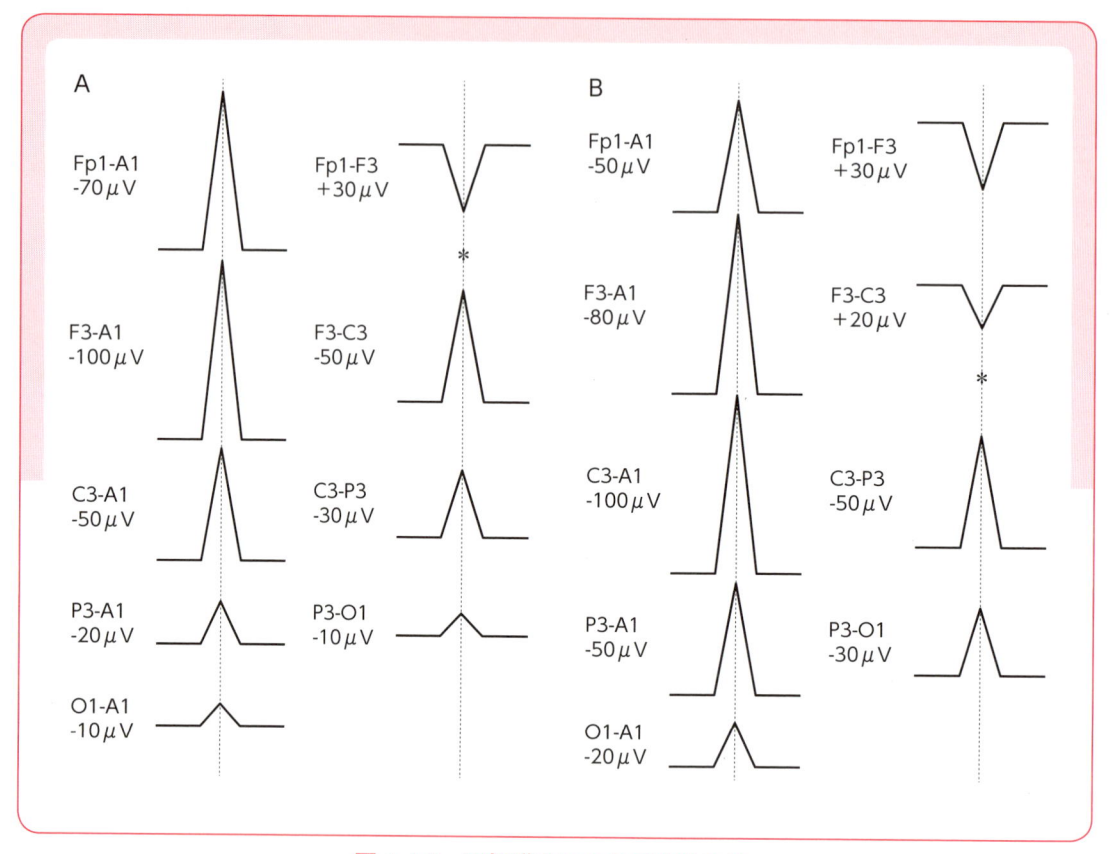

図 1-1-3　双極導出による局在決定法

テーマ：最大電位の決定 -3

解説：図 1-1-2 とは異なる脳波の電位分布を設定しました．左耳朶（A1）の電位をゼロとして，Fp1，F3，C3，P3，O1 にそれぞれ -70 μV，-100 μV，-50 μV，-20 μV，-10 μV の脳波があったとします（**A 左**）．これを連結して双極導出にすると，電極間の電位差に応じて波形が変化し（**A 右**），Fp1-F3 と F3-C3 で位相（点線部）が逆転しています（*）．位相逆転は，位相逆転に絡む F3 電極に最大電位があることを示し，耳朶基準でも F3 が最大電位であることに一致します．次に Fp1，F3，C3，P3，O1 の電位分布を変えます（**B 左**）．これを双極導出にすると，F3-C3 と C3-P3 で位相が逆転します（*）．このことから，C3 に最大電位があることがわかります．以上より，連結した双極導出で位相逆転があると，位相逆転に絡む電極に電位の最大があるということがわかります．脳波は引き算のため，双極導出にすると振幅が小さくなり，耳朶基準とは異なる波形を示します．この波形の歪みには気を取られずに，双極導出の場合は，位相逆転の有無をよく観察してください．

位相逆転には2つの場合があります．すなわち，**陰性電位 negative phase reversal** の最大を示す場合と**陽性電位 positive phase reversal** の最大を示す場合があります（図 1-1-4）．

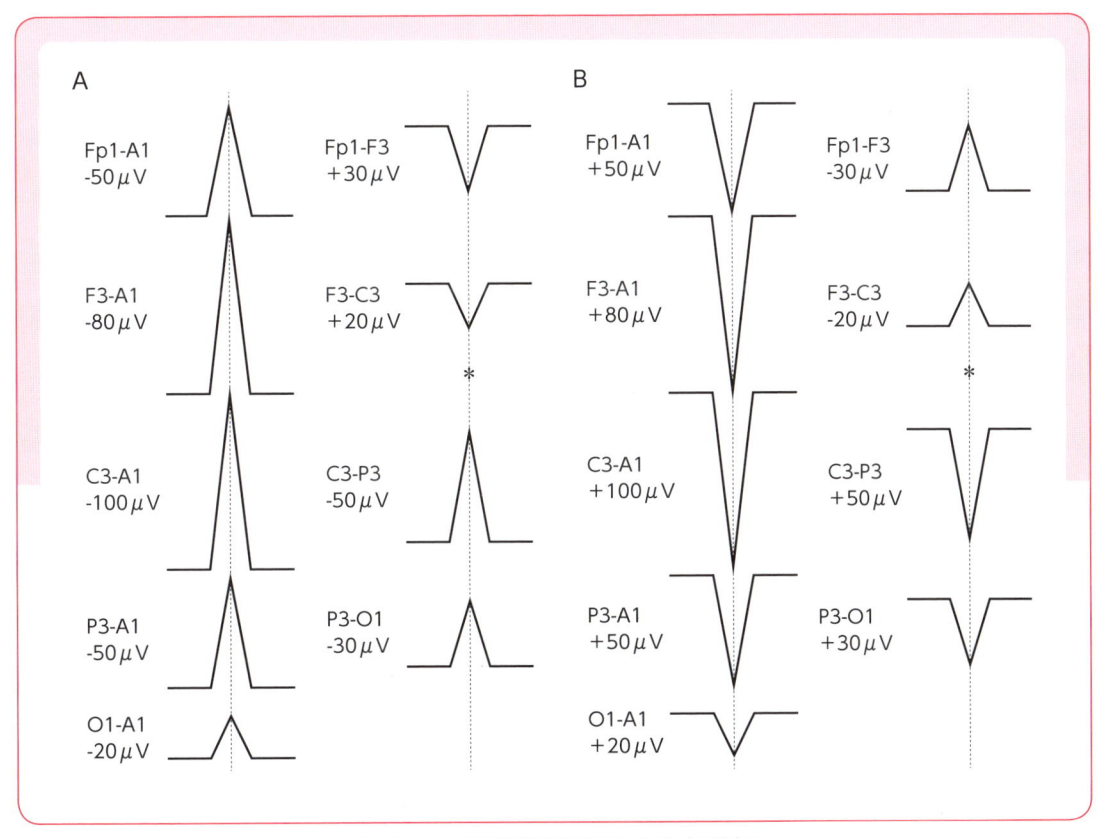

図 1-1-4　双極導出法による位相逆転

テーマ：最大電位の局在と極性の決定 -1

解説：位相逆転には2つの場合があります．**A** に示す F3-C3 で陽性，C3-P3 で陰性の場合と **B** に示す F3-C3 で陰性，C3-P3 で陽性の場合です．**A** の場合は，C3 で最大の**陰性電位 negative phase reversal** を示し，**B** の場合は，C3 で最大の**陽性電位 positive phase reversal** となります．基準電極導出の波形を参考にして何故このように極性が決まるのか考えてください．多くの場合，**陰性電位**が病的状態を反映するので，negative phase reversal を双極導出で見つけることが異常波検出の早道です．

　実際の症例から，電位の局在を検討してみます．デジタル脳波計により，ある時刻の脳波をモンタージュを変えながら，所見を検討できます．左側頭葉てんかん例の脳波から棘波の局在と極性を考えてみます（図 1-1-5）．

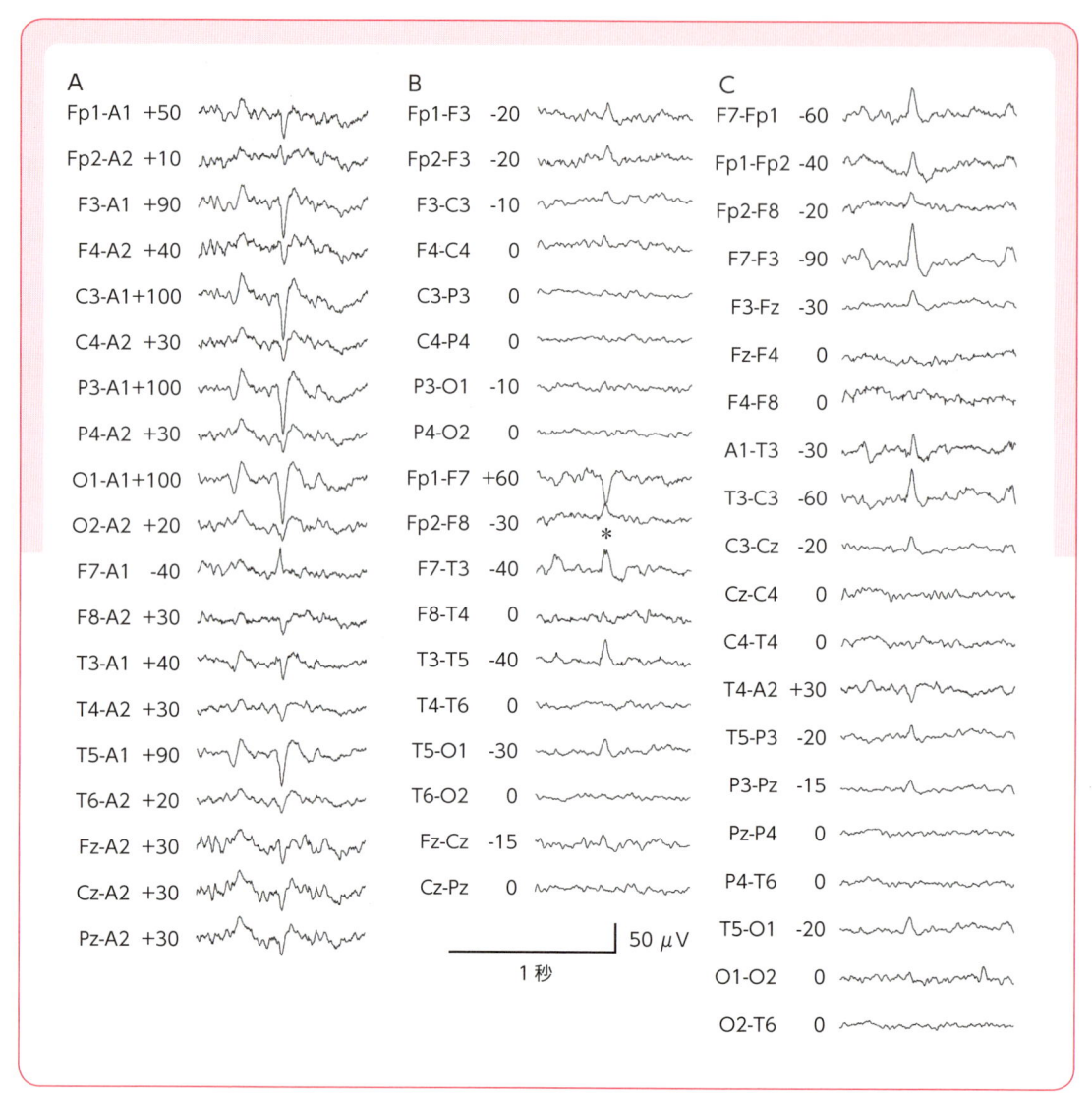

図 1-1-5　脳波極性の決定法

テーマ：最大電位の局在と極性の決定 -2

解説：左側頭葉てんかんの脳波です．導出法の横にある数字は G1-G2 の電位差（μV）を表しています．基準電極導出では，左半球全体に陽性鋭波がみられます．しかし，よく見ると F7 のそれは陰性です．経験のある脳波判読医は，この所見から耳朶（A1）がてんかん棘波を拾っている（活性化）のだとピンときます．そこで，縦の双極導出にすると，negative phase reversal（＊）があるので，F7 で陰性鋭波が最大であることがわかります．ところが，横の双極導出では，位相逆転がありません．しかし，F7-F3 で陰性，F3-Fz で陰性なので，"end of chain phenomenon" があり，F7 に最大の陰性鋭波があることが確認されます．このように，縦と横の双極導出を組み合わせることにより，脳波の局在と極性が推定できます．

次に，基準電極導出と双極導出を使って，徐波の局在と極性を考えてみます（図 1-1-6）.

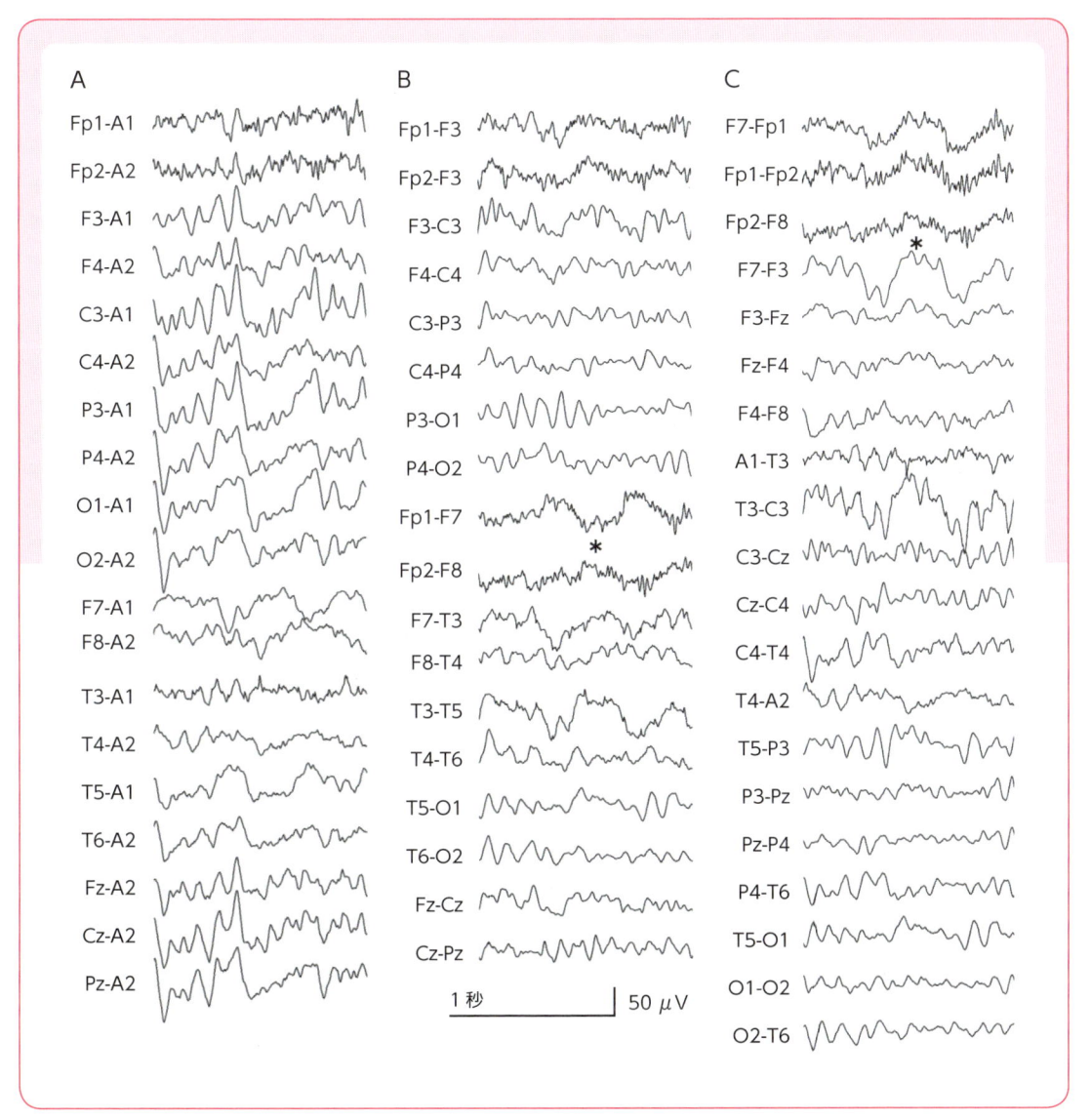

図 1-1-6　脳波極性の決定法

テーマ：最大電位の局在と極性の決定 -3

解説：多系統萎縮症の脳波です．基準電極導出（**A**）では，徐波の局在がはっきりせず，左半球優位に徐波が出現しています．縦の双極導出に変えると（**B**），F7, T3 最大の陰性徐波（位相逆転）が見えます．次に横の双極導出に変えると（**C**），"end of chain phenomenon" から，左前側頭部に陰性電位があることがわかります（A1 と T3 はほぼ等電位）．A1 の活性化で左半球優位に徐波が出現したように見えたのです．双極導出により徐波の局在と極性が推定できます.

　図1-1-5の脳波所見から，鋭波の電位分布を頭の中でイメージしてみましょう．図1-1-5にある G1-G2の数値を使って，おおまかな電位分布を作成しました（図1-1-7）.

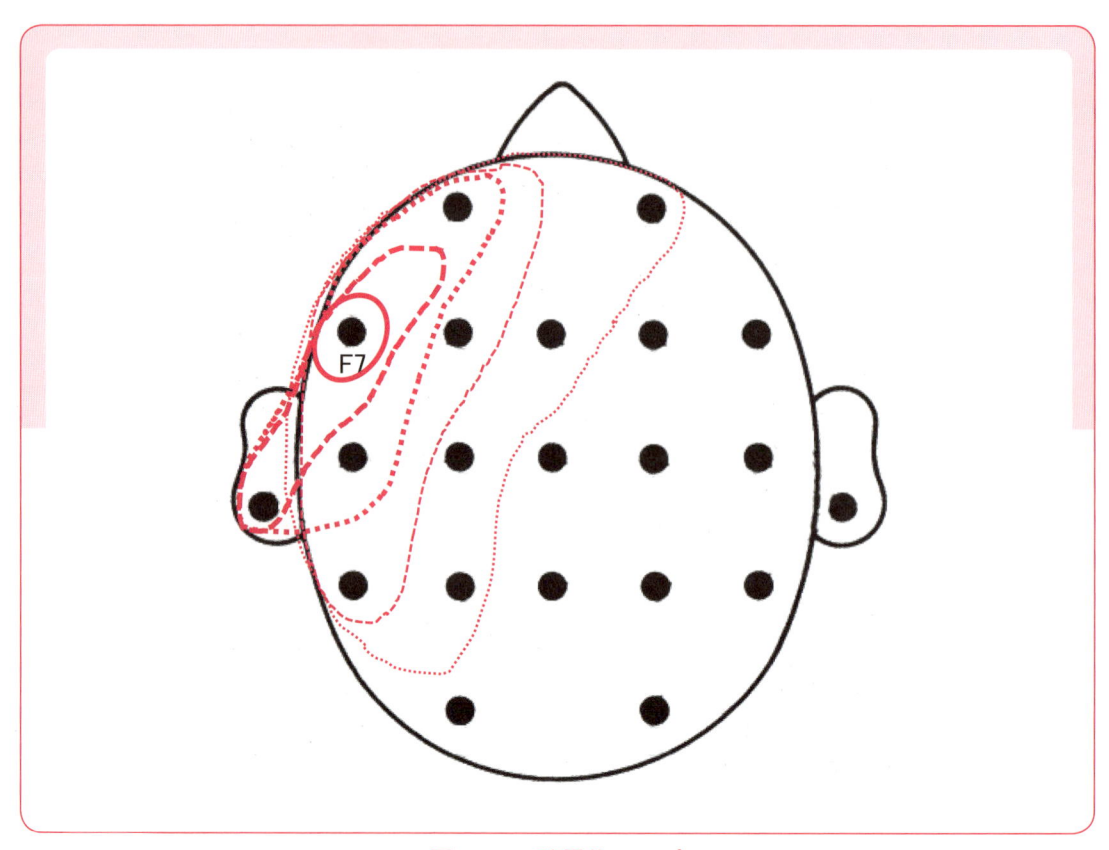

図1-1-7　脳電位マップ

テーマ：頭皮上脳電位マップの作成

解説：図1-1-5の左側頭葉てんかんの脳波のG1-G2の数値を使って，等電位マップを作成しました．手計算なので，正確性には欠けますが，大まかな電位分布を示しています．縦と横のモンタージュを使って，各電極間の電位差を考えていくと，こういう分布になりました．その要点ですが，双極導出でF7がT3，Fp1，A1よりも陰性の度合いが高いのは明白です．次に，耳朶は活性化しており，陰性の度合いはT3やFp1より強いことも確かです．このようにして，Fp1-F3，T3-C3，T3-T5の電位差を決めます．この鋭波は，左半球に拡がりをもっています．しかし，右半球にはほとんど分布していないことはF4-F8，C4-T4，P4-T6の電位差がゼロであることから容易にいえます．脳波判読に慣れてきたら，こういう電位マップを考える癖をつけると，脳の局在が面白くなってきます．太実線が最大の陰性電位で，太破線，破線の順に電位が減衰します．

● 参考文献

1) Lesser RP, Lüders H, Dinner DS, et al: An introduction to the basic concepts of polarity and localization. J Clin Neurophyiol 2: 45-61, 1985.

2) 飛松省三：特集1　てんかん up to date 脳波判読のピットフォール．臨床検査，63: 124-131, 2019.

2章 アーチファクトを見極める

　アーチファクト（人工雑音）とは脳波以外，すべての雑音またはノイズを指します．脳波は非常に微小な電気現象です．そのため，脳波を記録するときには脳以外から発生する電位が混入しやすく，アーチファクトを最小限に抑えた判読のしやすい綺麗な脳波を記録することは，検査技師の務めです．それでも，混入することがありますので，脳波かアーチファクトかの鑑別は判読医の一つのスキルとして重要です．

　アーチファクトには生体外由来のものと生体（被検者）由来のものがあります．生体外に起因するアーチファクトとしては，1）交流雑音（ハム）は，電磁誘導や静電誘導，漏れ電流の3つが主なものです．混入経路としては，電灯や他の電気機器の併用，脳波計およびベッドアースの取り方やアース線の断線，またベッドの位置や絶縁なども原因となります．2）記録装置の問題としては，電極の動揺（装着不良，老朽化）やリード線の揺れ，電極の分圧電圧，光刺激パルスの混入，増幅器の内部雑音，スイッチ切換雑音などがあります．近年，記録装置の性能が向上し，この手のアーチファクトは減少してきていますが，電極の装着不良はよくみられます．3）環境的因子としては，レスピレータや点滴，輸液ポンプ，被検者頭部付近での人の動きなどです．4）被検者に装着されたアーチファクト源としては，心臓ペースメーカーや金属義歯などがあります．

　生体由来の主なものは，心電図や脈波，筋電図，眼球運動（上下運動，左右運動，瞬目，眼瞼けいれん），発汗（温熱性，精神性）などがあげられます．また，被検者の動きとして体動や呼吸運動，不随意運動，しゃっくり，いびき，咳などがあります．脳波計のチャネルに余裕があれば，垂直・水平方向の眼球運動，心電図をモニターしておけばアーチファクトとの鑑別に便利です．

　電極由来の場合，明らかにそうであるとわかる場合と，脳波と間違いやすいアーチファクトがあります．簡単な見分け方として，脳波は拡がりをもった電位分布を示しますが（2個以上の電極で記録される），電極のアーチファクトは拡がりがなく1個の電極で説明できます．

　本章では，「判読できない脳波」と「判読できる脳波」の見極めについて，述べます．「判読できない脳波」は，アーチファクトだらけの脳波です．もしそうならば技師にその旨フィードバックして，脳波記録のスキルアップを要求してください．医療は患者ファーストです．「判読できない脳波」は，患者さんの不利益につながります．

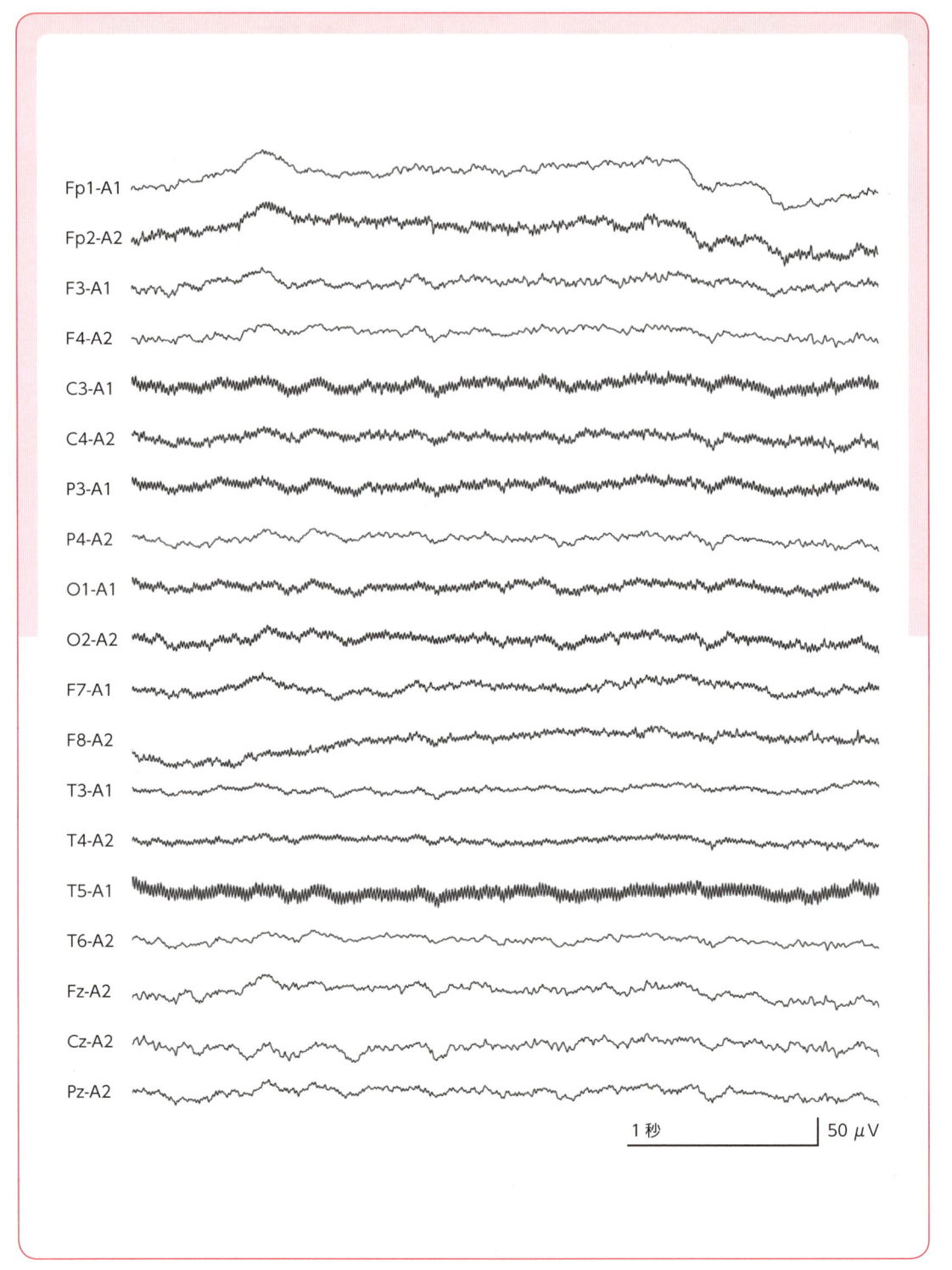

図 1-2-1　交流雑音の混入

テーマ：交流雑音

解説：Fp2，C3，C4，P3，O1，O2，F7，F8，T4，T5 に交流雑音（ハム）が混入し，その程度はバラバラです．脳波室の環境（接地，シールドなど）はあらかじめ調べて，ハムが入らないようにしておきます．デジタル脳波計の性能が向上した今でも，電極接触抵抗が原因の一つとなります．電極接触抵抗が大きいほど，また2電極間の接触抵抗の差が大きいほど，ハム混入の原因となります．抵抗は **10 kΩ以下**になるようにし，かつ2電極間の接触抵抗に差がないようにします．交流雑音の混入は判読を困難にするので，たびたび生じる場合はその原因を明らかにする必要があります．

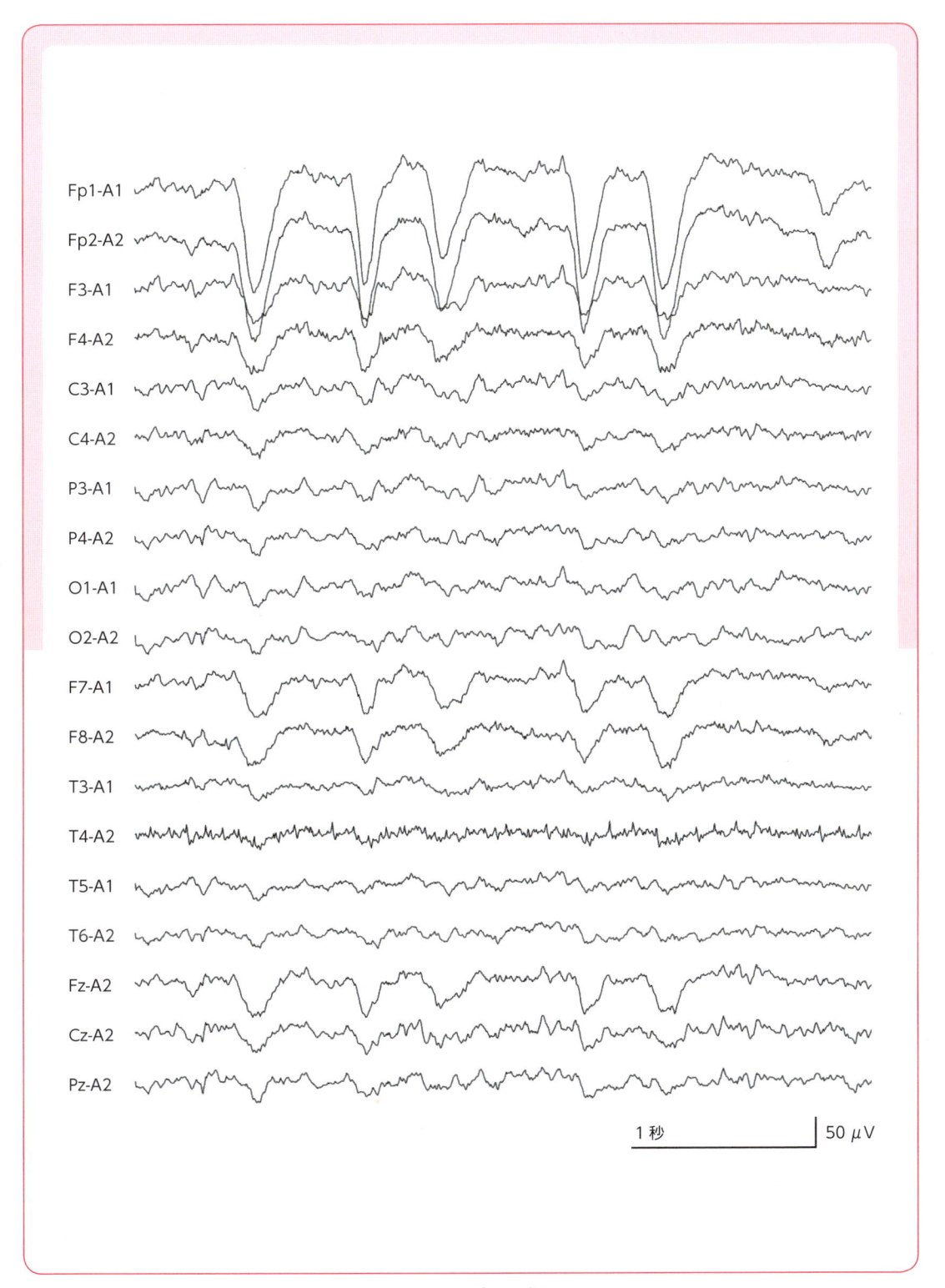

図 1-2-2　瞬目の混入

テーマ：瞬目

解説：両側同期性に前頭部に律動的な徐波が記録され，Fp1，Fp2で最大です．F3，F4，F7，F8，Fzにも波及しています．前頭部の徐波ではなく，瞬目の所見です．網膜はマイナスに帯電しているので，角膜は相対的にプラスとなります（電流双極子）．眼球が上に動くとプラスがFp1，Fp2に近づくので，下向きの振れになります．この脳波では眼が上方に動いています．これを前頭部の徐波と見誤らないでください．

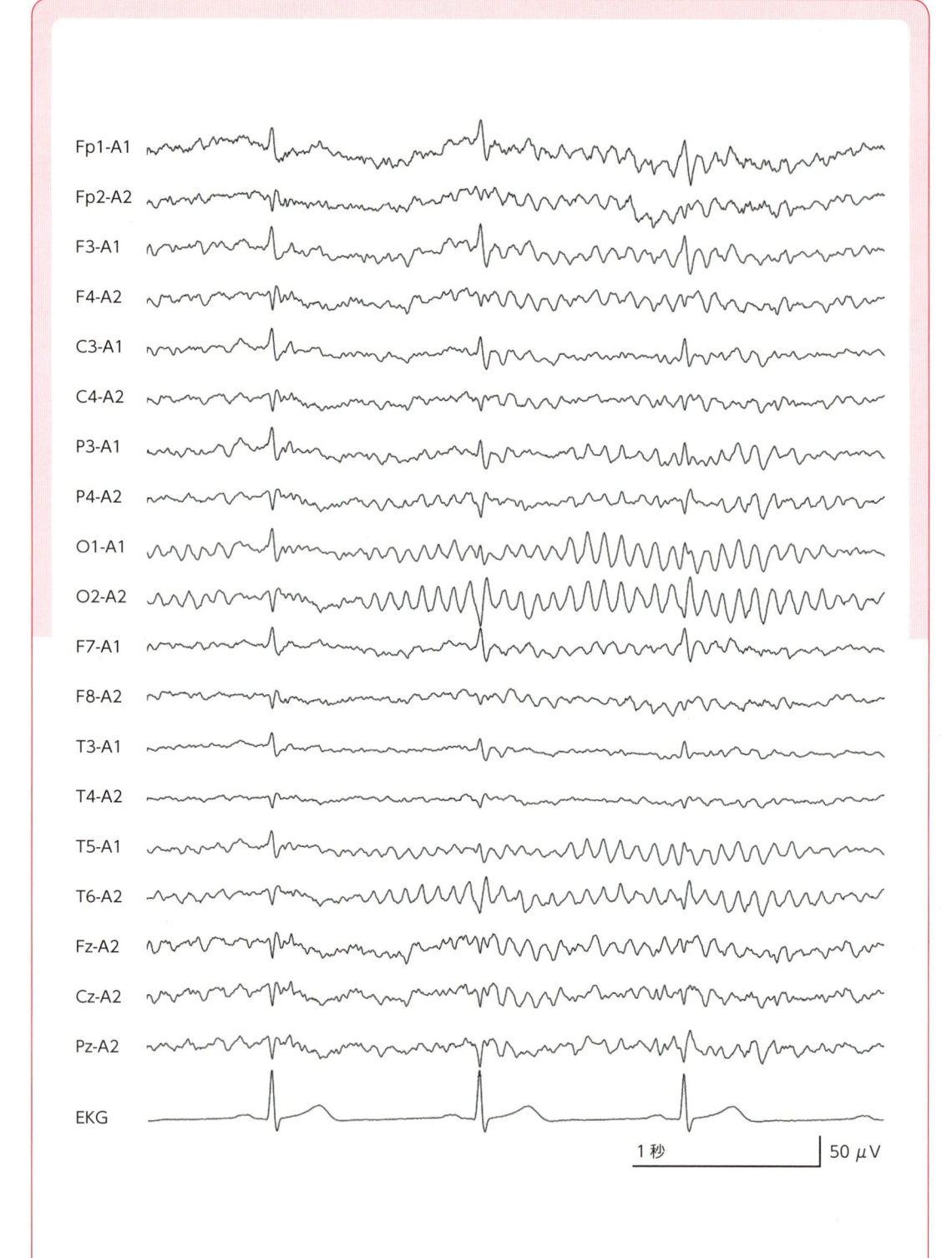

図 1-2-3 心電図の混入

テーマ：心電図
解説：規則正しい鋭波が周期的（約1秒）に記録され，左半球では陰性の振れ，右半球では陽性の振れになっています．これらの波は，最下段の心電図に一致しており，心電図のアーチファクトであることは一目瞭然です．太っている人や首が短い人は混入しやすいといわれています．これを棘波・鋭波と見誤らないでください．

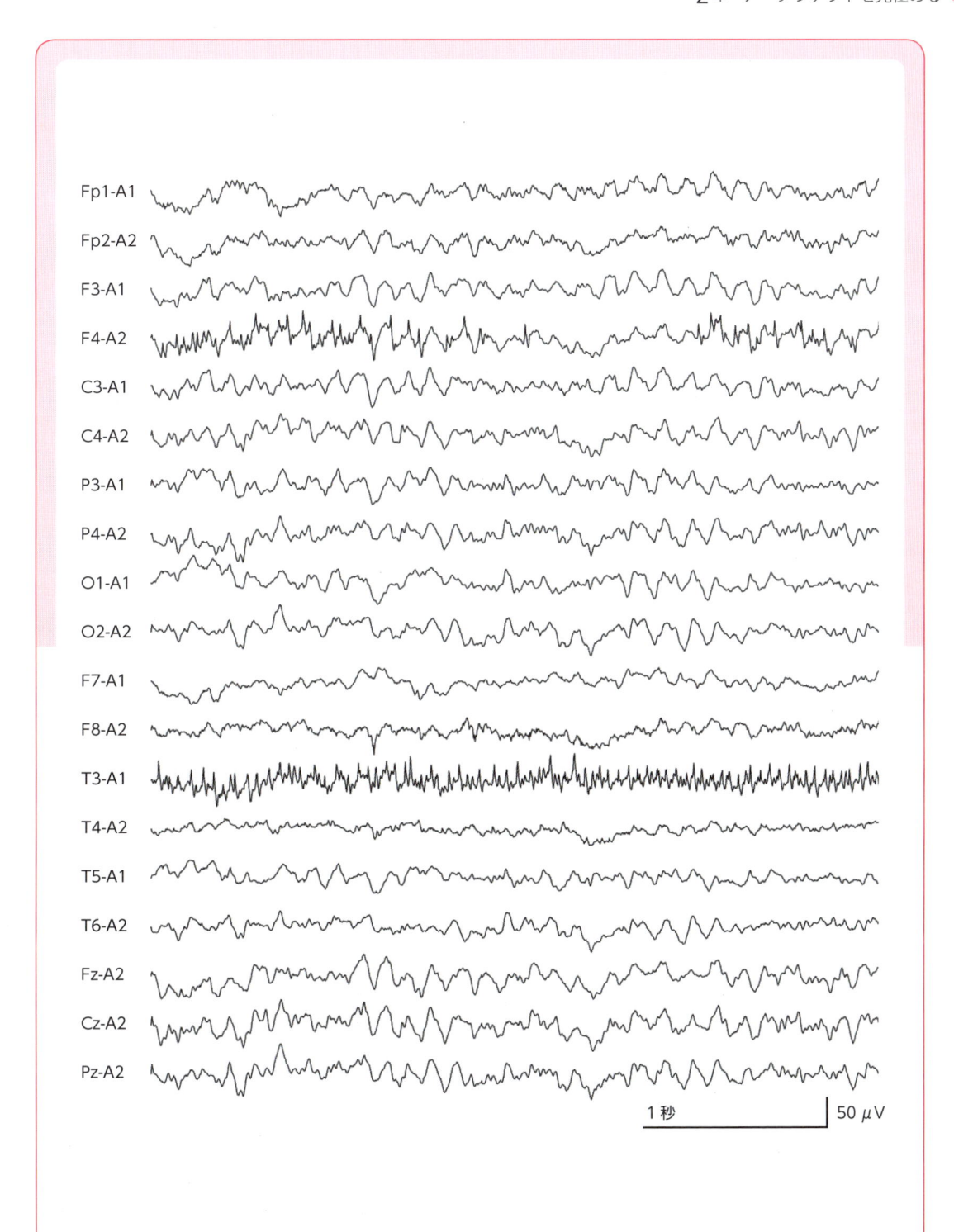

Fp1-A1	
Fp2-A2	
F3-A1	
F4-A2	
C3-A1	
C4-A2	
P3-A1	
P4-A2	
O1-A1	
O2-A2	
F7-A1	
F8-A2	
T3-A1	
T4-A2	
T5-A1	
T6-A2	
Fz-A2	
Cz-A2	
Pz-A2	

1秒　　　　　　　50 μV

図 1-2-4　筋電図の混入

テーマ：筋電図

解説：F4，T3 に筋電図のアーチファクトが混入しています．筋電図のアーチファクトは比較的周波数の高い棘波様の波形が混入しますが，混入様式や波形は多彩です．F4 のように筋電図が間欠性に入ると棘波と紛らわしい場合があります．もし，脳波（棘波）なら，近くの電極，F4 なら Fp2，C4 に，T3 なら F7，T5 にも波形が記録されます．電極 1 個のみに記録され，拡がりがないことからアーチファクトと判断できます．筋電図の混入は前頭部，側頭部の電極でよくみられます．

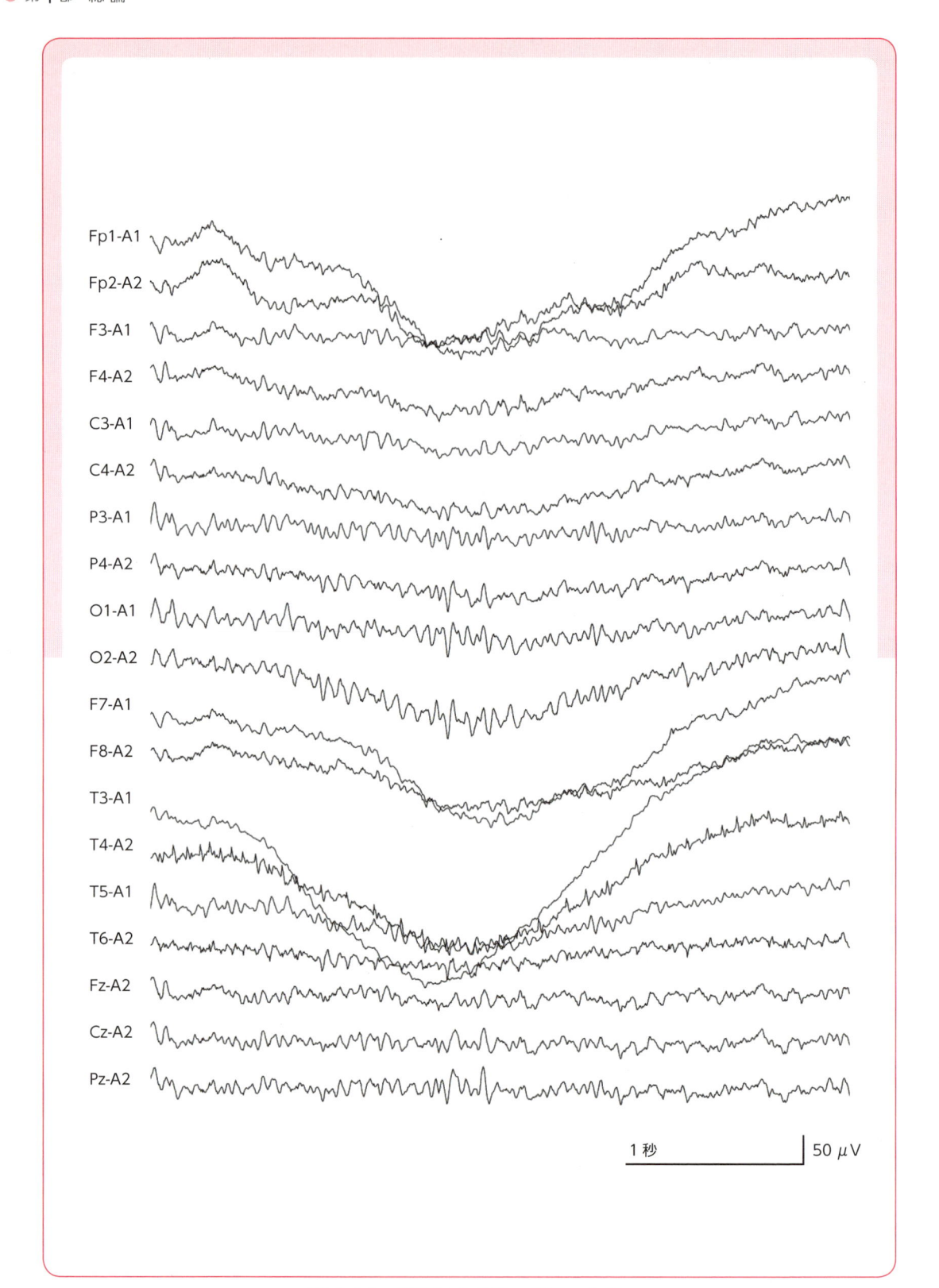

図 1-2-5　発汗によるアーチファクト

テーマ：発汗

解説：2 秒以上続く非常にゆっくりとした脳波の揺らぎ（0.25〜0.5 Hz 程度）が，Fp1，Fp2，F7，F8，T3，T4 に混入しています．これらの波を徐波と見誤らないでください．

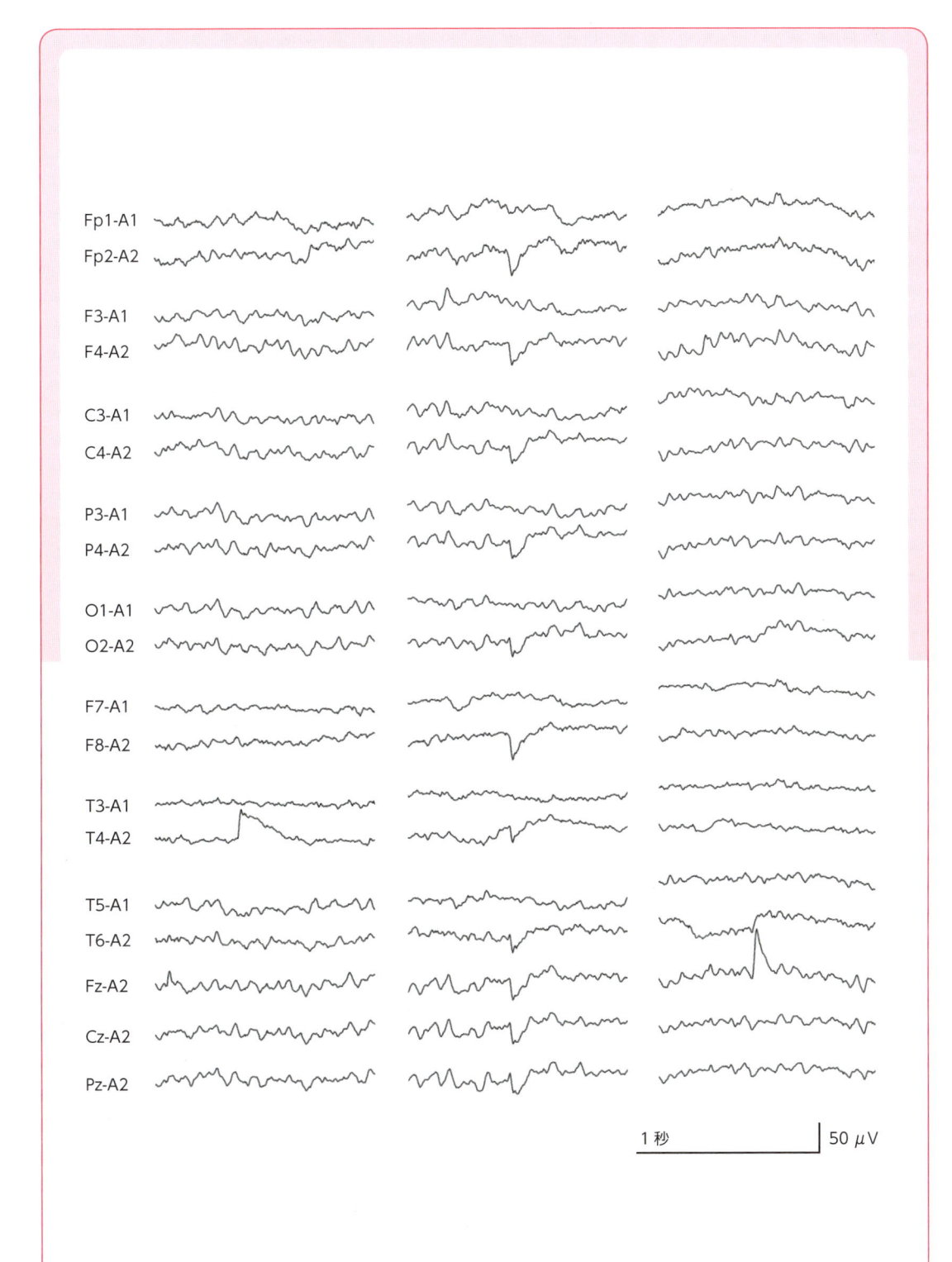

1秒　　　　　50 μV

図 1-2-6　電極のアーチファクト（electrode pop）

テーマ：電極のアーチファクト-1

解説：左欄の記録では T4 に，中欄の記録では右耳朶，右欄の記録では，Fz にさまざまな波形のアーチファクトを認めます．電極のアーチファクトは1個の電極で説明がつき，他の電極に波及しないことを頭に入れてください．**電極ポップ electrode pop** は，よくみられます．棘波・鋭波と見誤らないでください．特に右欄の Fz のアーチファクトは間違えないでください．

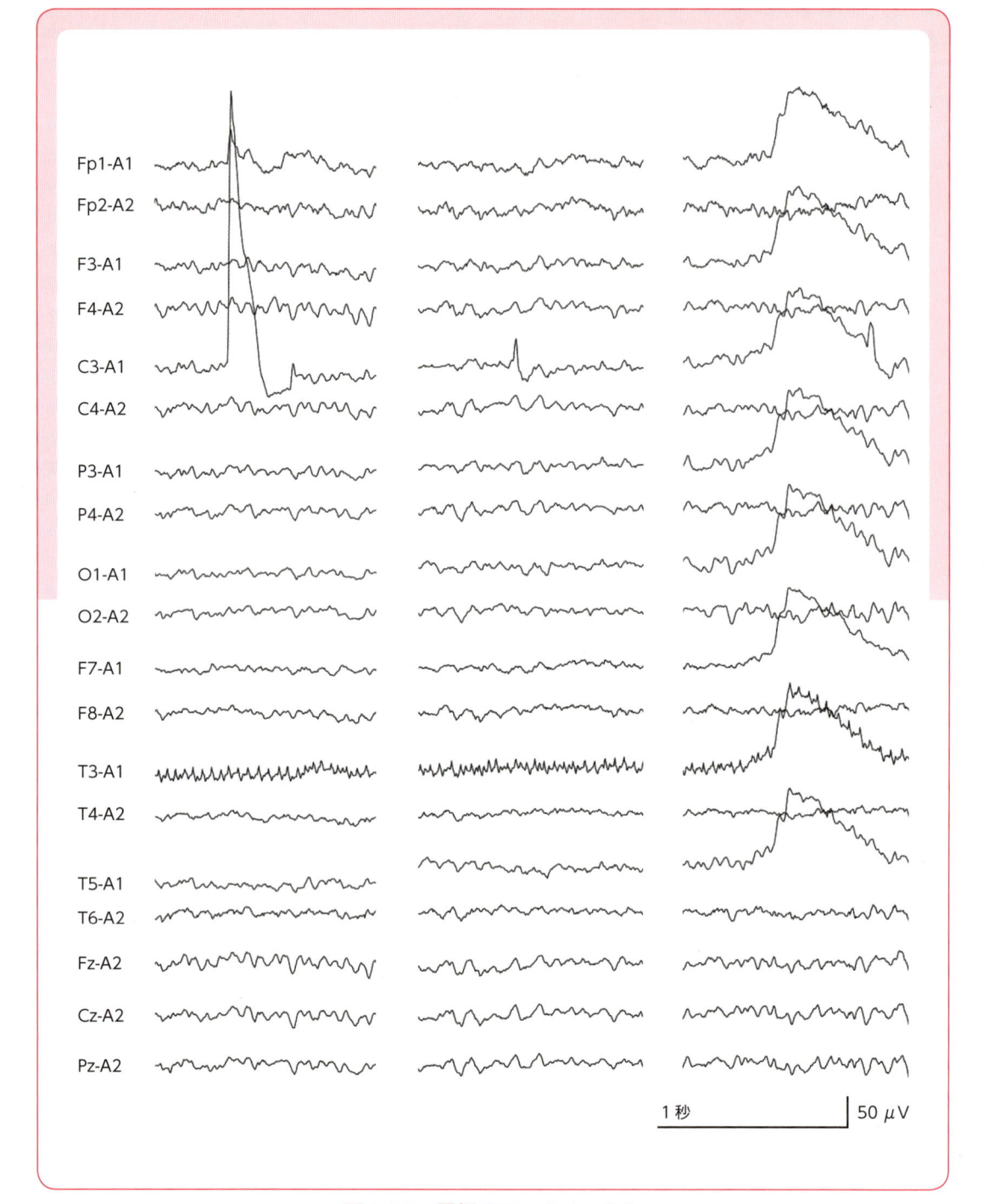

図1-2-7 電極のアーチファクト

テーマ：電極のアーチファクト-2

解説：左欄では，Fp1とC3に，中欄の記録ではC3に電極ポップがあります．左欄は明らかに脳波でないとわかりますが，中欄の波形は一見棘波のように見えますので，注意してください．右欄の記録は，左耳朵のアーチファクトです．なお，T3には筋電図が混入しています．

● **参考文献**

1) 飛松省三：ここに目をつける！ 脳波判読ナビ．南山堂，東京，2016.

2) 飛松省三：脳波に慣れる！ デジタル脳波入門 脳波超速ラーニング．南山堂，東京，2018.

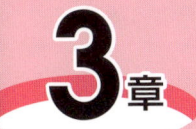

3章 賦活法の意義と盲点

1 賦活法の意義

　安静閉眼時に得られる情報のみでは，てんかん突発波や局在性徐波などの異常を検出できないことがあります．安静時脳波には異常がなくても，過呼吸，光刺激，睡眠により潜在的な異常が誘発されます．これを脳波の賦活 activation といいます．また，賦活法には入りませんが，開閉眼や音・痛み刺激などで，脳波の変化を観察することも大事です．

2 過呼吸 hyperventilation

　1分間に20回程度の過呼吸を3分程度行わせます．過呼吸に伴い動脈中の二酸化炭素分圧が低下し，呼吸性アルカローシスが起こります．そのため脳血管が収縮し可逆的な脳虚血が生じて脳波変化が起こるとされています．高振幅の徐波が前頭部優位に全般性に出現し，この徐波化のことをビルドアップ build-up といいます．小児（8～12歳）で顕著に認められます．徐波化しても大体1分以内に元の背景活動に戻ります．それを超えたら，何らかの機能的異常が疑われます．成人では小児ほどビルドアップは目立ちません．

3 光刺激 photic stimulation

　閉眼した被検者の眼前 20～30 cm の位置から 1～30 Hz のストロボスコープを 10 秒間点滅させます．光刺激を加えることにより通常は後頭部の α 波抑制が起こります．点滅する周波数と一致あるいはそれと調和関係にある周波数の脳波が賦活されることがあります．これを光駆動反応 photic driving response といいます．被検者の後頭部 α 波の周波数に近い周波数刺激で光駆動反応が起きやすいといわれています．光駆動反応は健常人にも観察される生理的反応（視覚誘発反応）であり，明らかな左右差がなければ正常です．一側で光駆動が欠如する場合は，その半球の機能異常が示唆されます．また，光駆動反応が観察されなくても異常ではありませんが，その場合，優位律動が抑制されなければなりません．

4 睡眠 sleep deprivation

　軽睡眠期には覚醒時にみられない突発波が賦活されやすくなります．覚醒脳波で突発波が記録できないときは，睡眠脳波をとります．自然睡眠（断眠）と薬物による誘発睡眠とがあります．自然睡眠が望ましいのですが，実際には薬物を使用することが多く，トリクロリールやペントバルビタールが用いられます．

　なお，波形全体を捉えるために，脳波の表示時間や振幅を適宜変更しています．較正信号を必ず確認してください．

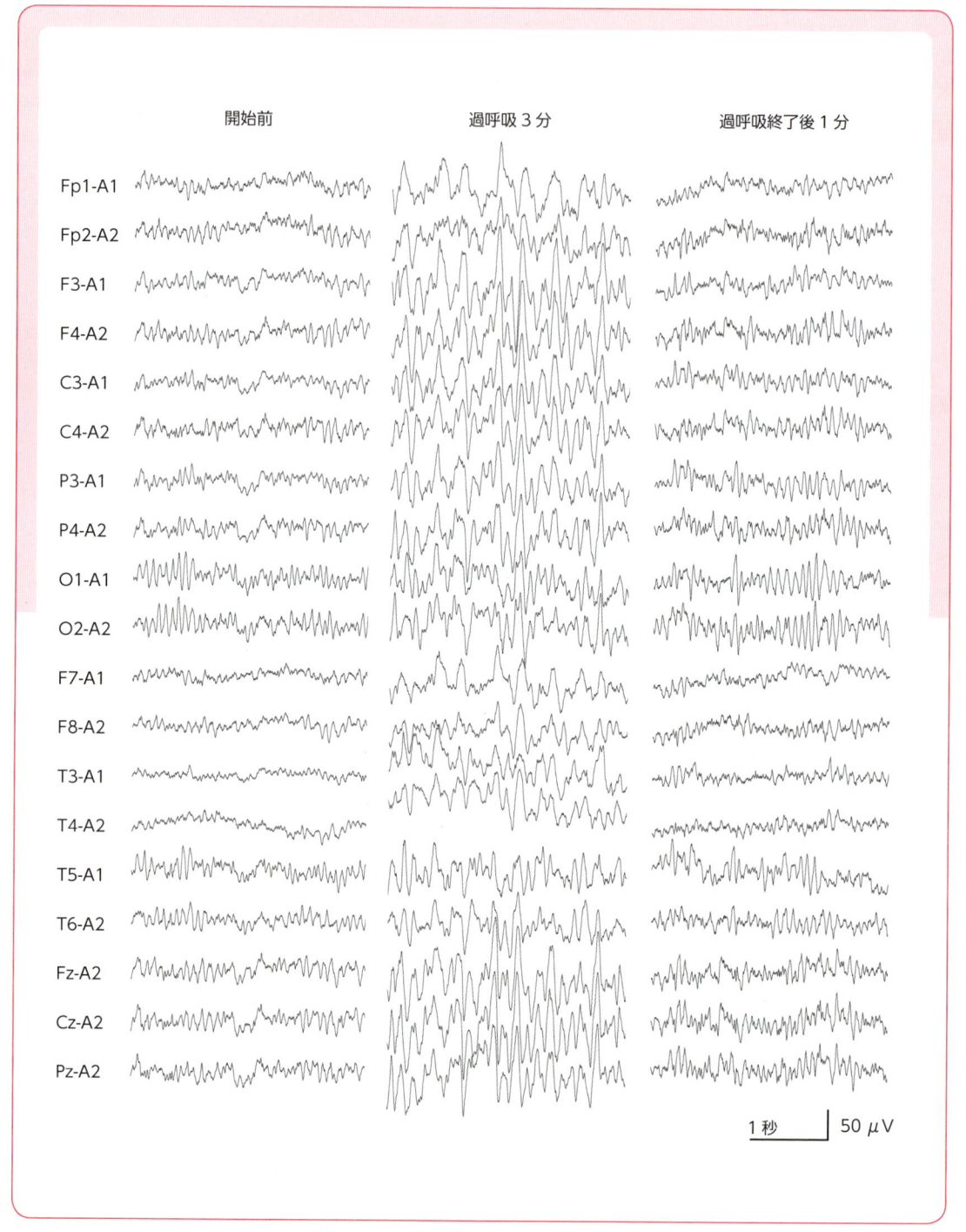

| | 開始前 | 過呼吸3分 | 過呼吸終了後1分 |

Fp1-A1
Fp2-A2
F3-A1
F4-A2
C3-A1
C4-A2
P3-A1
P4-A2
O1-A1
O2-A2
F7-A1
F8-A2
T3-A1
T4-A2
T5-A1
T6-A2
Fz-A2
Cz-A2
Pz-A2

1秒 ┃ 50 μV

図1-3-1　過呼吸による正常徐波化

テーマ：健常者における過呼吸時の脳波

解説：30歳，女性．過呼吸開始前，過呼吸3分，過呼吸終了後1分の経時的脳波変化を示します．開始前は，11 Hzの後頭部優位律動が出現しています．3分で徐波化が著明（build-up）となりましたが，終了後1分で開始前の背景活動に戻っています．成人では，小児ほどbuild-upは認めません．徐波化しても1分以内に元のレベルに戻るのが正常の目安です．

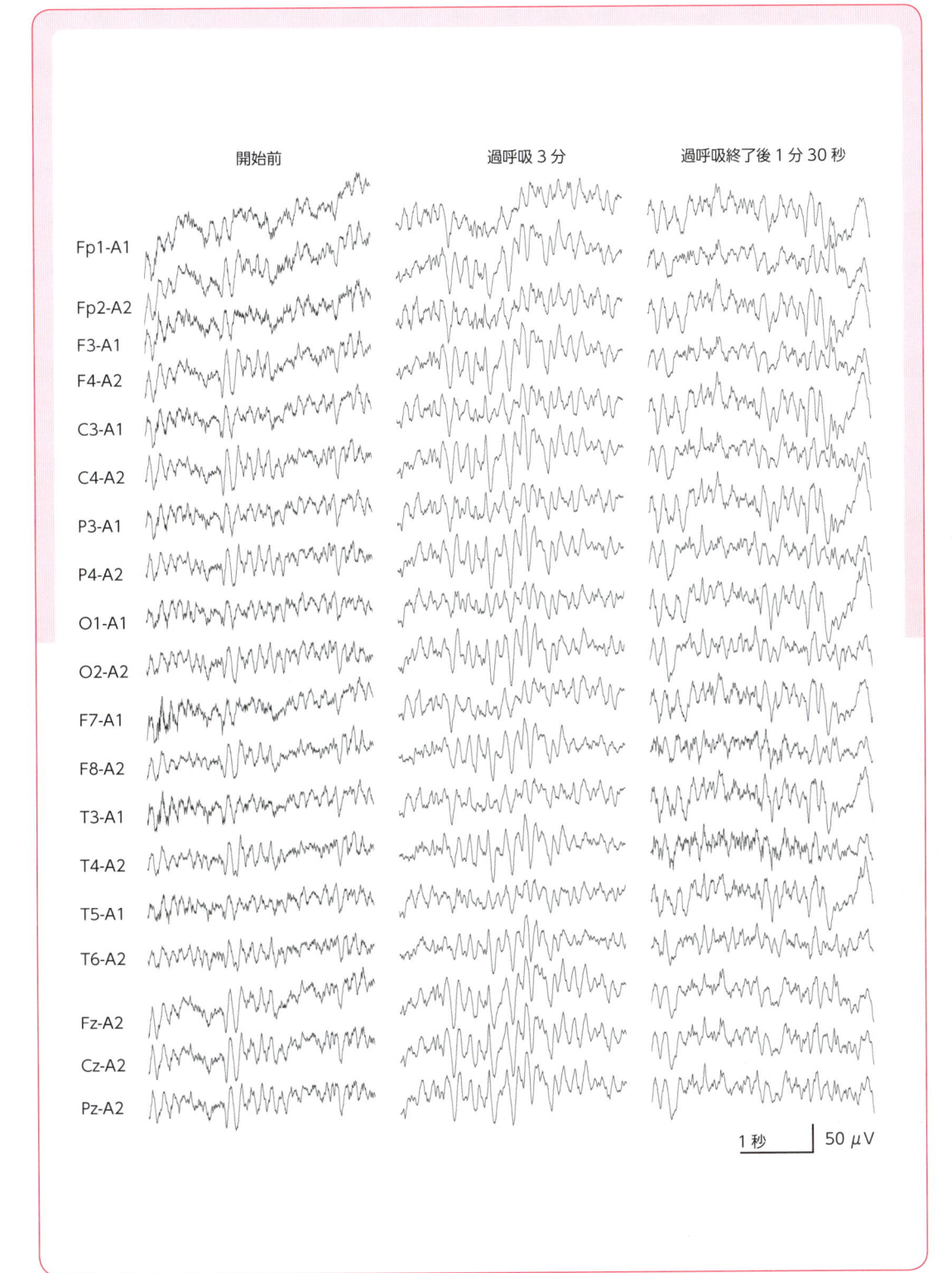

開始前　　　　　　　過呼吸 3 分　　　　過呼吸終了後 1 分 30 秒

Fp1-A1
Fp2-A2
F3-A1
F4-A2
C3-A1
C4-A2
P3-A1
P4-A2
O1-A1
O2-A2
F7-A1
F8-A2
T3-A1
T4-A2
T5-A1
T6-A2
Fz-A2
Cz-A2
Pz-A2

1 秒　　　50 μV

図 1-3-2　過呼吸による徐波化回復の遅延

テーマ：過呼吸による徐波化回復の遅延

解説：74 歳，女性，軽度認知障害．過呼吸開始前は，8 Hz の後頭部優位律動です．2～3 分で徐波化しましたが，終了後 1 分 30 秒経っても，開始前の背景活動に戻っていません．脳機能低下の所見です．認知症などの変性疾患では，回復遅延が認められることがありますので，注意して脳波を見てください．

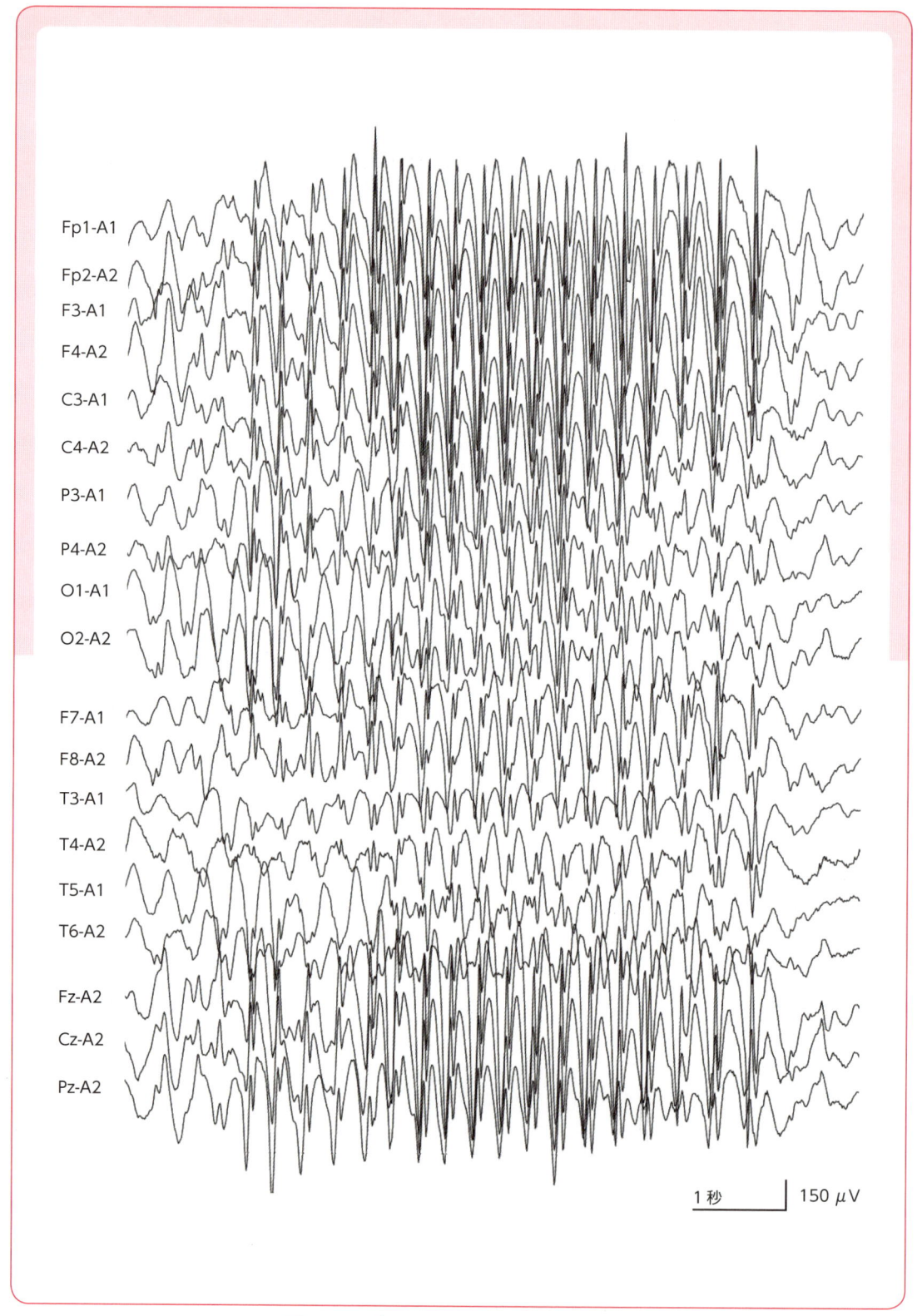

Fp1-A1
Fp2-A2
F3-A1
F4-A2
C3-A1
C4-A2
P3-A1
P4-A2
O1-A1
O2-A2

F7-A1
F8-A2
T3-A1
T4-A2
T5-A1
T6-A2

Fz-A2
Cz-A2
Pz-A2

1秒 ⎯⎯ 150 μV

図 1-3-3　欠神発作の 3 Hz 棘徐波複合

テーマ：過呼吸による突発波誘発

解説：5 歳 6 ヵ月の女児．過呼吸を始めて 1 分 30 秒後に突発波（3 Hz spike and wave）が出現しました．典型的な欠神発作 absence のパターンです．感度は 30 μV/5 mm に下げています．

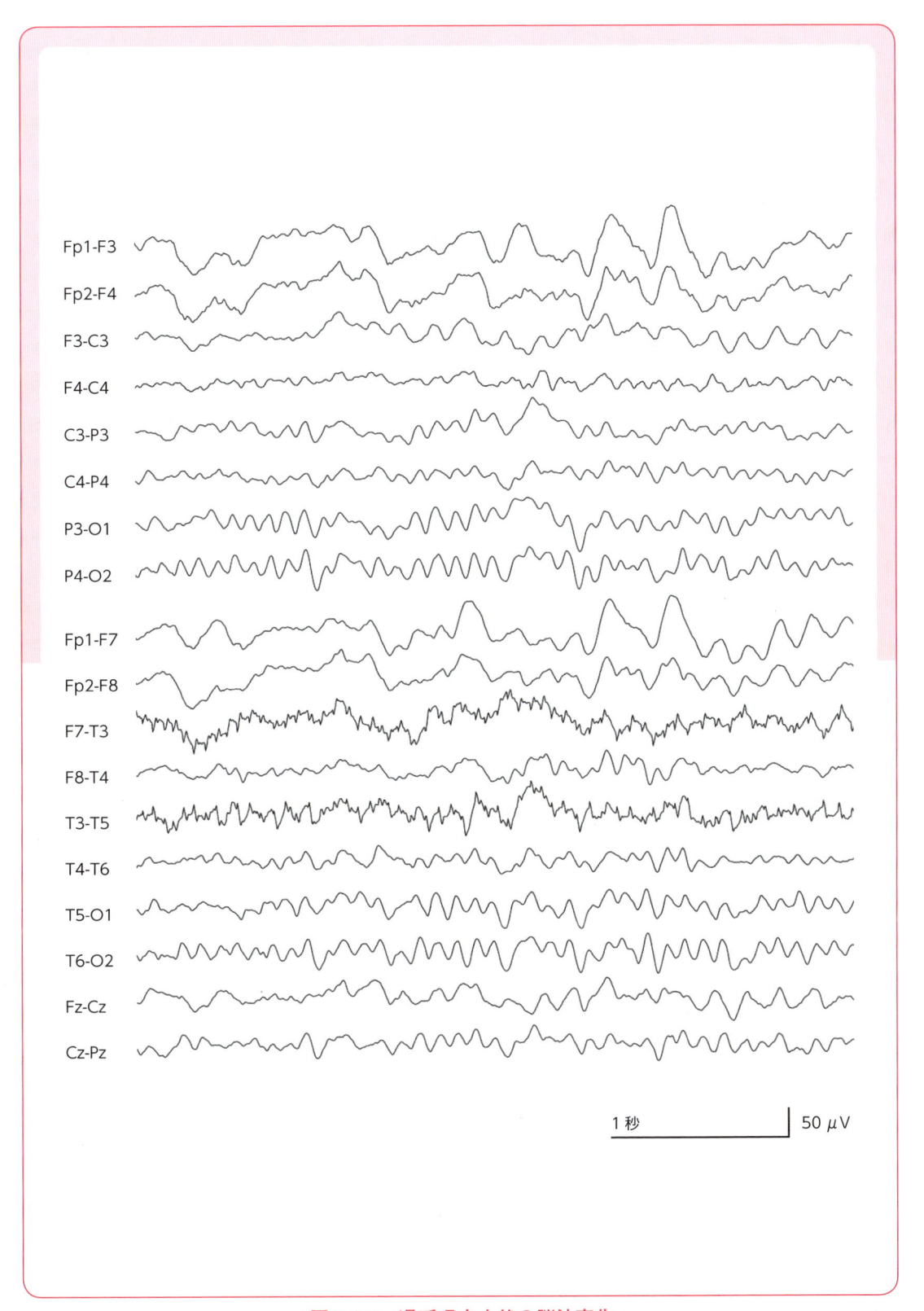

図 1-3-4　過呼吸中止後の脳波変化

テーマ：もやもや病の re-build up
解説：過呼吸中止後4分30秒の脳波です．中止後，左前1/4半球に徐波が出現し，re-build up と判断しました．小児では偶発的に過呼吸により，re-build up を認めて，もやもや病と診断されます．もやもや病とわかっている小児に過呼吸を行うことは禁忌です．

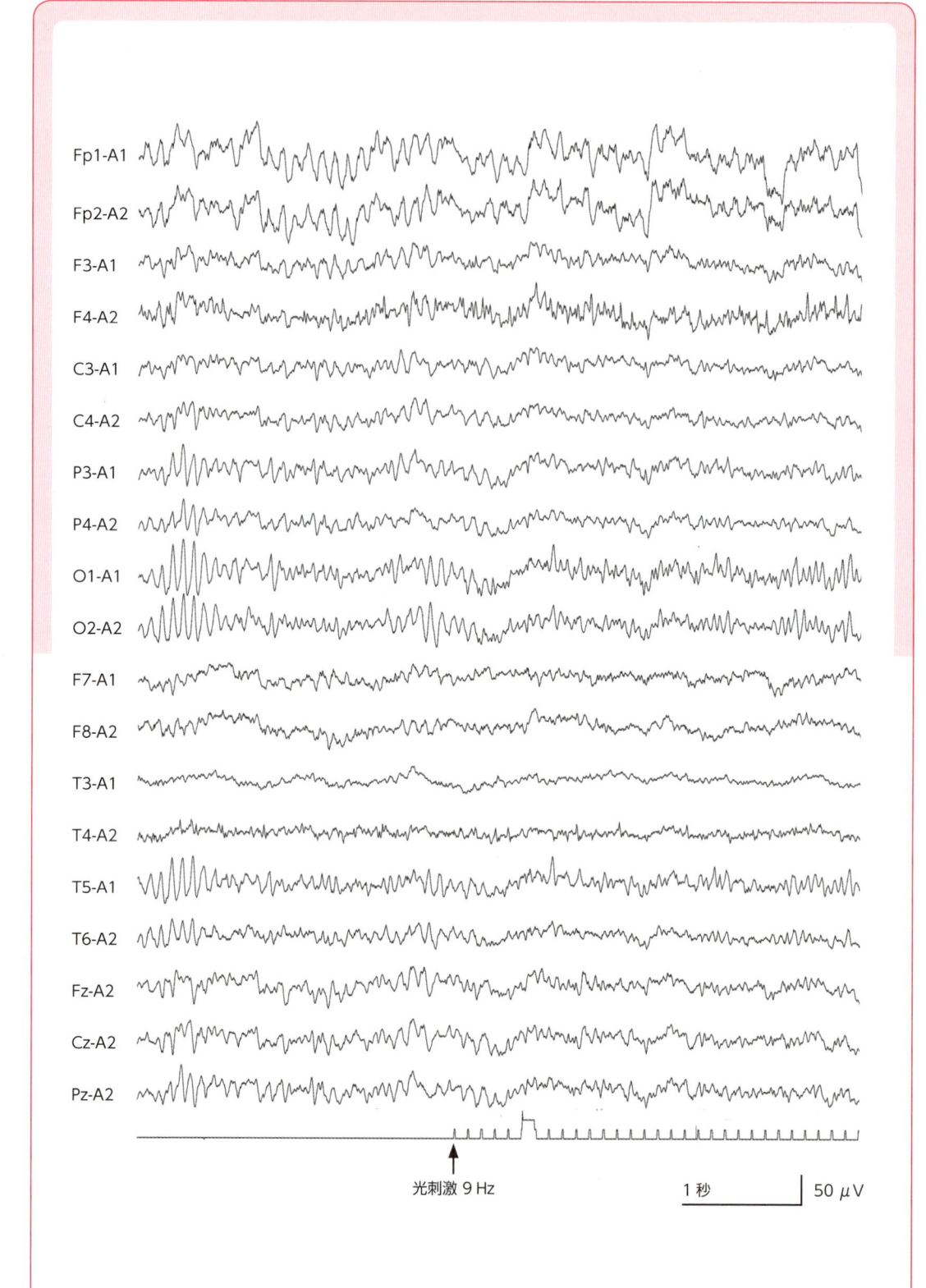

図 1-3-5 光刺激による優位律動の脱同期現象 （正常）

テーマ：光刺激に対する正常反応 -1

解説：光刺激では，優位律動が脱同期し，抑制され速波に置き換わります．

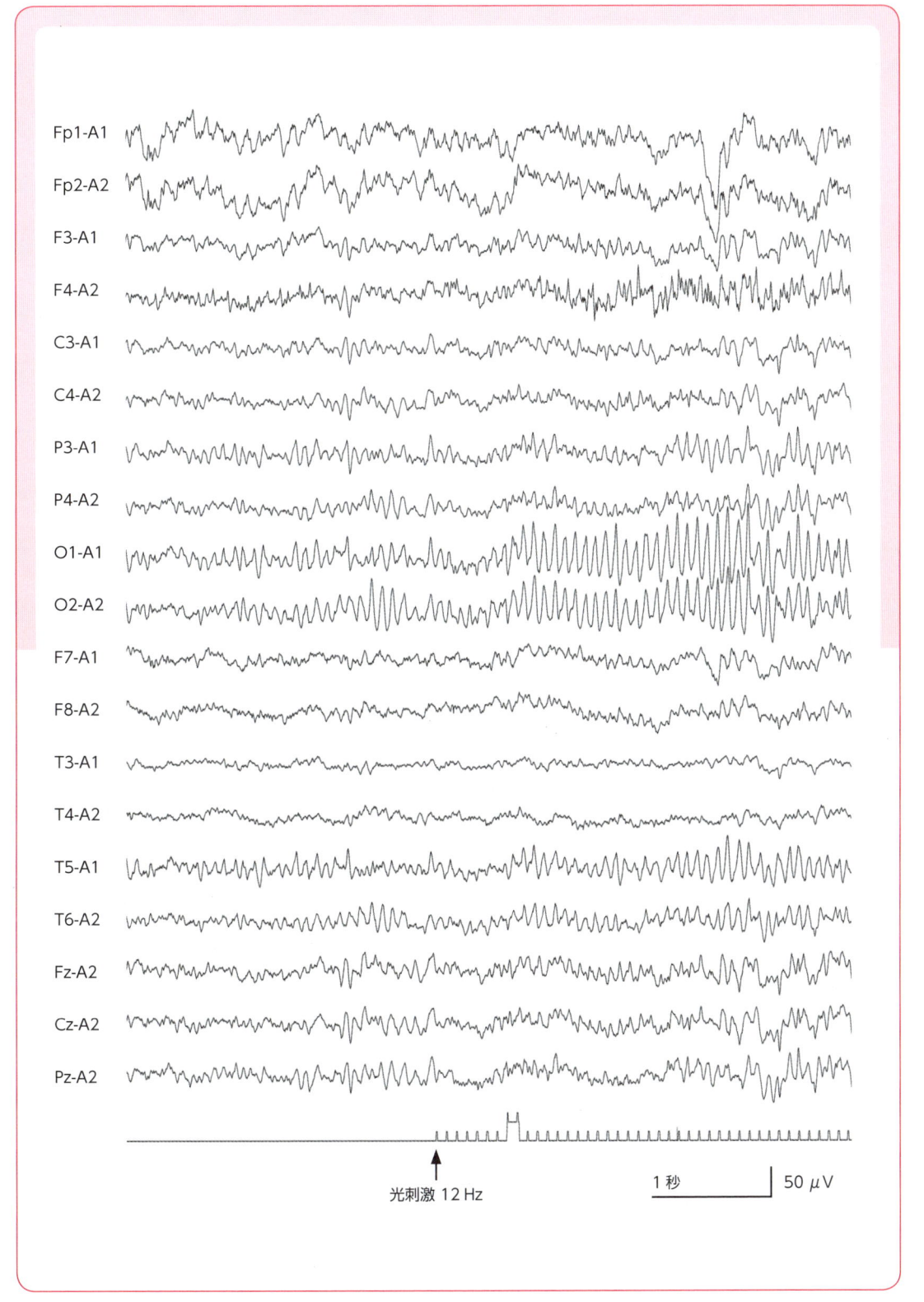

光刺激 12 Hz

1秒　　50 μV

図 1-3-6　光刺激による光駆動（正常）

テーマ：光刺激に対する正常反応 -2
解説：光刺激では，その刺激周波数，ないしその 2 倍，3 倍の調和成分が駆動されます（photic driving）．光刺激では，後頭部中心に脱同期による振幅抑制か光駆動がみられます．反応性に乏しい脳波は異常と判断されます．

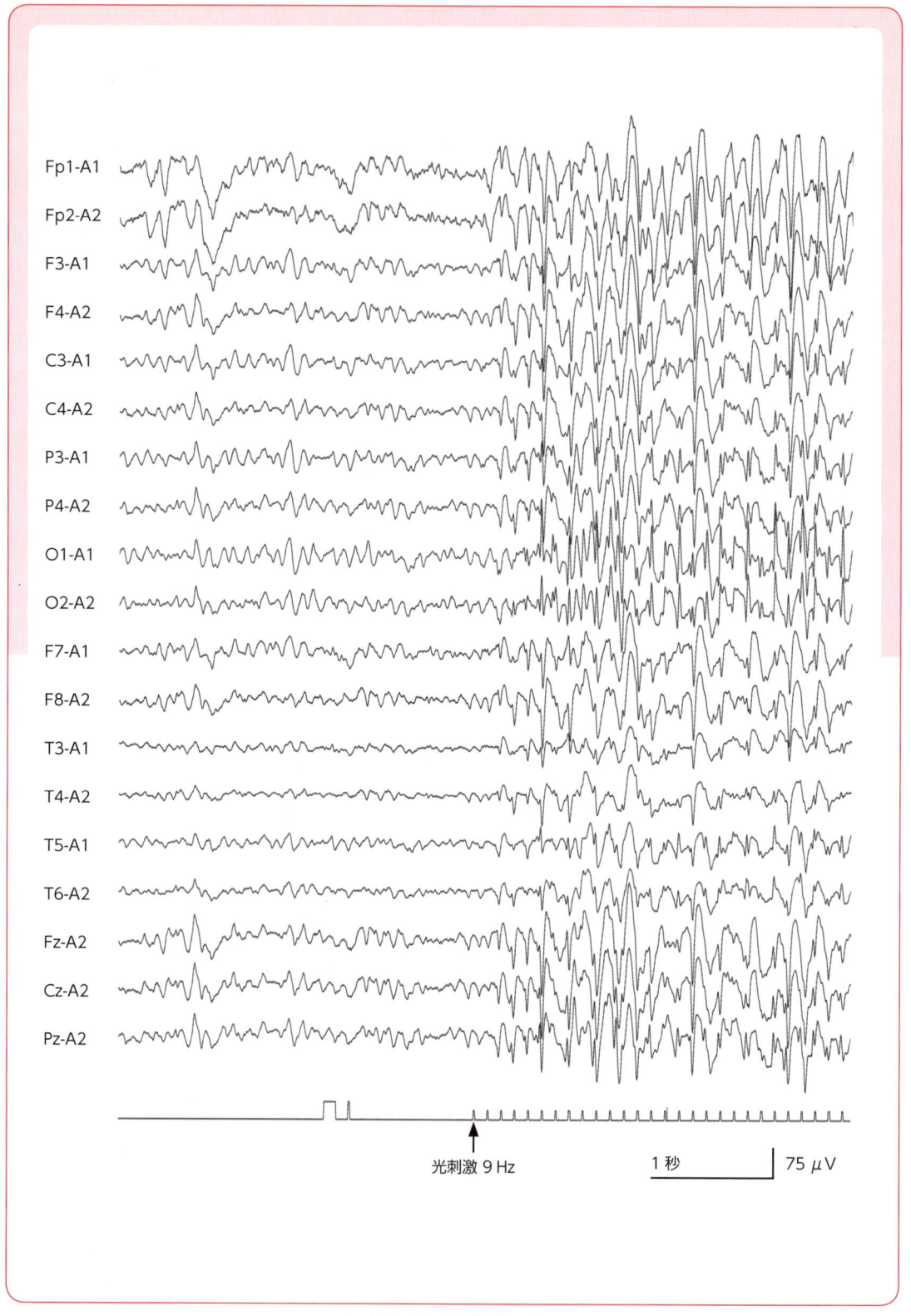

図 1-3-7　光突発反応

テーマ：光突発反応 photoparoxysmal response（PPR）

解説：40 歳，女性．光刺激（9 Hz）で，PPR が出現しています．感度は 15 μV/5 mm に下げています．PPR は光刺激開始より若干の time-lag があって誘発されます．一方，光駆動は光刺激にほぼ time-lock します（図 1-3-6 参照）．

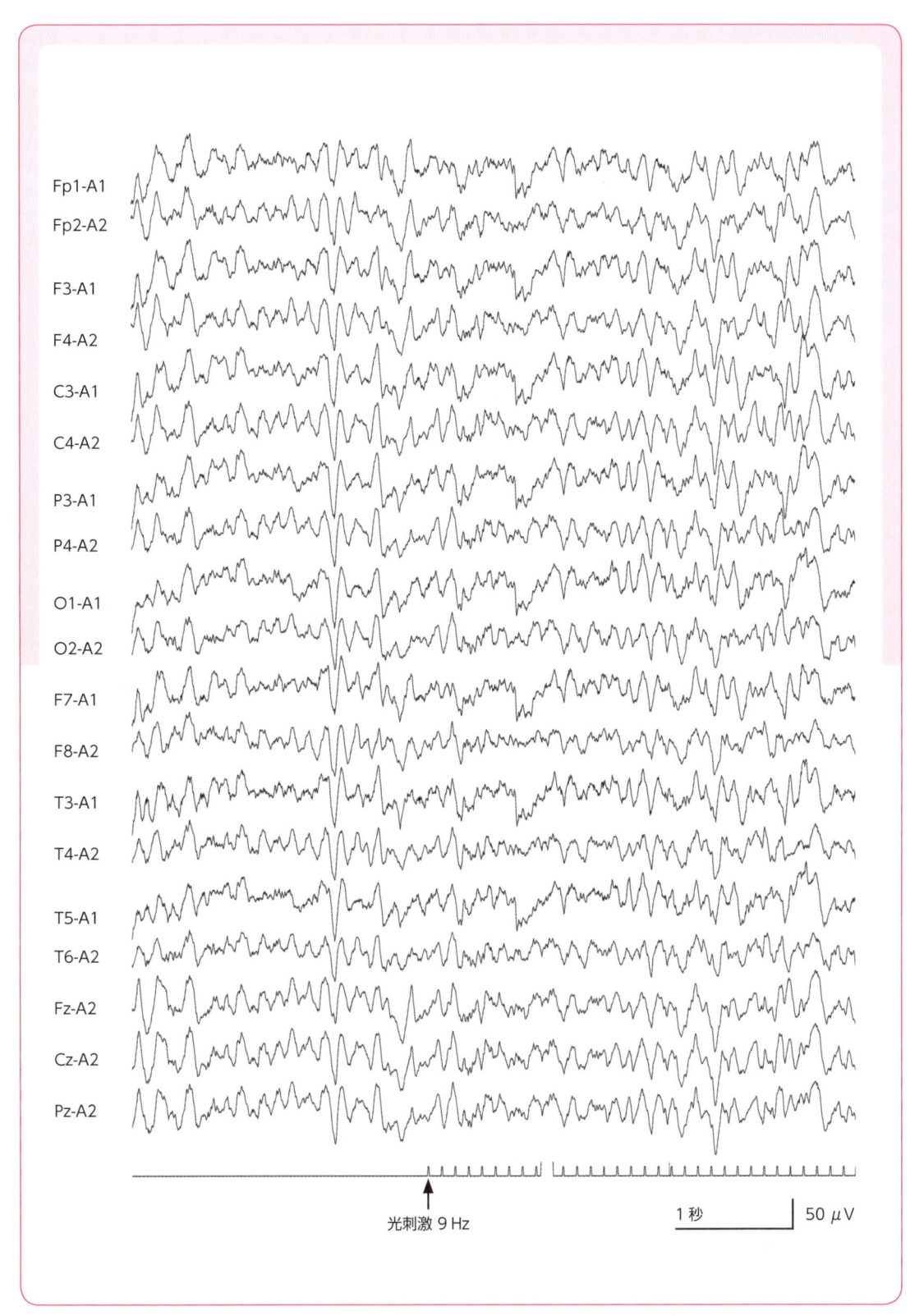

Fp1-A1
Fp2-A2
F3-A1
F4-A2
C3-A1
C4-A2
P3-A1
P4-A2
O1-A1
O2-A2
F7-A1
F8-A2
T3-A1
T4-A2
T5-A1
T6-A2
Fz-A2
Cz-A2
Pz-A2

光刺激 9 Hz

1秒 50 μV

図 1-3-8　光刺激に対する反応性低下

テーマ：光刺激に対する反応性消失
解説：図 1-3-2 と同一患者．軽度認知障害で優位律動が徐波化しています．光刺激に対して，優位律動は反応しません．軽度認知障害やアルツハイマー病では反応性の低下・消失がしばしばみられます．

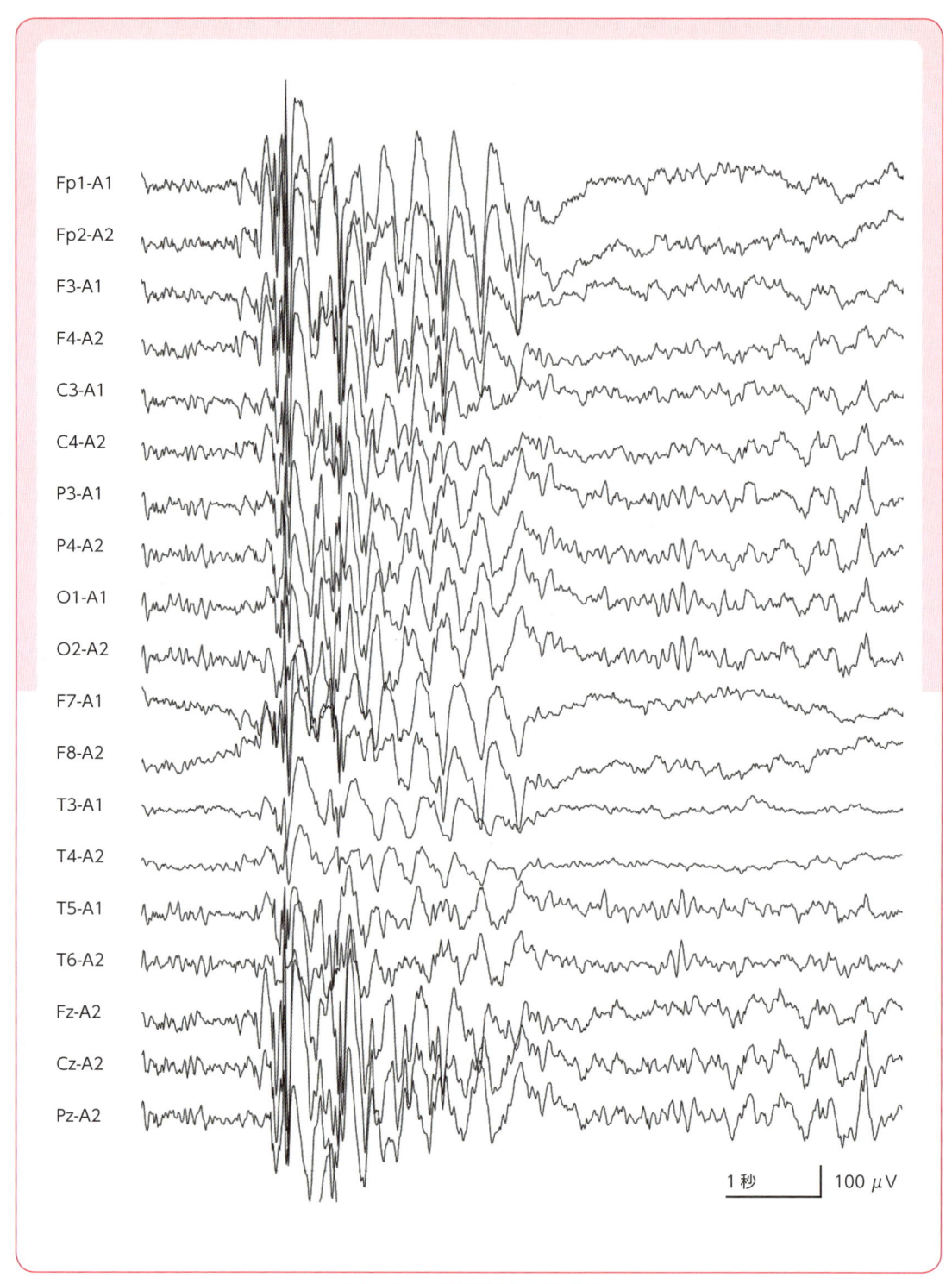

図 1-3-9 軽睡眠中の突発波

テーマ：自然睡眠による突発波出現

解説：断眠させて，睡眠脳波を記録しました．軽睡眠に突発波が出現しました．感度は 20 μV/5 mm です．

● 参考文献

1） Mendez OE, Brenner RP: Increasing the yield of EEG. J Clin Neurophysiol 23: 282-293, 2006.

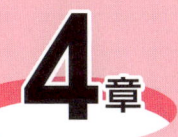

てんかん原性異常を見極める

1 脳波の過剰判読

　脳波の過剰判読は，絶対してはいけません[1]．いったん，てんかんと診断された患者さんは，抗てんかん薬を飲み続けなければならなかったり，運転できなくなったりして，多大な不利益を被ります．脳波誤判読による医療過誤は未然に防ぐ必要があります．

　脳波は周波数分析・波形分析であり，てんかん性活動か否かの診断は，波形分析に基づいています．視察的な分析は，主観が入るので，できるだけ客観的に波形分析をしなければなりません．

　Benbadis と Tatum[2]（てんかん専門外来）は，2 年半の観察期間で，127 例の心因性非てんかん発作 psychogenic nonepileptic seizures の症例を経験しました．てんかんの診断は，てんかん専門医や脳波専門医の資格をもっていない神経内科専門医からなされていました．その内，41 例（32 ％）が

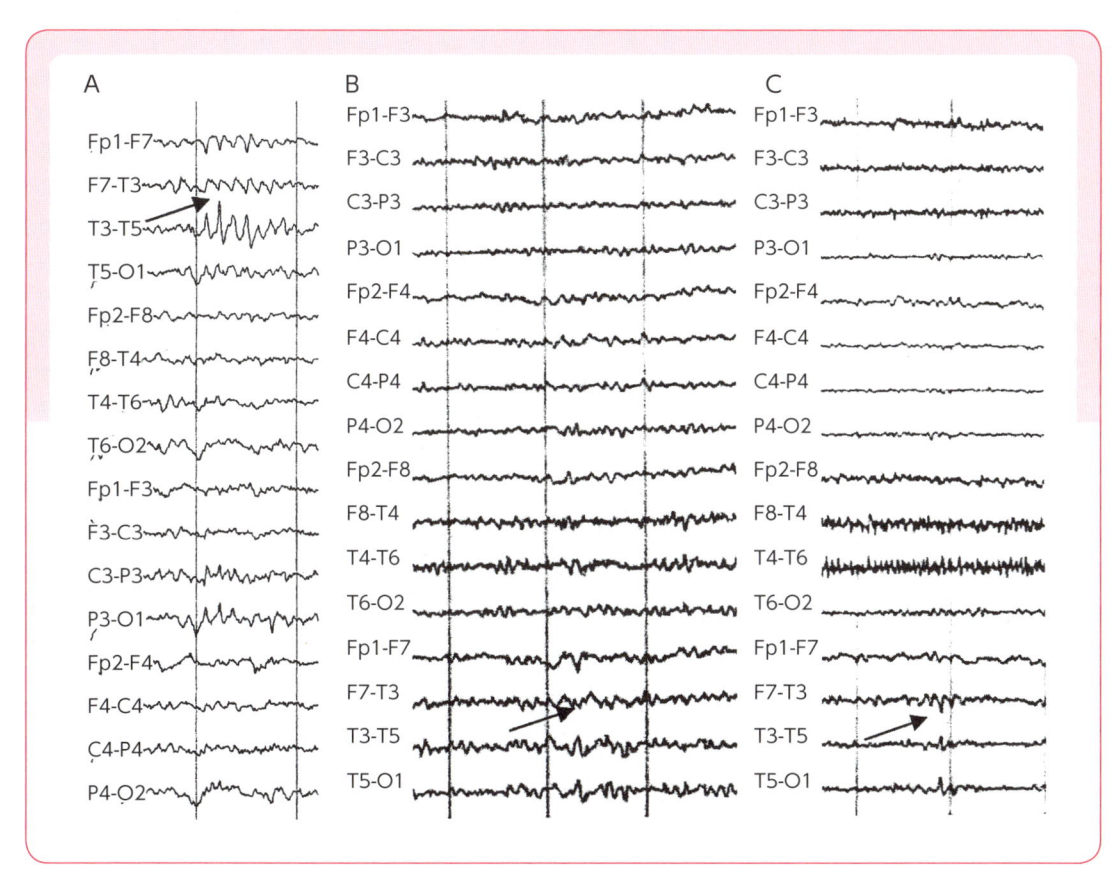

図 1-4-1　過剰判読の脳波例

A は wicket spikes，**B**，**C** は，変動する鋭波様の背景律動活動です．縦の実線の間は 1 秒です．
（Benbadis SR, Lin K: Errors in EEG and the misdiagnosis of epilepsy: Importance, causes, consequences and proposed remedies. Epilepsy Behav 59: 257-262, 2007 より一部改変）

"てんかん突発波"を認めたと記載されていました．うち，15例の脳波を再解析できました．異常と判断された過剰判読所見は，wicket spikes（n=1）（図1-4-1A），入眠期過同期 hypnagogic hypersynchrony（n=1），過呼吸による徐波化（n=1）でした．残り12例の記録では，変動する鋭波様の背景律動活動ないし断片化した α 活動でした（図1-4-1B, C）．つまり，よく知られた正常亜型（後述）より，背景活動の変動が過剰判読されていることがわかりました．

② 棘波・鋭波の見極め方

発作間欠期には突発波 paroxysmal waves と呼ばれるてんかん原性の波形を認めます（図1-4-2）[3]．突発波とは，てんかん性放電 epileptogenic discharges とも呼ばれ，背景活動に含まれる α 波などとは，形，周波数，振幅などの点で区別される一過性の波形です．棘波（持続時間；20〜70 ms），鋭波（持続時間；70〜200 ms）やそれに徐波を伴う棘徐波複合，鋭徐波複合，多棘徐波複合などいろいろなパターンがあります．棘波は立ち上がり（上行脚）が立ち下がり（下行脚）より急峻で，背景活動から浮き立っています．陽性より陰性棘波の方が病的意義は高いとされています．こうした突発波が脳波上に認められれば，逆に臨床的に発作症状が観察される可能性が高くなります．突発波は患者が実際に臨床発作を起こしていないときにも認められます（発作間欠期）．

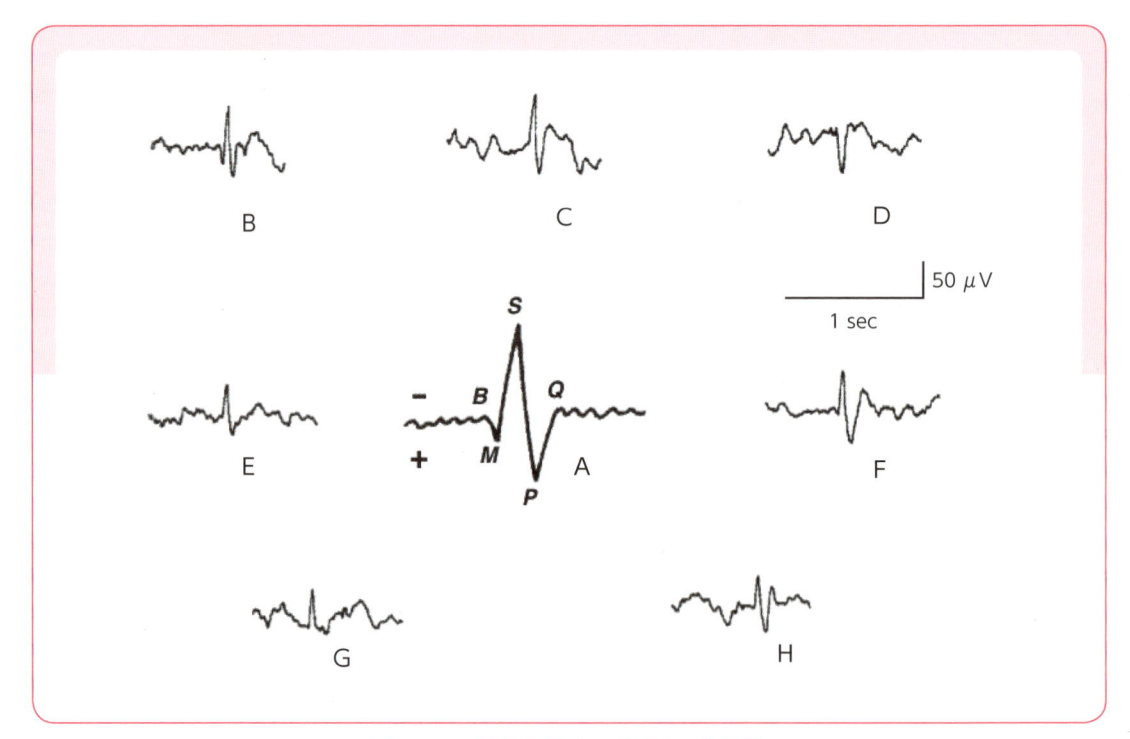

図1-4-2 棘徐波複合の波形の変動性

Aに典型的な棘波の模式図を示します．小さな初期陽性波（BMS）に続いて主陰性成分（MSP），最後に後期陽性波（SPQ）が出現します．**B〜H**はある患者の5分間の脳波記録（C3-Cz）で棘波と自動的に判定された波形です．波形にはかなり変動がありますが，棘波と同定された理由は，振幅と主陰性鋭波成分の特徴に基づいています．典型的な棘波は立ち上がり（MS）の方が立ち下がり（SP）より持続が短い，すなわち急峻です．

（Frost JD Jr: Automatic recognition and characterization of epileptiform discharges in the human EEG. J Clin Neurophysiol 2: 231-249, 1985 より）

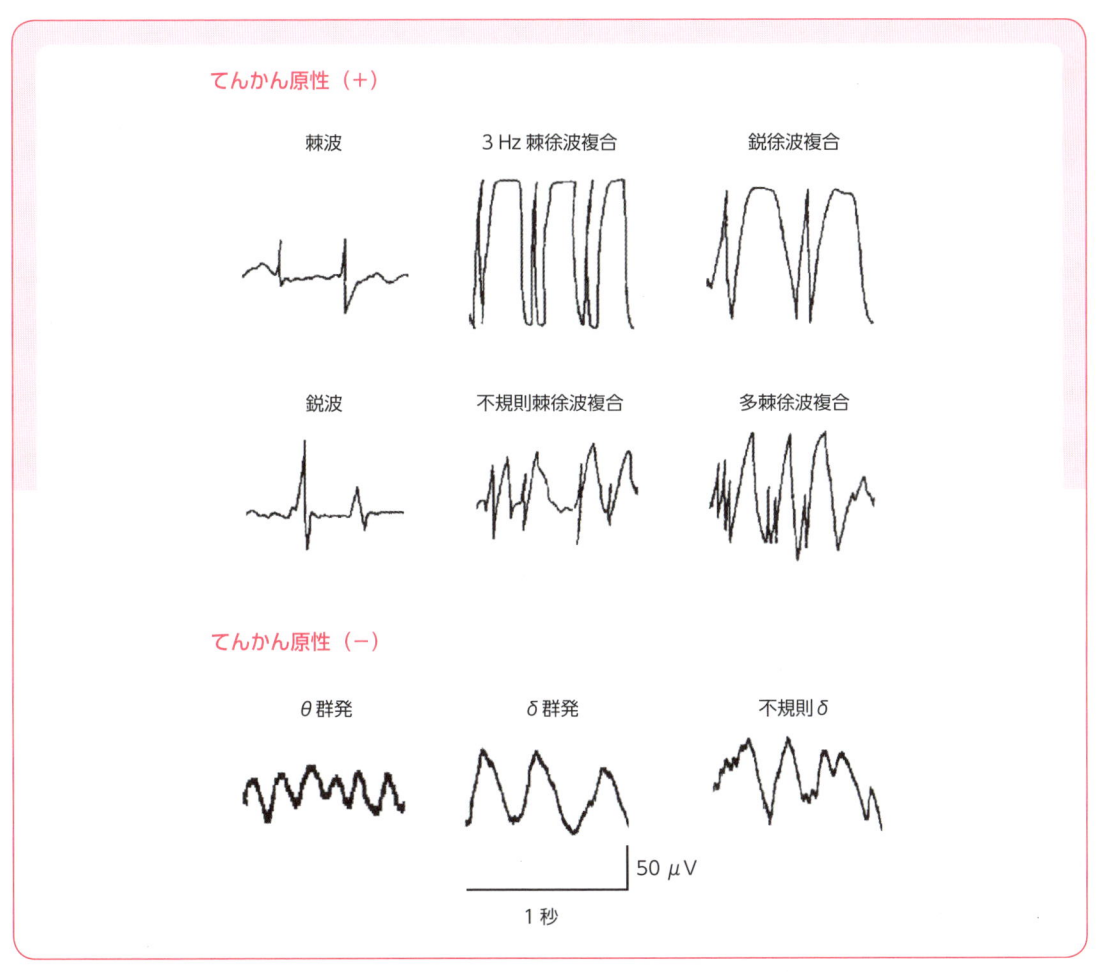

図 1-4-3　突発性異常波と非突発性異常波の模式図

焦点てんかんでは，局所性に棘波，鋭波，棘徐波複合がみられます．全般てんかんでは，全般性棘波，棘徐波複合，多棘徐波複合，3 Hz 棘徐波複合などがみられます．比較的律動的な θ 波や δ 波の群発（バースト）や不規則 δ 波のみでは，てんかん原性ありとは判断しません．

（日本臨床神経生理学会（編）：デジタル脳波の記録・判読の手引き．診断と治療社，東京，2015 より）

　陽性の局所性棘波の頻度は，1.3/1,000 とまれであり，幼小児期にみられます[4]．14 & 6 Hz 陽性棘波や電極アーチファクトとの鑑別が重要です．陽性棘波を認めたときは，陰性放電をみつけることが推奨されています．比較的律動的な θ 波や δ 波の群発（バースト）や不規則 δ 波のみでは，てんかん原性ありとは判断しません（図 1-4-3）[5]．

　一般に振幅 100 μV 以上は，「高振幅」と呼ばれます．高振幅で尖鋭な α 波は，小児ではしばしばみられ，成人でもときに観察されます．鋭波と酷似し，判別に迷いますが，「問題となる波が，背景をなす波の連なり，すなわち背景活動との関連においてどうなのか」という点が重要となってきます．前述したように，背景活動から浮き立っているかどうか周波数も含めて判定しなければなりません．

③ てんかんの発作型と脳波

A 発作間欠期 interictal

　全般てんかん generalized epilepsy では，てんかん性放電が全般性 generalized にみられます（図1-4-4）．一方，焦点てんかん focal epilepsy では，局所性にみられます（1章図1-1-5 参照）．全般てんかんでは，全般性棘波，棘徐波複合，多棘徐波複合，3 Hz 棘徐波複合などがみられます（図1-4-3）．基本的には両側同期性で左右差はあっても極く軽度です．一方，側頭葉てんかんを代表とする焦点てんかんでは，棘波，鋭波が局所性にみられます（図1-4-5）．

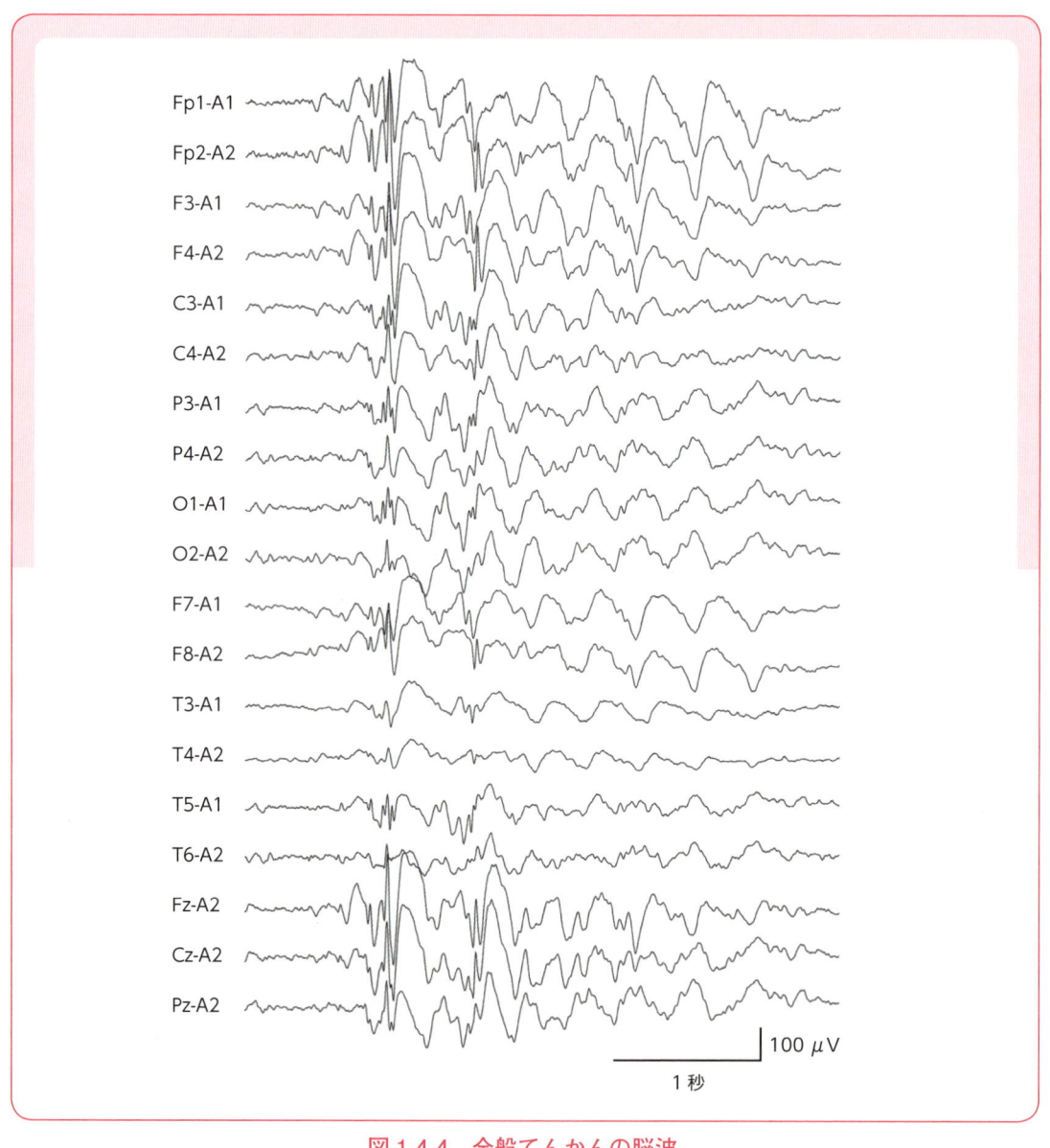

図1-4-4　全般てんかんの脳波

両側同期性に前頭部優位に全般性棘徐波複合を認めます．

（飛松省三：特集1　てんかん up to date 脳波判読のピットフォール．臨床検査，63: 124-131, 2019 より）

B　発作時 ictal

　特発性全般てんかんでは，低振幅速波が拡延・振幅増大から全般性棘徐波あるいは全般性多棘波で始まります．焦点起始発作では発作波はδ波，θ波，α波，β波などさまざまな律動性活動で始まります（図1-4-5）[6]．新皮質に発作起始があるときは速いα〜βから活動が始まることが多いようです．低振幅から高振幅に，速い周波数から遅い周波数に，局所から拡延，という発作が進展していく基本像があります．ただし，急速にてんかん性放電は拡がるので，頭皮上脳波で焦点性あるいは領域性の起始部を同定するのは困難なことがあります．

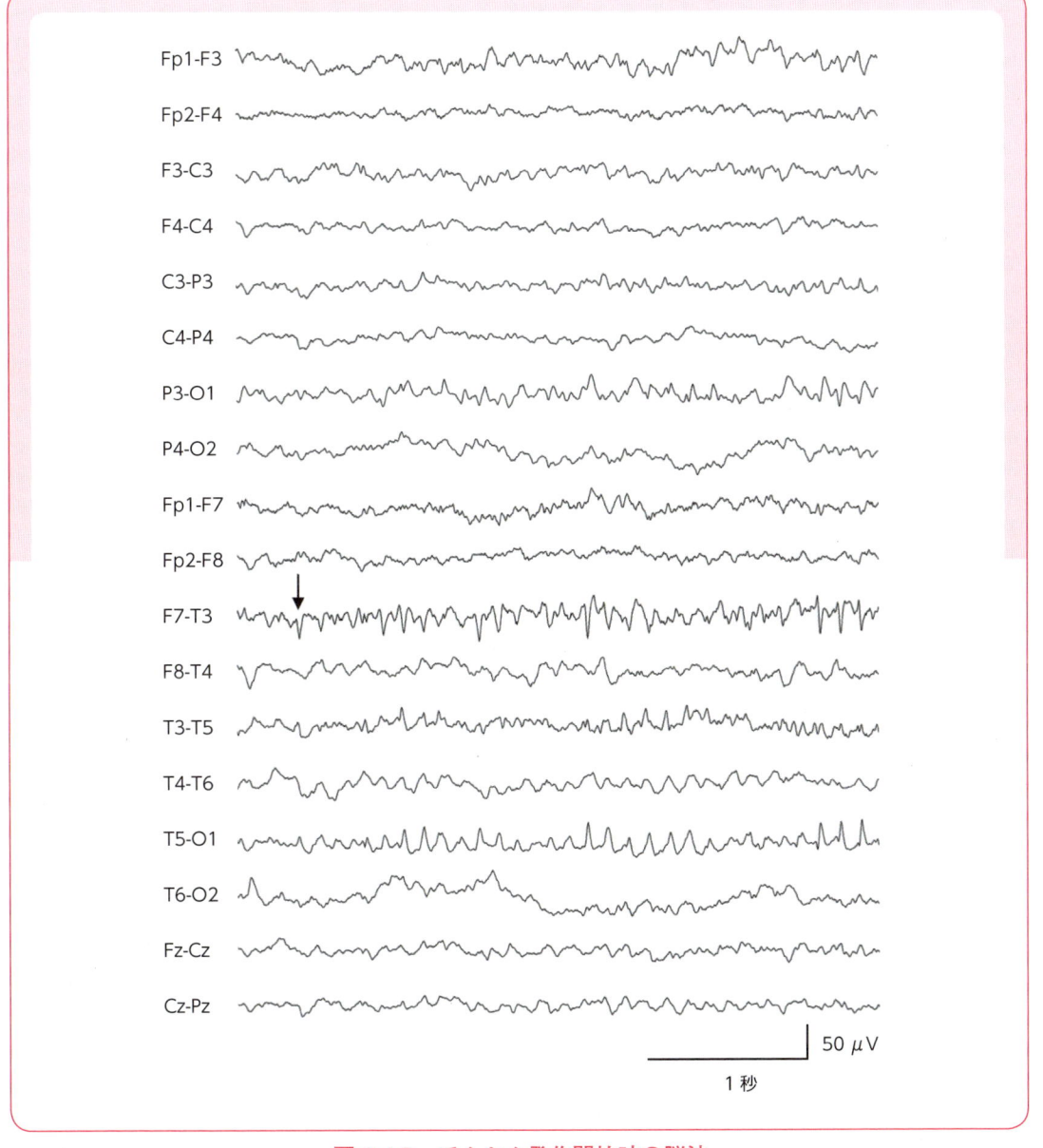

図1-4-5　てんかん発作開始時の脳波

左中側頭部（T3）で棘波の位相逆転を認め（↓），次第に棘波の振幅が大きくなっていることがわかります．

（飛松省三：特集1　てんかん up to date 脳波判読のピットフォール．臨床検査，63: 124-131，2019 より）

C 発作終了後 postictal

　最近は，てんかんの長時間ビデオ脳波モニタリングが盛んです．臨床発作がつかまった場合，発作起始部がどこなのかをみつけることは重要です．しかし，体動による筋電図などで，発作起始部を同定しにくいことがしばしばあります．そこで，発作終了後の脳波変化も注意深く観察しておくと，片側性か否かわかることがあります（図 1-4-6）[7]．

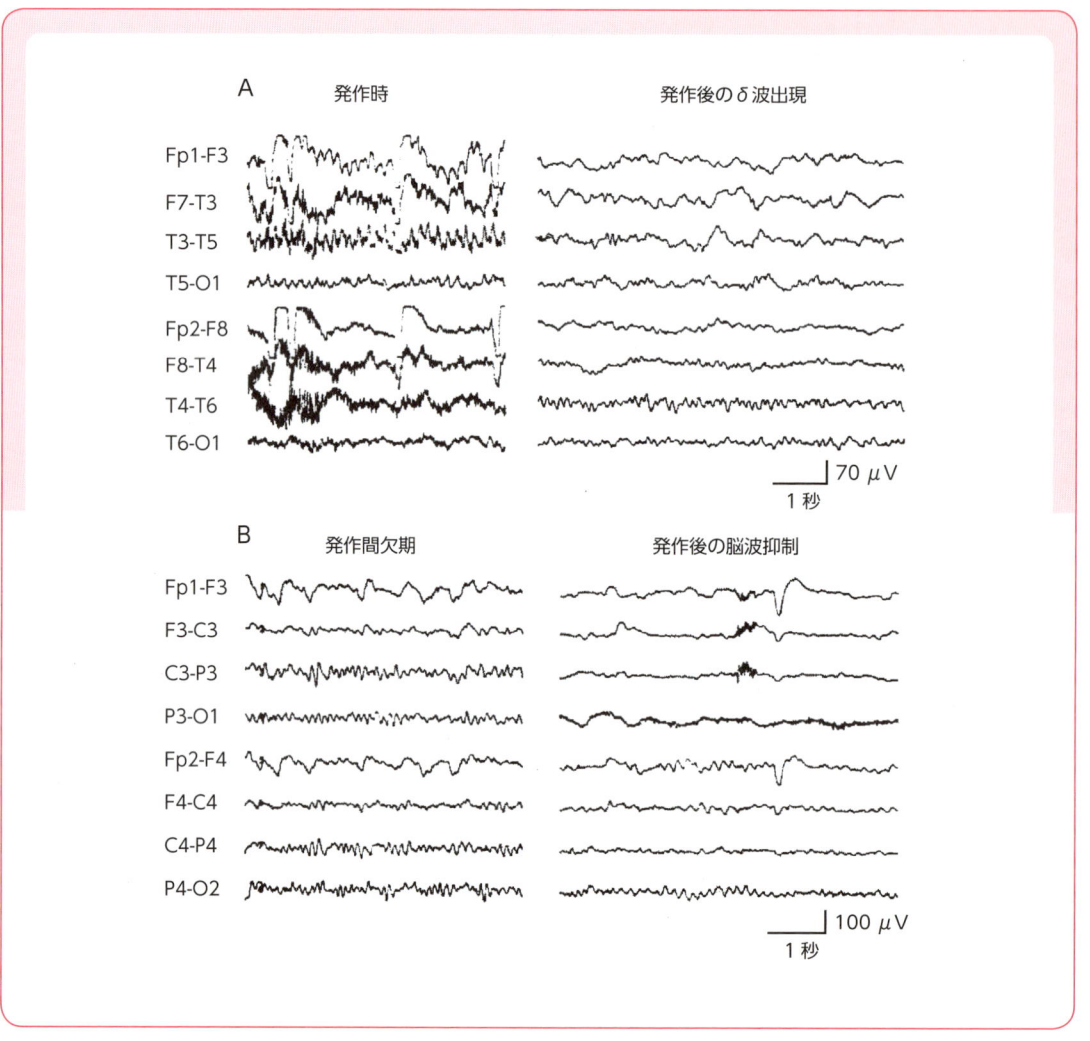

図 1-4-6　てんかん発作後の脳波変化

28 歳の患者で発作時と発作終了 140 秒後の脳波です（**A**）．発作終了後，左側頭部に δ 波を認めます．発作時脳波では 5 Hz の律動性の θ 波が出現しています．T4 にある徐波はアーチファクトです．26 歳の患者で発作間欠期と発作終了 14 秒後の脳波です（**B**）．発作終了後，左半球で脳波が抑制されています．

（Kaibara M, Blume WT: The postictal electroencephalogram. Electroenceph clin Neurophysiol 70: 99-104, 1988 より）

4 正常亜型

　てんかんか否かを判断する上で，てんかん性異常波に類似した生理的突発波を見極める必要があります．てんかん性放電と間違いやすい活動に正常亜型 normal variants があり[6]，非てんかん原性てんかん型放電 non-epileptogenic epileptiform discharges とも呼ばれます．どれも正常人で入眠〜軽睡眠時に出現するので，病的意義はありません．波形に関しては，"第3部 脳波トリビア"を参照してください．

A 小鋭棘波 small sharp spikes（SSS）

　20〜50 μV の低振幅で持続が短い単発性の小棘波で，徐波を伴いません．成人でよくみられます．良性なので benign epileptiform transients of sleep（BETS）とも呼ばれます．

B 14 & 6 Hz 陽性棘波 14 & 6 Hz positive spikes

　14 Hz あるいは 6 Hz のいずれかの周波数を呈してもよい，陽性の棘波です．10代でよくみられます．

C 6 Hz 棘徐波 6 Hz spike and wave

　棘波の振幅が徐波に比べて目立たないのでファントム棘徐波とも呼ばれます．成人でよくみられます．

D 律動性中側頭部放電 rhythmic mid-temporal discharges of drowsiness（RMTD）

　精神運動発作異型 psychomotor variant とも呼ばれます．中側頭部中心に律動的 θ が群発します．成人にみられます．

E ブリーチリズム breach rhythm

　ブリーチは裂け目の意味で，頭部外傷や脳手術による頭蓋骨欠損部あるいはその付近から 6〜11 Hz のミュー（Mu）波様の波形の活動が出現し，多くは速波成分を伴います．

F 成人潜在性律動性脳波発射 subclinical rhythmic electrographic (theta) discharges of adults（SREDA）

　SREDA は単発の高振幅・単相性の鋭波あるいは徐波で始まります．1〜数秒後に鋭波の出現頻度が速くなり，次第に周波数を増し，4〜7 Hz の持続的・律動的正弦波様パターンになります．10秒〜5分（平均40〜80秒）続き，突然終了します．中・高年でまれにみられます．

G ウィケット棘波 wicket spikes

　側頭部に出現するミュー波に似たアーチ状の波です．成人でみられます．単発で出現した場合には，棘波と見誤ることがあります．徐波を伴わないことが鑑別の助けとなります．

H 後頭部陽性鋭一過波 positive occipital sharp transients of sleep (POSTS)

4〜5 Hz の陽性鋭波で睡眠時後頭部に出現し，ときに非対称性です．若年・成人でよく認められます．双極導出法では，O1，O2 の陽性電位がみかけ上陰性電位となって見えますので，棘波・鋭波と見誤ることがあります．

5 過剰判読を避けるためのルール

脳波判読の訓練では，"保守的"判読が強調されています[1,2]．つまり，すべてのてんかん専門医は，過剰判読は過小判読より危険だと認識しています．これは，てんかん専門医の意見が一致する唯一の点です．てんかん患者は多少の診断の遅れがあっても害を被りませんが，偽陽性診断はひどい損害をもたらします．安易にてんかん型鋭一過波 epileptiform sharp transients とは呼ばず，その閾値を高くしなければなりません．その基準は，1）非対称性の波形（上行脚が下行脚より急峻），2）背景活動とは異なる周波数と振幅，3）2相性ないし3相性の波形，4）後に徐波が続く，5）背景活動の乱れ，であり（図1-4-2），位相逆転は含まれません[1]．

1回目のルーチンの脳波検査では，50％程度しかてんかんの診断が下せないことも頭に入れておく必要があります．この困難さのために「目を皿のようにして脳波を眺めて，異常を見つけようとする」のは過剰判読の基となります．また，脳波の誤判断を避けるためには，脳波所見は，病歴にはブラインドかつ左右されないことが重要です[1]．この点は，多くの脳波専門医やてんかん専門医が推奨していることです．ただし，臨床診断においては，病歴や臨床検査を考慮する必要があります．

● 参考文献

1) Benbadis SR, Lin K: Errors in EEG and the misdiagnosis of epilepsy: Importance, causes, consequences and proposed remedies. Epilepsy Behav 59: 257-262, 2007.

2) Benbadis SR, Tatum WO: Overinterpretation of EEGs and misdiagnosis of epilepsy. J Clin Neurophysiol 20: 42-44, 2003.

3) Frost JD Jr: Automatic recognition and characterization of epileptiform discharges in the human EEG. J Clin Neurophysiol 2: 231-249, 1985.

4) Matsuo F, Knott JR: Focal positive spikes in electroencephalography. Electroenceph clin Neurophysiol 42: 15-25, 1977.

5) 日本臨床神経生理学会（編）：デジタル脳波の記録・判読の手引き．診断と治療社，東京，2015.

6) 飛松省三：特集1　てんかん up to date 脳波判読のピットフォール．臨床検査，63: 124-131，2019.

7) Kaibara M, Blume WT: The postictal electroencephalogram. Electroenceph clin Neurophysiol 70: 99-104, 1988.

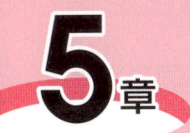

てんかん新分類（2017）

てんかん発作型

原著に学ぶ Fischer RS, Cross JH, D'Souza C, et al: Instruction manual for the ILAE 2017 operational classification of seizure types. Epilepsia 58: 531-542, 2017.

要約

1. 国際抗てんかん連盟（ILAE）は，改定てんかん発作型分類の基本版と拡張版を発表した．この分類では，最初に焦点起始発作か全般起始発作，あるいは起始不明発作に分類する．

2. 焦点起始発作は，任意で意識減損焦点発作か意識保持焦点発作に再分類することができる．具体的な運動症状および非運動症状に関する分類要素を追加してもよい．

3. 全般起始発作では運動発作（強直間代発作，間代発作，強直発作，ミオクロニー発作，ミオクロニー強直間代発作，ミオクロニー脱力発作，脱力発作，てんかん性スパズム）を呈することがある．

4. 全般起始発作では非運動発作（欠神発作，定型欠神発作，非定型欠神発作，ミオクロニー欠神発作，眼瞼ミオクロニーを伴う欠神発作）を呈することもある．

5. 発作の特徴を説明するための記述用語や自由記載の追記が推奨される．新しい用語を広く受け入れてもらうため，新旧用語対応を示した．

具体的な症例

上記原著より，訳して引用（日本てんかん学会，分類・用語委員会編）．また，次頁の図 1-5-1 を参照してください．

1. 強直間代発作：女性が目覚めると，夫がベッドの中で発作を起こしているのに気付いた．発作の開始については目撃していないが，女性は両側性の硬直に続き両側性の震えが出現したことは説明できた．脳波と MRI に異常はみられなかった．この発作は起始不明強直間代発作と分類される．起始が焦点性か全般性か判断できるような補足情報はない．旧分類ではこの発作は分類不能とされ，他の修飾語句はつかなかったと思われる．

2. 意識減損焦点発作：症例は 25 歳女性で，「聞き慣れた音楽が流れている」という 30 秒ほどの強い感覚で始まる発作が起こるという．女性には他人が話をしているのが聞こえるが，後になるとその人たちが何を言っていたのか，わからない．発作後に女性は軽度の混乱状態に陥り，「自身を再認識」しなければならない．この発作は意識減損焦点発作と分類される．この患者が周囲とやり取りできたとしても，その環境について説明することができず，軽度の混乱状態にある．旧分類では複雑部分発作であった．

著者注：他にも具体的な症例が例示されているので，発作型新分類に慣れるため，一読してください．図 1-5-1 の分類を理解するために補足説明します．

図 1-5-1 ILAE 発作型分類 2017 – 拡張版

(Fisher RS, Cross H, French JA et al: Epilepsia 58:522-530, 2017. 翻訳：日本てんかん学会分類・用語委員会，監修：中川栄二，日暮憲道，加藤昌明：ILAE によるてんかん発作型の操作的分類：ILAE 分類・用語委員会の公式声明. てんかん研究 37: 15-23, 2019. 図 2 より)

　焦点発作の場合は，意識の状態の指定は任意です．意識が保たれている状態とは，発作を起こした人がたとえ不動状態であっても発作中に自己と周囲の状況を自覚していることを意味します．意識障害を伴わない焦点発作は，旧用語の**単純部分発作**に相当します．意識障害を伴う焦点発作は，旧用語の**複雑部分発作**に相当します．発作のどの部分でも意識障害が認められた場合には意識障害を伴う焦点発作とされます．意識障害を伴わない焦点発作または意識障害を伴う焦点発作，発作に伴って最初に出現した顕著な徴候・症状によって次の「運動症状による発症」または「非運動症状による発症」の中のいずれかの用語を任意で付け加え，さらに詳細に特徴付けても構いません．動作の停止が発作中を通しての主要な特徴である動作停止を伴う焦点発作を除き，発作は最も早期に出現した顕著な特徴によって分類すべきです．さらに焦点発作の場合は，意識については該当しないか不明である場合はその言及を省き，運動性または非運動性の特徴によって発作を直接分類しても構いません．脱力発作とてんかん性スパズムでは，通常は意識についての指定はされません．認知発作は，言語や他の認知領域の障害，あるいは既視感，幻覚，錯覚，知覚変容などの陽性症状がみられることを意味します．情動発作では，不安，恐怖，喜びなどの情動あるいは主観的な情動を伴わない感情の出現が認められます．欠神発作は，始まりや終わりが速やかでない場合，もしくは脳波上の非定型的な緩徐全般性棘徐波によって裏付けられる筋緊張の顕著な変化がある場合に非定型とされます．情報が不十分であるか，他のカテゴリーに入れることができない場合，発作は分類不能とされることがあります．

表 1-5-1　特に重要な発作型の略語

発作型	略語
意識保持焦点発作（focal aware seizure）	FAS
意識減損焦点発作（focal impaired awareness seizure）	FIAS
焦点運動発作（focal motor seizure）	FMS
焦点非運動発作（focal nonmotor seizure）	FNMS
焦点てんかん性スパズム（focal epileptic spasm）	FES
焦点起始両側強直間代発作（focal to bilateral tonic-clonic seizure）	FBTCS
全般強直間代発作（generalized tonic-clonic seizure）	GTCS
全般欠神発作（generalized absence seizure）	GAS
全般運動発作（generalized motor seizure）	GMS
全般てんかん性スパズム（generalized epileptic spasm）	GES
起始不明強直間代発作（unknown onset tonic-clonic seizure）	UTCS

主要な発作型について推奨される略語を示します.

(Fisher RS, Cross H, D'Souza C et al: Epilepsia 58:531-542, 2017.　翻訳：日本てんかん学会分類・用語委員会, 監修：中川栄二, 日暮憲道, 加藤昌明：ILAE2017年版てんかん発作型の操作的分類の使用指針. てんかん研究 37: 24-36, 2019. 表4より)

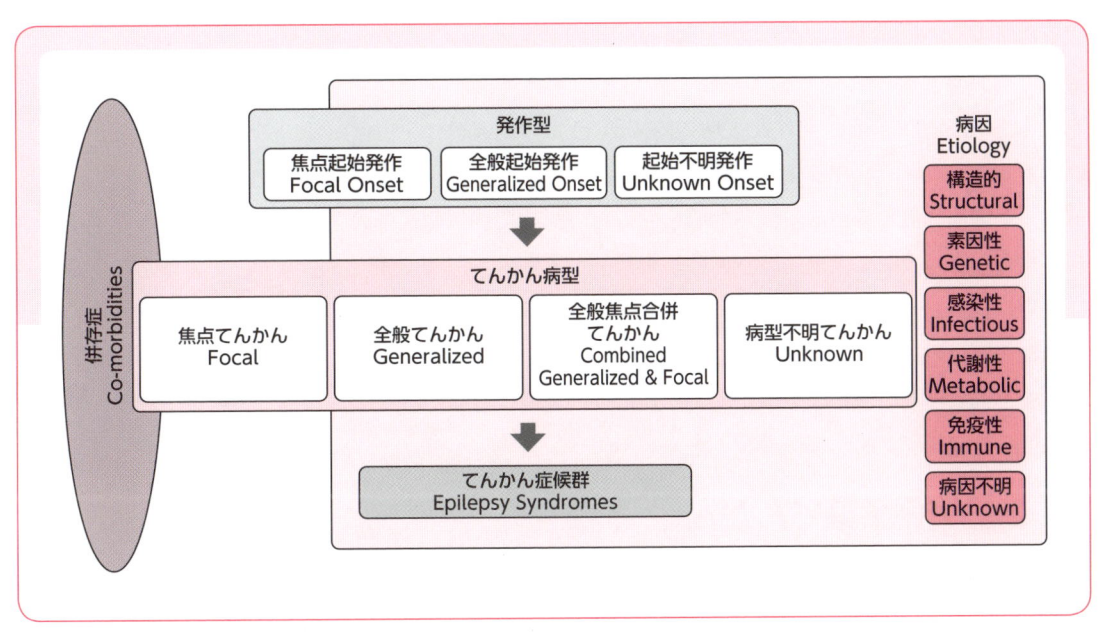

図 1-5-2　てんかん分類の枠組み

(Scheffer IE, Berkovic S, Capovilla G et al: Epilepsia 58:512-521, 2017. 翻訳：日本てんかん学会分類・用語委員会, 監修：中川栄二, 日暮憲道, 加藤昌明：ILAE てんかん分類：ILAE 分類・用語委員会の公式声明. てんかん研究 37: 6-14, 2019. 図1より)

② てんかん病型

原著に学ぶ Scheffer IE, Berkovic S, Capovilla G, et al: ILAE classification of the epilepsies: Position paper of the ILAE Commission for Classification and Terminology. Epilepsia 58: 512-521, 2017.

要 約

1. ILAE は, 発作型分類との連動を意図して, てんかん分類の枠組みの改定案を発表した（図1-5-2）.

2. 診断は, 「発作型」, 「てんかん病型」（焦点てんかん, 全般てんかん, 全般焦点合併てんかん, 病

型不明てんかん),「てんかん症候群」の3つのレベルで行う.

3. 病因診断は患者の初診時から検討すべきであり,また診断経路の各ステップ段階でも検討すべきである.1人の患者のてんかんが2つ以上の病因カテゴリーに分類される場合もある.

4. 「良性」という用語は「自然終息性」と「薬剤反応性」という用語に置き換え,状況に応じて適宜使用する.

5. 「発達性てんかん性脳症」という予後は,そのまま,あるいは「発達性脳症」,「てんかん性脳症」という形で適宜使用することができる.

③ てんかん症候群

著者が猟集し得たまとまった総説を,参考までに紹介します.要旨のみ紹介しますので,臨床徴候,脳波所見,他の検査所見などは,一読してみてください.

A 内側側頭葉てんかん

原著に学ぶ: Tatum WO 4th: Mesial temporal lobe epilepsy. J Clin Neurophysiol 29: 356-365, 2012.

要旨: 側頭葉てんかん(TLE)は成人の局在関連性てんかんの中で最も多い.少なくとも80%のTLEは海馬起始である.発作間欠期の内側型TLEの脳波では,前側頭部のてんかん性放電がしばしば側頭基底部電極で最大となる.頭皮上脳波の限局性の発作パターンは5〜9Hzの律動性θやα波で,前側頭部電極に最大である.侵襲的脳波記録との対比で内側側頭部の発生源の直接的情報と電場の情報が得られる.精密な巨視的時空間的解析に基づくと,ルーチン頭皮上脳波でのてんかん発生源の局在決定には,1〜35Hzより速い周波数が重要である.内側側頭葉内の局所領域の発作原性は,側頭葉内ないしは内側側頭部を超える広汎なネットワークとの豊富な結合を意味する.TLEに対する先端的な電気生理学的検査の応用がてんかん原性の理解につながり,完璧な外科手術やてんかん原性の体系的な神経生理学的理解につながる.

B 新皮質側頭葉てんかん

原著に学ぶ: Kennedy JD, Schuele SU: Neocortical temporal lobe epilepsy. J Clin Neurophysiol 29: 366-370, 2012.

要旨: 新皮質性側頭葉てんかん(NTLE)は異質なグループからなり,局所性の聴覚・体性感覚発作あるいは精神的前兆に続いて,動きのない一点凝視やしばしば2次性全般化を伴う初期の反対側の間代性の動きが起こる.NTLEの神経生理学的所見は,典型的には外側側頭部のてんかん性放電と発作時の不規則な半球性δ活動である.脳波や脳磁図などの先端的な神経生理学的手法による発作間欠期および発作時の電流源推定は,てんかん外科前の長時間の侵襲的脳波記録の必要性を限定化できる.

C 内側前頭葉てんかん

原著に学ぶ: Unnwongse K, Wehner T, Foldvary-Schaefer N: Mesial frontal lobe epilepsy. J Clin Neurophysiol 29: 371-378, 2012.

要旨: 内側前頭葉てんかん(mFLE)は前帯状回と補足運動感覚野から生じるてんかんに大別できる.

臨床徴候や発作間欠期あるいは発作時の頭皮上脳波記録は，側方性や側方化を示唆する所見を欠くため，その診断は困難である．過去 10 年，mFLE では，いくつかのユニークな臨床徴候が報告されている．mFLE における電気的脳イメージング，脳磁図，脳波 /fMRI や高周波振動などの先端的な電気生理学的検査の報告は少ない．これらの診断学的挑戦にも関わらず，mFLE 患者の手術成績や予後は FLE とほぼ同じか若干良いくらいでしかない．

D 背外側前頭葉てんかん

原著に学ぶ：Lee RW, Worrell GA: Dorsolateral frontal lobe epilepsy. J Clin Neurophysiol 29: 378-384, 2012.

要旨：背外側前頭葉てんかんの診断は困難である．多様なてんかん症候学のため，側方性や局所兆候がわからないし，症候学は奇妙でまた心因性のイベントもある．残念なことに，頭皮上脳波や MRI では満足すべき結果が得られない．これらの伝統的な診断法は助けにならないか，誤判断のもとになることがよくある．いくつかの症例では，SPECT や PET がてんかん発生源の同定に効果的な診断ツールとなることがある．しかしながら，これらの手法や新技術には限界があり，発生源の同定を改善するには，新しいアプローチが必要である．

E 前頭眼窩・島てんかん

原著に学ぶ：Kriegel MF, Roberts DW, Jobst BC: Orbitofrontal and insular epilepsy. J Clin Neurophysiol 29: 385-391, 2012.

要旨：臨床症状が多彩で外科的アプローチも困難であるため，前頭眼窩・島のてんかんを診断するのは難しい．前頭眼窩・島のてんかんに関して，文献とわれわれの症例をレビューし，臨床徴候と検査の診断能を検討した．前頭眼窩てんかんは，その拡がりに依存して，過運動発作・自動症を伴う前頭葉てんかんと口部咀嚼や手の自動症を伴う側頭葉てんかんの症状を呈する．発作時 SPECT や他の脳機能イメージングは診断の助けになるが，頭蓋内脳波は眼窩前頭部の発作起始の同定にまだ必要である．島てんかんは，喉頭部のしめつけ感や一側のじんじん感が起こる．術前の脳機能イメージングは診断の助けになるが，島の発作起始が不明な場合は，島の探索が必要である．島の頭蓋内脳波は安全に行われなければならず，非典型的な側頭葉の症例に限って行われる．頭蓋内脳波は眼窩前頭部・島てんかんの診断にまだ主要な手段である．高周波振動，脳波，fMRI，核磁気共鳴スペクトロスコピー，磁場イメージングなどの新しい診断法を用いて，その診断的価値を確立する必要がある．

F 頭頂葉てんかん

原著に学ぶ：Salanova V: Parietal lobe epilepsy. J Clin Neurophysiol 29: 392-396, 2012.

要旨：頭頂葉てんかん（PLE）は，臨床電気生理学的なてんかん症候群であり，大きなてんかんセンターでもまれにしかみられない．臨床的に PLE では体性感覚の前兆，痛みを伴うじんじん感，眩暈，失語，身体表象の喪失が起こる．突発波が頭頂葉から捕足運動野に伝播すると過運動発作症状が出現する．側頭葉辺縁系に伝播すると幻視，幻聴や自動症がおこる．頭皮上脳波はしばしば非局在性である．発作時脳波はほとんど局在化せず，しばしば侵襲的脳波記録が局在性の同定や機能マッピングに必要である．難治性患者の評価には，発作時脳磁場イメージングを含む最近の臨床神経生理の進歩が

ある．脳波 –fMRI の組み合わせは，てんかん外科術前の局在性評価として有用かもしれない．高周波振動（HFOs）はてんかん起始部内に集中し，発作間欠期の頭皮上の脳波による HFOs はてんかん起始部を同定するバイオマーカーとして有用かもしれない．服薬療法が失敗しても，明らかな病変がある場合は，それを切除すればてんかん発作はなくなるか頻度が有意に低下する．

G 後頭葉てんかん

原著に学ぶ：Adcock JE, Panayiotopoulos CP: Occipital lobe seizures and epilepsies. J Clin Neurophysiol 29: 397-407, 2012.

要旨：後頭葉てんかん（OLEs）は後頭葉に発作起始をもつてんかんである．発作時臨床徴候は主に視覚性と視運動性である．要素的幻視はよく起こり，特徴的である．発作後の頭痛は患者の半数以上にみられる（てんかん – 片頭痛連鎖）．脳波は価値が非常に高いが，限界も知られている．特発性 OLE の主な発作間欠期脳波所見は，後頭部棘波と後頭部発作波が自発的ないし光刺激で誘発される．しかしながら，特に小児においては，後頭部てんかん型異常は，臨床との相関なくみられることがある．潜在性 / 症候 OLE では，一側の後頭部徐波化が後頭部棘波よりも多い．症候性 OLE の脳外科手術例では，発作間欠期の脳波異常が後頭部のみにみられるのはまれである．最もよくみられる局在所見は後側頭部領域であり，後頭部棘波は 1/5 以下しかみられない．光感受性 OLE では，間欠性の光刺激は，(1) 後頭部領域に限局する棘波 / 多棘波あるいは (2) 後頭部優位の全般性棘波 / 多棘波を誘発する．発作時脳波では，非常に限局した一側性の律動性てんかん放電はまれである．両側後頭部から側頭部に拡がる電位をよく認める．重症度と治療への反応性は，しばしば，良好から難治性かつ進行性までと変動し，それは基礎疾患による．

H 持続部分てんかん

原著に学ぶ：Mameniškienė R, Wolf P: Epilepsia partialis continua: A review. Seizure 44: 74-80, 2017.

要旨：狭義の持続部分てんかん epilepsia partialis contina（EPC）は，単純焦点てんかんの変異型であり，頻繁な反復性の筋の不随意な動きがかなりの期間持続する．このレビューで使う広義の EPC は，非運動症状としての持続性の前兆も含む．EPC は単一のエピソードないし反復性のエピソードで起こり，慢性進行性ないし非進行性であったりもする．典型的な発作イベントが部分的にあるいは全体的に矢継ぎ早の持続性反復性のけいれん発作の断片化に置き換わる．最小の持続は 1 時間とされるが，数年以上続くこともある．ラスムッセン脳炎とダニ介在性ロシア春夏脳炎を含む，局在性ないし全身性の多様な病因がある．全身的な脳疾患では，ミトコンドリア病や非ケトン性高血糖が特に多い．脳卒中は急性 EPC の主な原因である．運動性 EPC の症状は皮質性反射性ミオクローヌスであると解釈されているが，病態生理はすべての病気で一様ではない．EPC の病態生理として，何らかの興奮と抑制の振動におけるフィードバックループの異常があるのかもしれない．治療は原疾患によるが，一般的には，EPC は薬剤抵抗性である．てんかん外科の効果はラスムッセン脳炎でよく認められる．

I 小児良性焦点てんかん

原著に学ぶ：Guerrini R, Pellacani S: Benign childhood focal epilepsies. Epilepsia 53: 9-18, 2012.

要旨： 特発性焦点てんかんは，局所起始で器質的異常がないものか，てんかんや脳波異常から何らかの機能異常が考えられている症候群から成る．良性ローランドてんかん benign rolandic epilepsy（BRE），後頭部突発波を伴う良性てんかん（早期と後期発症の両方），特発性光感受性後頭葉てんかん，そして詳細がよくわかっていない症候群が含まれる．後頭部突発波を伴う良性てんかんの早期発症がいつかは不明であるが，より広い意味での大きな"自律性"年齢依存性てんかん群に含まれるとみなされる．"特発性"という用語は，器質的異常がなく遺伝性素因を意味する．"良性"という用語は，てんかん発作は治療に反応するか治療が必要ないことを意味し，後遺症なしに寛解し，成人前に完治する．また，重症あるいは障害を起こすようなけいれんはないし，知能や行動の異常ももたらさない．本症候群は良性で，確度の高い理由で認知されるため，不要な調査や過剰治療，日常生活の制限は避けなければならない．BRE は臨床的，脳波的特徴から早期に診断できるが，他の特発性焦点てんかんではそう簡単ではなく，"良性"は不適切な用語となることもある．これらの典型的症候群でも軽症で選択的神経心理的な障害が起こるが，選択的な障害がてんかんの活動期を持続させるかどうかは不明である．ときに，臨床経過は，明らかな認知や言語障害のため複雑なこともある．そのような例では，てんかん発作がまれであっても"良性"という用語は不適切である．多くの典型的な特発性焦点てんかん症候群は，治療は不要である．

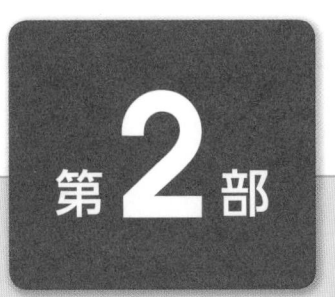

第2部

Pitfall症例

　脳波所見は非特異的な所見が多く，それらの所見の合わせ技で臨床との相関を考えて行きます．特異度の高い棘波(鋭波)や棘徐波複合があれば，てんかんの診断は難しくはありませんが，焦点性なのか全般性なのかの見極めが要求されます．たかだか20〜30分くらいの安静時脳波では，十分な情報が得られないこともあります．

　ここでは，筆者達が経験した実際の症例を供覧しながら，誤判読となった原因を考えてみます．紹介先の医師の判読が不十分というよりは，普段脳波の判読に慣れていない医師が間違いやすい波形を供覧することで，最低限判読できなくてはならない波形があることを示します．波形の解説はもちろん，紛らわしい，わかりにくい脳波に光を当てていますので，なぜ，間違うのかという背景をわかりやすく解説しました．

　この章で取り上げた脳波は20例と多くはありませんが，総論，脳波トリビア，腕試しと関連があります．これらの章立てを通して，知識を深め，より精度の高い判読につながると考えています．

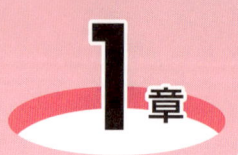

1章 69歳発症の定型欠神発作 absence seizure

症 例	69歳，女性
主 訴	記憶障害
病 歴	X年1月中旬に短期〜近時記憶障害を訴えて，かかりつけ医より総合病院内科救急外来に紹介された．
来院時所見	内科医：どうされましたか？ → わかりません．最初，近くの病院へ行って…（これまでのかかりつけ医院の名前を思い出せない）
入院時検査所見	内科でCT，MRI+MRA施行するも異常所見なし．内科から脳外科に転科し，脳波検査（翌日）を受けた．両側前頭葉〜側頭葉に粗大 θ 〜 α 徐波群が頻発し（カルテ記載のまま），欠神型部分てんかんと診断された．バルプロ酸200 mg 4錠 2×が処方された．
経 過	翌月初旬には意識が遠のく感覚やふらつき感は消失した．転居のため，紹介された．紹介状の最終診断は，定型欠神発作（記憶障害）と記載されていた．

テーマ：定型欠神発作

本例の疑問点：臨床的には，1）高齢発症の定型欠神発作はあるのか？　2）意識障害，記憶障害がかなり長時間続いている理由は何か？　脳波学的には，1）脳波所見が正しいのか？　2）脳波所見が正しいとして，欠神型部分てんかんという診断は正しいのか？

前医での脳波供覧：発作翌日の脳波に「両側前頭葉〜側頭葉に粗大 θ 〜 α 徐波群が頻発」という所見は認めなかった（図2-1-1）．その後の脳波にもてんかんを疑わせる所見はなかった（図2-1-2,3）．再検した脳波でも突発波は認めず（図2-1-4），一過性全健忘 transient global amnesia（TGA）と診断した．患者の同意を得て，バルプロ酸を中止した．

症例に学ぶ：30歳代以降初発の欠神発作はまれです[1]．前医の最終診断の根拠は，意識障害があるので欠神発作であり，脳波もそれを裏付ける所見と考えたのかもしれません．ただし，部分てんかんと考えた理由は不明です．TGAは，てんかん類似症候群であり[2]，50〜60歳代に多く，突然発症する前向性・逆向性健忘です．通常は，数時間程度で症状が消失します．当惑して「今は，どこにいるのか」「どこに行こうとしているのか」など，同じ質問をくり返します．この患者の来院時所見もTGAを疑わせます．健忘以外の神経症状（構音障害・視野障害・けいれんなど）は認めません．意識は清明で，日常動作も正常で，計算や買い物，車の運転もできます．この症例では，その後1年以上経過をみていますが同様の症状は出現していません．

解説：欠神発作は全般発作に分類され，学童期（6〜7歳頃）に発症します．ごく短時間の意識減損を示す発作で定型と非定型の2種類に分けられます．定型欠神発作（absence）は数秒から十数秒の意識障害が突然始まり速やかに回復します．発作は頻回（10回／日）で，女児に好発します．思春期頃には消失することが多いですが，一部は強直間代発作に移行します．発作時脳波は3 Hz棘徐波複合を示し（図2-1-5），過呼吸で誘発されます．非定型欠神発作は意識障害以外にも各種症状が混在した臨床症状（ミオクロニー，自動症，間代運動，自律神経症状など）がより多くみられ

ます．複雑部分発作（意識減損焦点発作）との鑑別が必要なときがありますが，複雑部分発作は発作持続時間がより長く，成人に多いことが鑑別の要点です．まれに高齢初発の欠神発作重積 de novo late-onset absence status epilepticus がありますので経過観察は必要です．

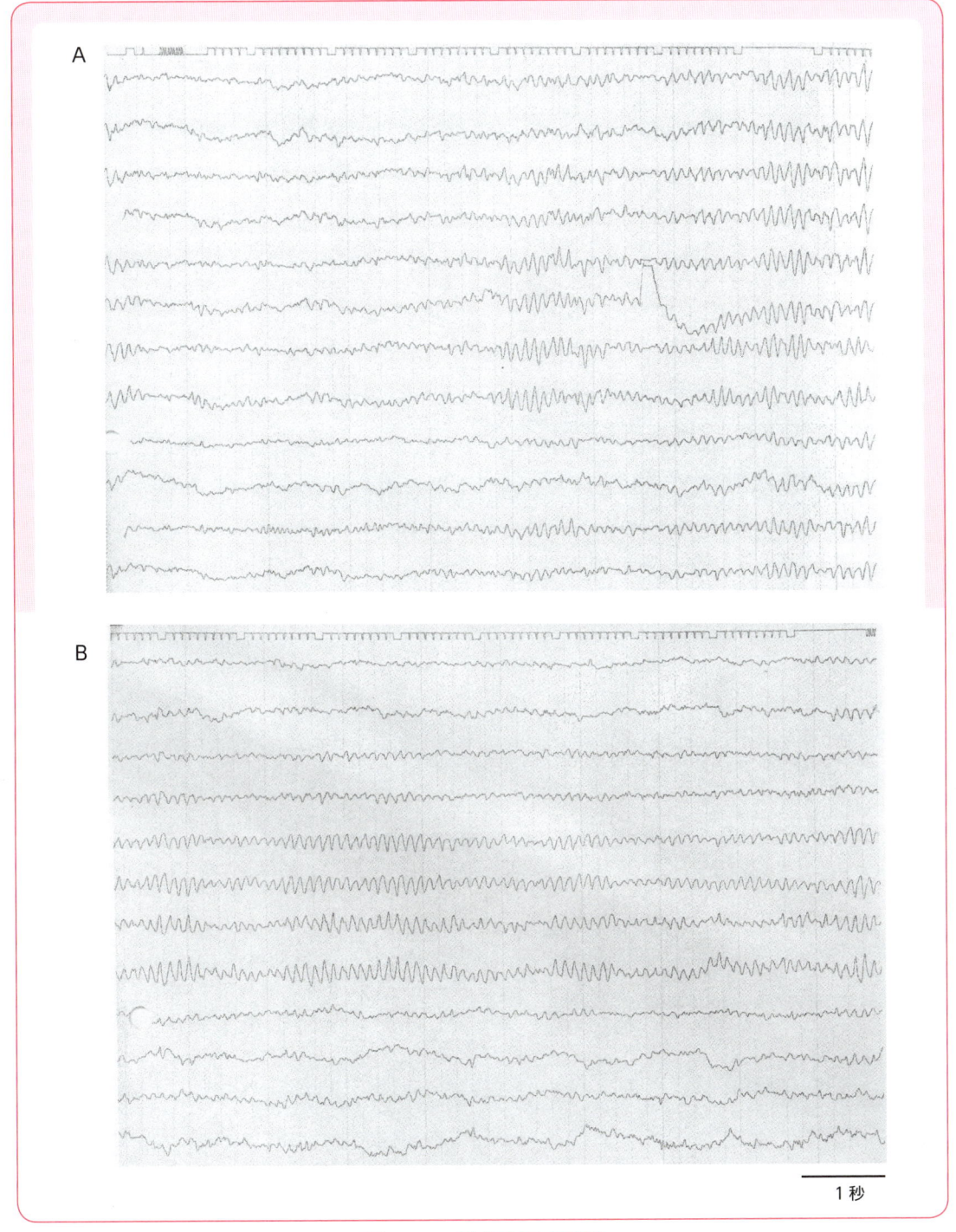

図 2-1-1　発作翌日の脳波

12 ch の脳波で，モンタージュや感度の記載はなかった．**A** は α 波が全般性に記録されているので基準電極導出，**B** は優位律動が後頭部優位なので，双極導出と判断した．添書にある所見がどこに該当するか不明であった．少なくとも 3 Hz 棘徐波複合は認めなかった．なお，過呼吸時の脳波は添付されていなかった．

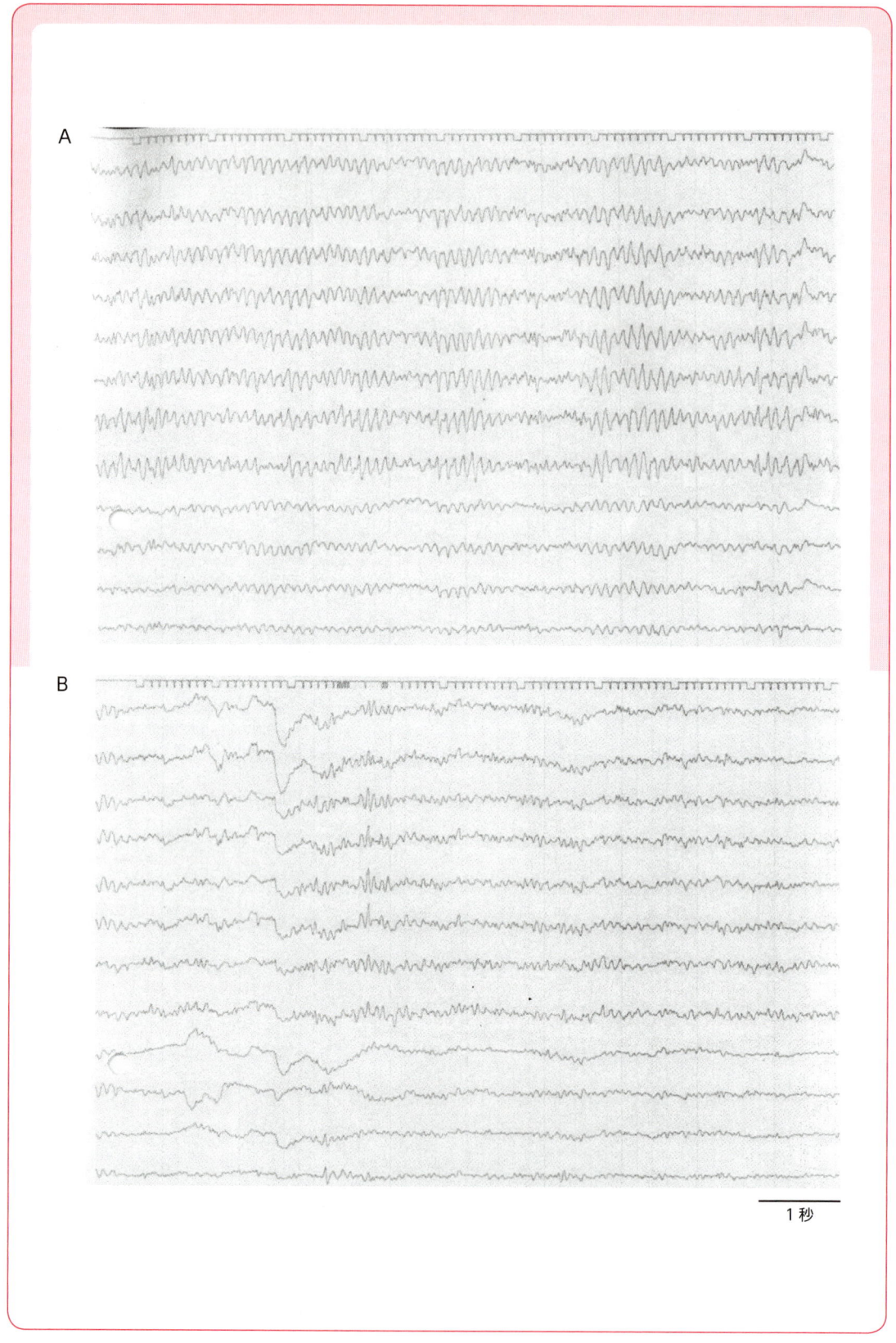

A

B

1秒

図 2-1-2　発作翌月の脳波

A は覚醒度が高い脳波で，B はやや覚醒度が低下しており，眼球運動が混入している．突発波らしき所見は認めなかった．

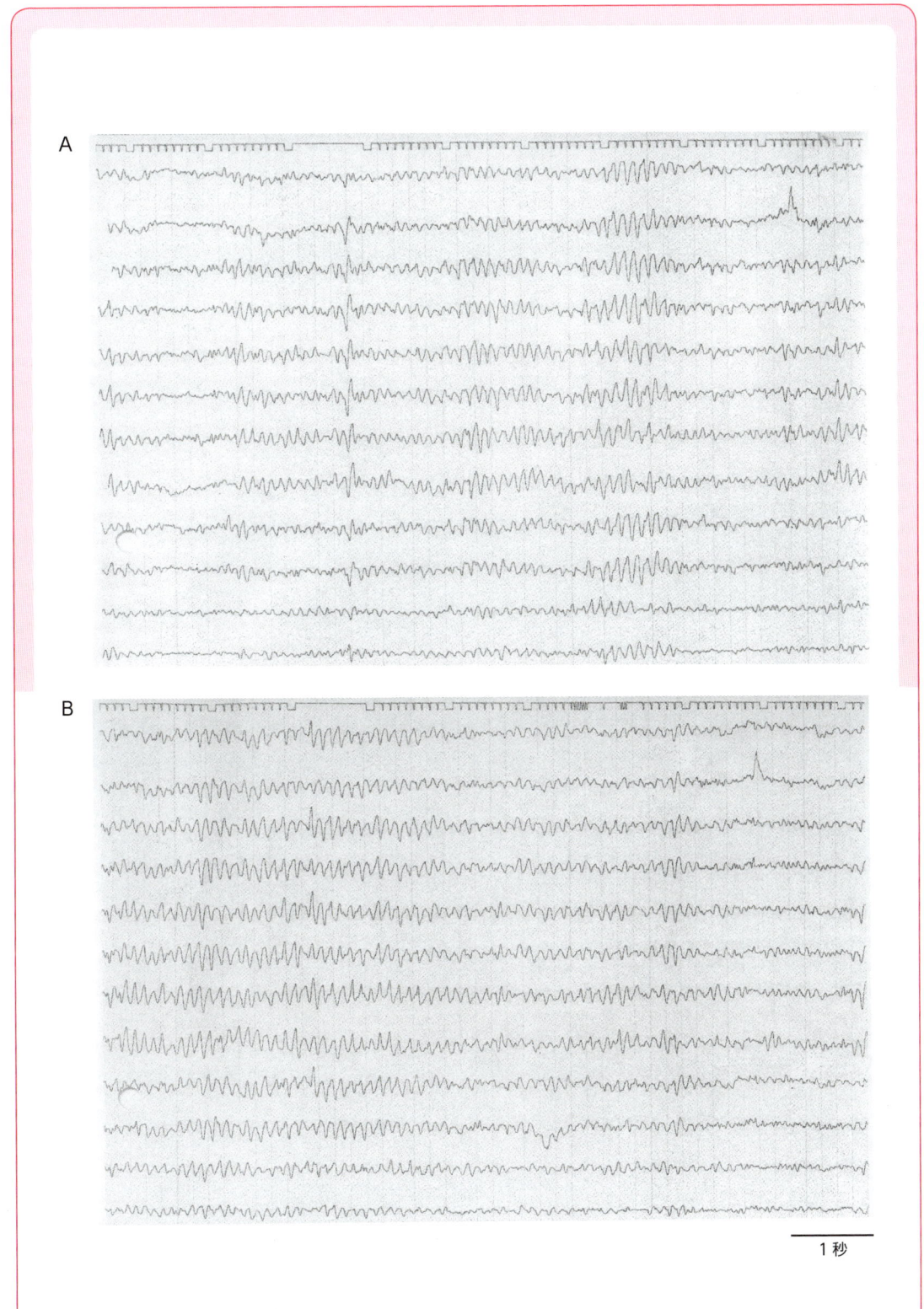

図 2-1-3　発作翌々月の脳波

覚醒度の高い脳波だが，突発波は認めない．

A

B

1秒

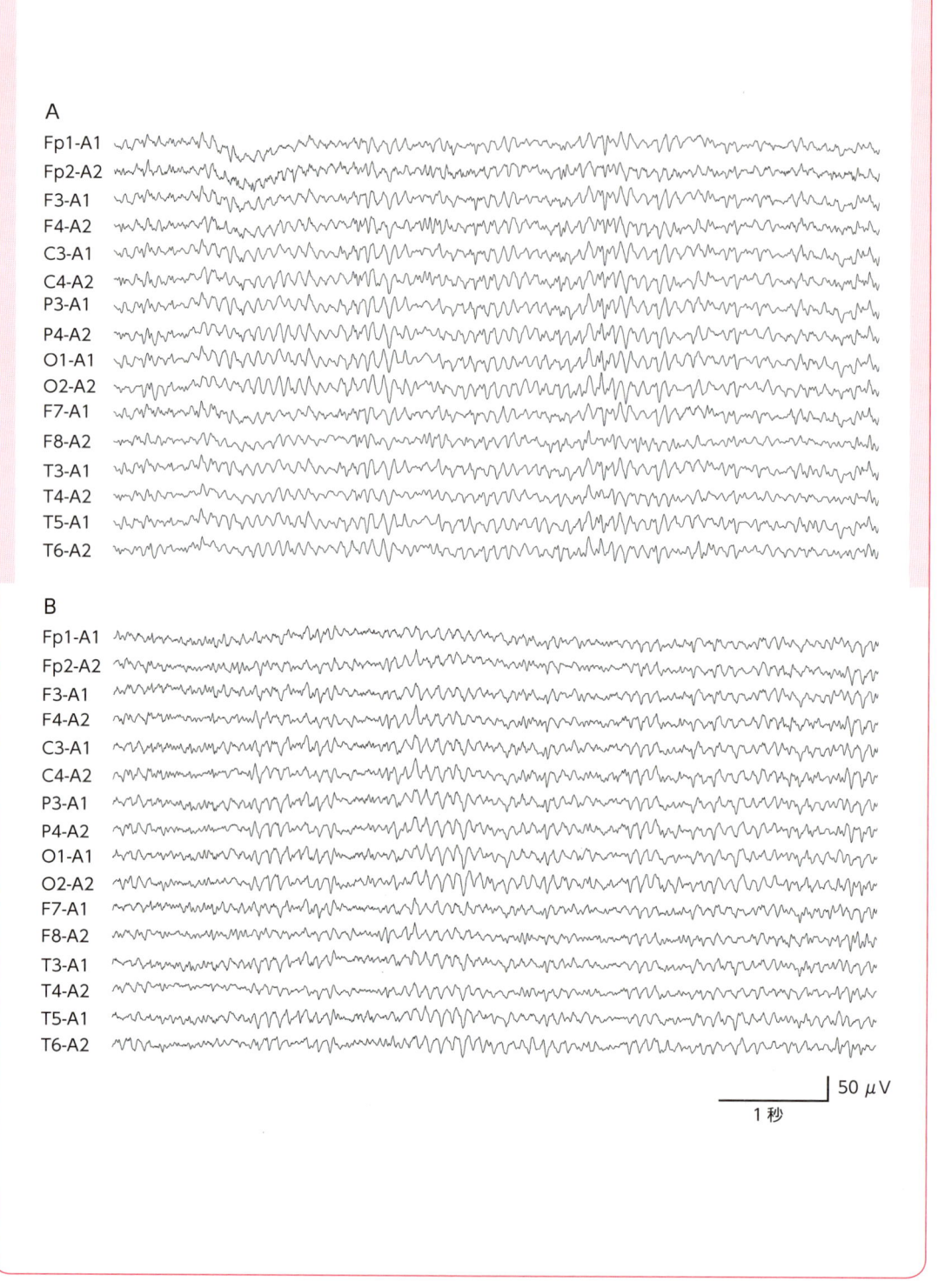

図 2-1-4 来院時の脳波

Aは覚醒度の高い脳波で, 優位律動は 10 Hz の α 波である. 突発波は認めない. Bは過呼吸2分で多少の徐波化を認めるが, 3 Hz 棘徐波複合は認めなかった.

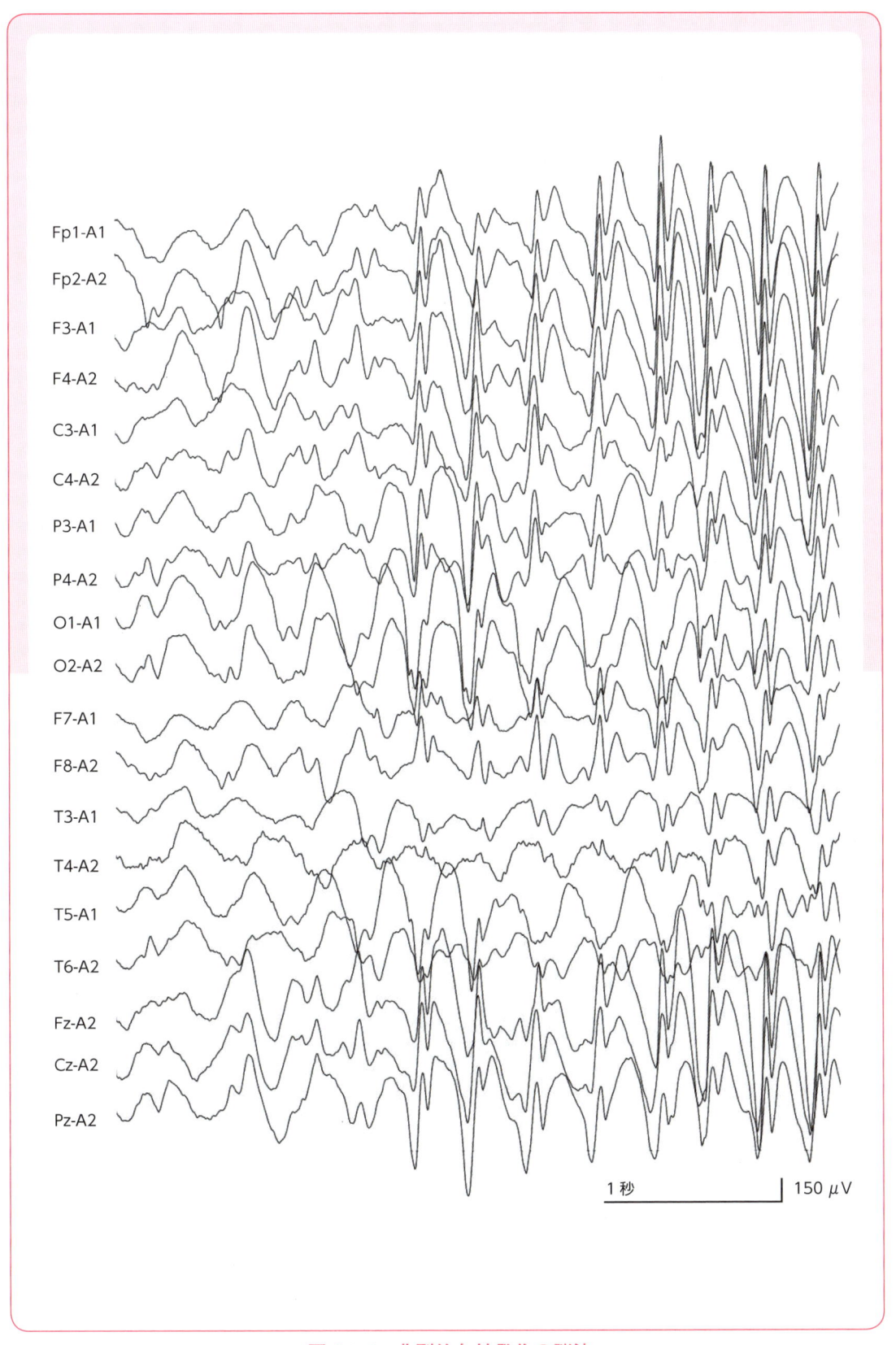

Fp1-A1
Fp2-A2
F3-A1
F4-A2
C3-A1
C4-A2
P3-A1
P4-A2
O1-A1
O2-A2
F7-A1
F8-A2
T3-A1
T4-A2
T5-A1
T6-A2
Fz-A2
Cz-A2
Pz-A2

1秒　　　　　150 μV

図 2-1-5　典型的欠神発作の脳波

5歳6ヵ月の女児．過呼吸を始めて1分30秒後に突発波（3 Hz spike and wave）が出現した．典型的な欠神発作のパターンである．

3Hz 棘徐波複合 3 Hz spike and wave

原著に学ぶ： Gibbs FA, Davis H, Lennox WG, Gibbs E: The electro-encephalogram in epilepsy and in conditions of impaired consciousness. Arch Neurol Psyh 34: 1133-1148, 1935.

要旨： 12 例の小発作 petit mal において特徴的脳波が記録された．振幅は 100〜300 μV で，その周波数は 3 Hz である．これらの波形は非常にスムーズでサイン波様を呈しており，非常に鋭い陰性棘波が陽性波頂点上に記録される（**図 2-1-6 右**）．この大きな 3 Hz の波はいつも出現するが，棘波の振幅は変動し，ときに発作中でも認めないことがある．同一患者では，ほぼ均一な所見を呈する．発作間欠期の脳波は基本的に正常であるが，時に発作開始時に意識減損を伴わない，振幅が小さく持続の短い放電もある（**図 2-1-6 左**）．そのため，それらを "larval seizures"（未熟なてんかん（or 潜在性てんかん）突発波（著者訳））と呼ぶ．12 例は小発作を示すが，何例かには運動症候がみられる．それにもかかわらず，脳波は非常に類似している．陰性棘波の存在は間代性の動きを伴うことがあり，その律動周期と一致する．

文献に学ぶ： Brigo F, Trinka E, Lattanzi S, et al: A brief history of typical absence seizures- Petit mal revisited. Epilepsy Behav 80: 346-353, 2018.

要旨： 本論文では，最初の臨床的記述から最近の疾病分類に至る定型欠神発作の歴史を振り返ってみた．Poupart（1705 年）が初めて欠神発作の記載を行った．Calmeil（1824 年）が "absences" という述語を，Esquirol（1838 年）が "petit mal" という用語を用いた．Reynolds（1861 年）は "epilepsia mitior"（milder epilepsy）という用語を使い，欠神発作の包括的記載を行った．Delasiauve（1854 年）は欠神発作をてんかんの中で軽症に位置付け，特発性てんかんの概念を提唱した．Binswanger（1899 年）は，"abortive seizures"（頓挫性てんかん）として捉え，その病態生理に大脳皮質の役割を重視した．Gowers（1901 年）は，非運動発作あるいは誰にも気付かれないか，てんかんとは考えられない非常に軽い運動症状を同定するには詳細な病歴が重要であることを強調した．20 世紀初頭では，"pyknolepsy"（小発作）はてんかんの発作型だとは広く受け入れられていなかった．しかし，脳波記録に基づき，1945 年にはてんかんの範疇として正式に認知された．脳波の創始者である Berger は，非定型欠神発作の脳波を初めて記録した（彼の結果は，1933 年に出版された）．その特徴的脳波パターン（3 Hz 棘徐波複合）はハーバード医学校の神経生理学者達が 1935 年に発表した．脳波所見により，欠神発作と側頭葉てんかんでみられる精神運動発作 "psychomotor seizures" を区別できるようになった．Penfield と Jasper（1938 年）は，欠神発作を中心脳性てんかん "centrencephalic epilepsy" の表現型として捉えた．2017 年には，定型欠神発作は国際抗てんかん連盟（ILAE）の分類では全般性非運動性（欠神）発作に分類されている．

注： Foerster（1924 年）は，過呼吸が欠神発作を誘発する効果的な方法であることを報告しました．

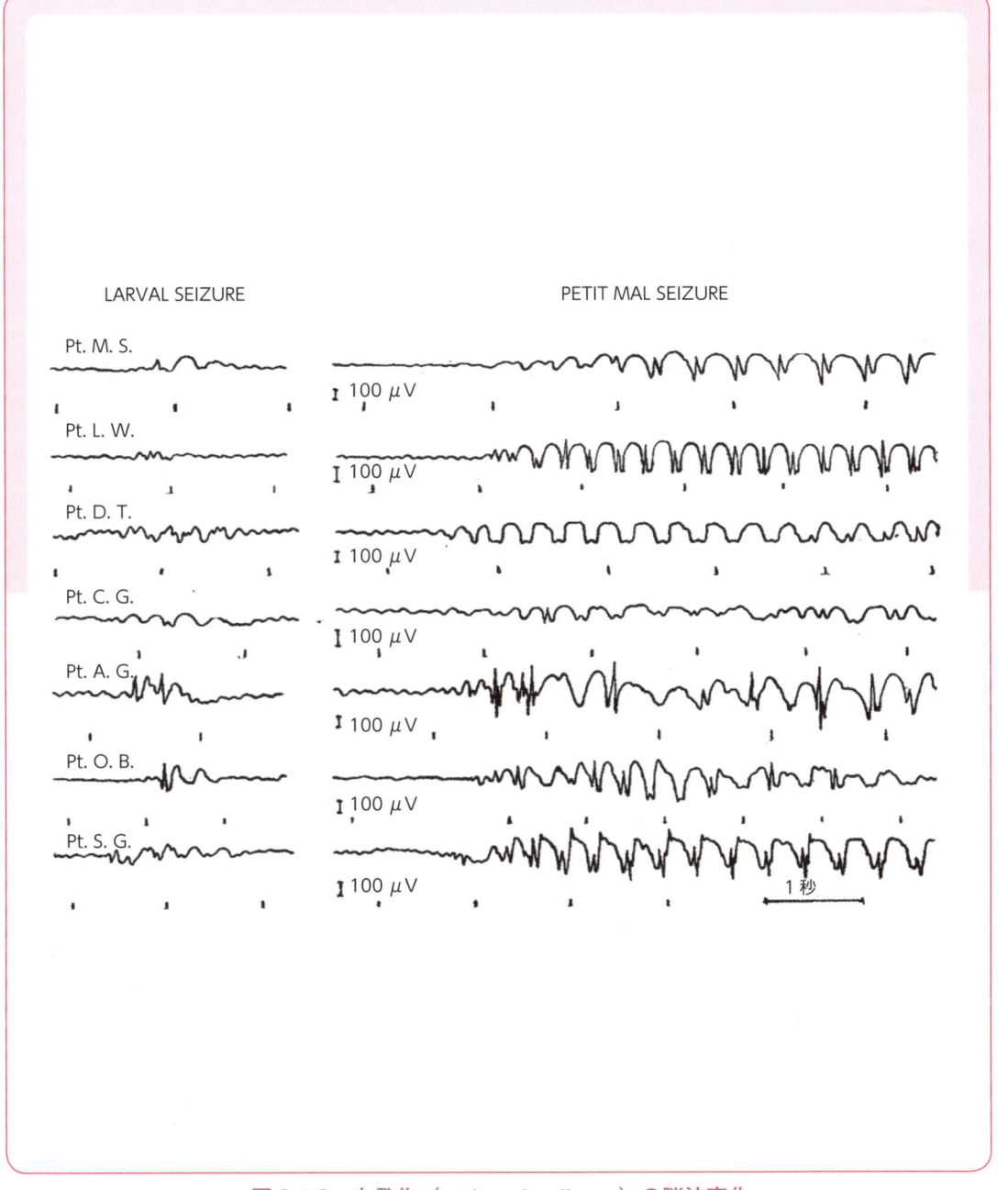

LARVAL SEIZURE

PETIT MAL SEIZURE

Pt. M. S.

100 μV

Pt. L. W.

100 μV

Pt. D. T.

100 μV

Pt. C. G.

100 μV

Pt. A. G.

100 μV

Pt. O. B.

100 μV

Pt. S. G.

100 μV

1秒

図 2-1-6　小発作（petit mal epilepsy）の脳波変化

異なる患者（7名）からの脳波記録．特徴的な棘徐波複合が全症例でみられる（右）．"Larval seizures（未熟な突発波）" はてんかん発作開始時にみられるが（左），意識減損を伴わない小さくて短い電気的異常と定義する．Ⅰの高さは，100 μV を示す．耳朶に対して頭蓋頂が陰性の時に，上向きに振れるようにオッシログラフを設定している．縦線は，1秒を示す．導出は頭蓋頂―耳朶である．

注：波形は "egg and dart" とも "spike and dome" とも形容される．

(Gibbs FA, Davis H, Lennox WG, Gibbs E.: The electro-encephalogram in epilepsy and in conditions of impaired consciousness. Arch Neurol Psyh 34: 1133-1148, 1935 より)

● **参考文献**

1）　永森千寿子 他：30歳代発症の欠神てんかんが疑われる一例．てんかん研究，36：52-58, 2018.

2）　兼本浩祐 他（編）：臨床てんかん学．医学書院，東京，2015.

2章 失 神
syncope

症例	65歳，女性
主訴	意識消失発作
現病歴	X年5月26日，外食でもともと飲めないお酒を少し飲んだ．精算するときに徐々に気が遠くなっていき，友人の顔が徐々に薄くなっていき，気がついたら椅子に横になっていた．目撃者によると手首のところが短時間けいれんしていたらしい．K病院に救急搬送された．2日後の脳波でてんかんを疑われ，6月21日に紹介された．
既往歴	高校生〜大学生にかけて，吐気が急にきて立ちくらみすることが2回くらいあった．成人後は宴会で乾杯の後に気を失ったことがあるが，周りが騒がないので大騒ぎにはならなかった．
家族歴	てんかんなし．
頭部MRI	異常なし．

テーマ：神経調節性失神

本例の疑問点：臨床的には，飲酒後に起きた誘発性発作を複数回起こしている．非誘発性発作ではないので，てんかんとして良いのか？　脳波学的には，1) 脳波所見が正しいのか？　2) 脳波所見が正しいとして，てんかんの発作型は何か？である．

前医での脳波：なし

症例に学ぶ：本例の脳波所見（図2-2-1〜4）は，ときどき左右非対称性になるが，頭蓋頂鋭波です．頭蓋頂鋭波は両側同期性でほぼ対称性です．睡眠脳波を見慣れている人には，間違えようがないが，脳波をよく知らない一般医は，高振幅で尖っているため，てんかん波形と誤診しやすい波形です．総論の第4章に記載したように，突発波の基準は，1) 非対称性の波形（上行脚が下行脚より急峻），2) 背景活動とは異なる周波数と振幅，3) 2相性ないし3相性の波形，4) 後に徐波が続く，5) 背景活動の乱れ，です．もう一つ大事な点は，臨床的に，非誘発性発作ではなく，誘発性発作であるということです．

　国際抗てんかん連盟（ILAE）のてんかんの定義は，長い間「24時間以上の間隔で生じた2回の非誘発性発作」という実用的定義が用いられてきました[2]．しかし，2014年，ILAEの作業部会は「2回の非誘発性発作」の基準を満たさない特殊な状況に対応できるように，てんかんを以下のいずれかの状態と定義される脳の疾患であるとしました[3]．1) 24時間以上の間隔で2回以上の非誘発性（または反射性）発作が生じる．2) 1回の非誘発性（または反射性）発作が生じ，その後10年間にわたる発作再発率が2回の非誘発性発作後の一般的な再発リスク（60％以上）と同程度である．3) てんかん症候群と診断されている．てんかんで「非誘発性」という用語は，発作閾値を下げ，発作を生じさせる一時的または可逆的因子が存在しないという意味です．「誘発性発作」という用語は，「反応性発作」または「急性症候性発作」と同義とみなされています[4]．

解説：失神は「一過性の意識消失の結果，姿勢が保持できなくなり，かつ自然に，また完全に意識の

回復がみられること」と定義されます．発症は比較的速やかであり，意識は多くの場合速やかに回復します[1]．失神の病態生理は「脳全体の一過性低灌流」であり，大きく，起立性低血圧，神経調節性，心原性に分けられます．

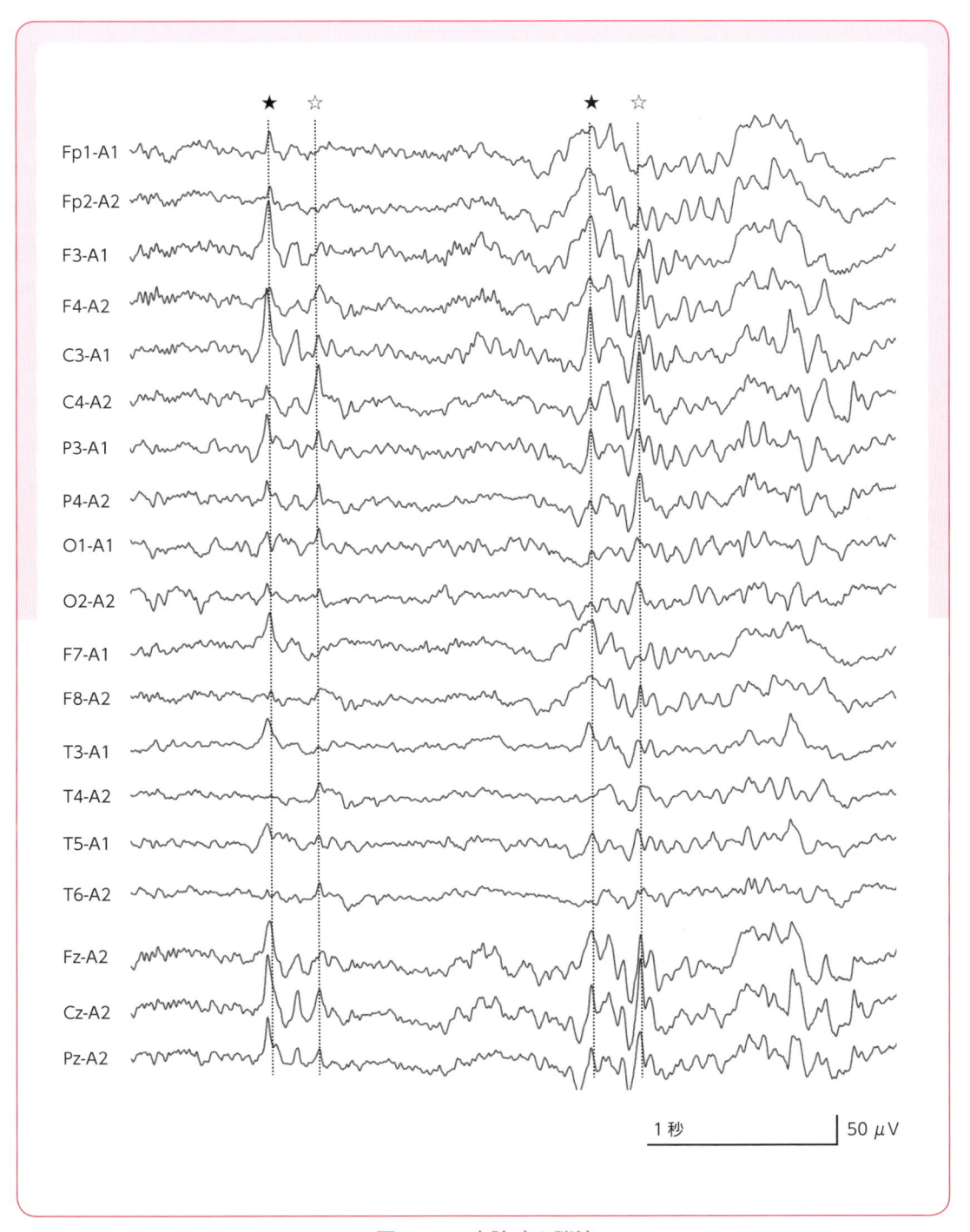

図 2-2-1　来院時の脳波

基準電極導出では，軽睡眠時に，頭蓋頂鋭波 vertex sharp transients or vertex sharp wave が出現している．最大振幅が左中心 - 前頭部のときもあれば（★），右中心 - 前頭部優位のときもある（☆）．非対称性の頭蓋頂鋭波と判読できる．紡錘波も出ているので，睡眠2期である．

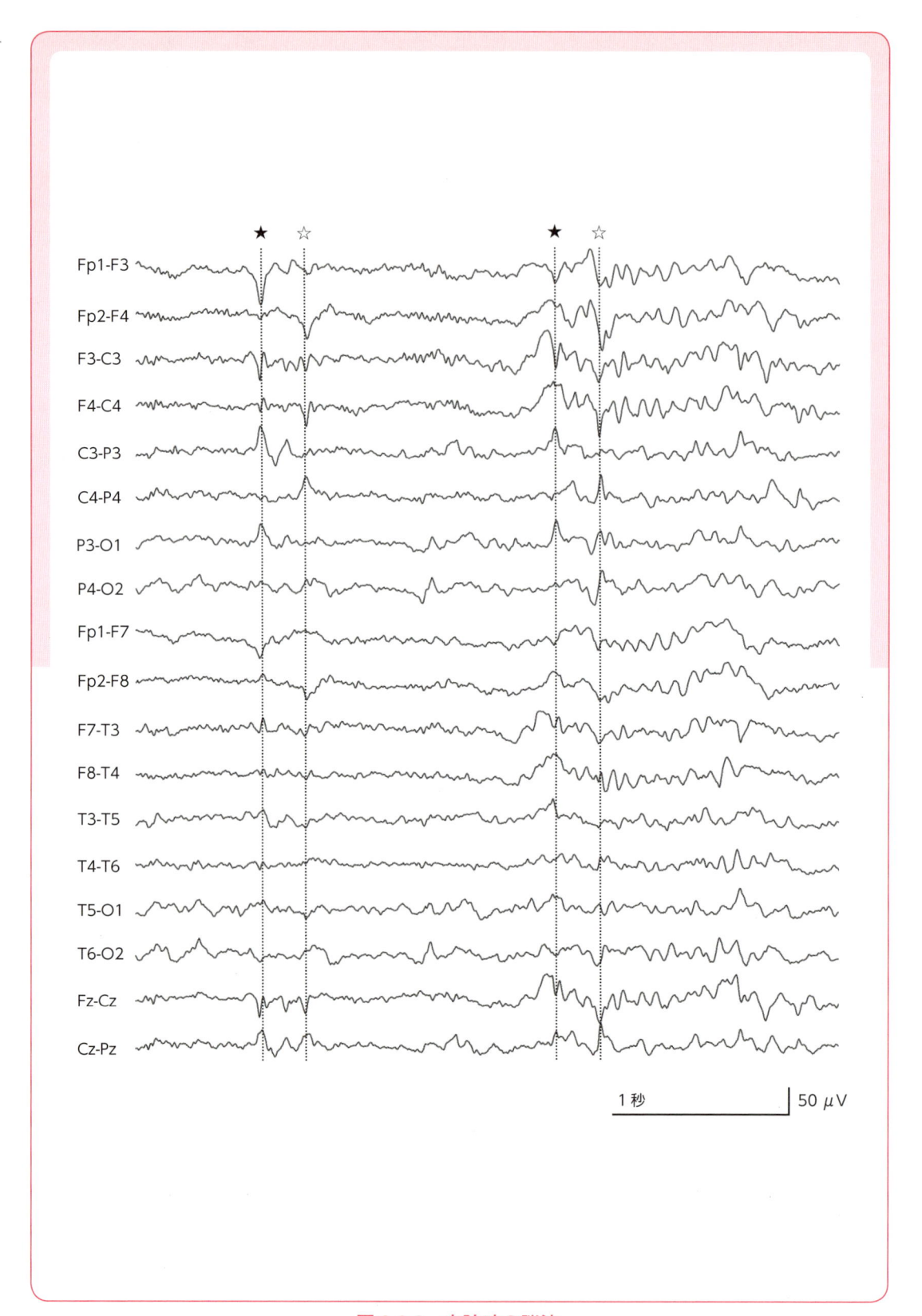

図 2-2-2　来院時の脳波

図 2-2-1 と同時刻の縦の双極導出では，頭蓋頂鋭波の位相逆転（★）があり，C3 で最大である．☆では C4 で最大である．第 1 部総論 4 章 -5（p.34）で述べたように，位相逆転のみでは，てんかん原性があるとはいえない．

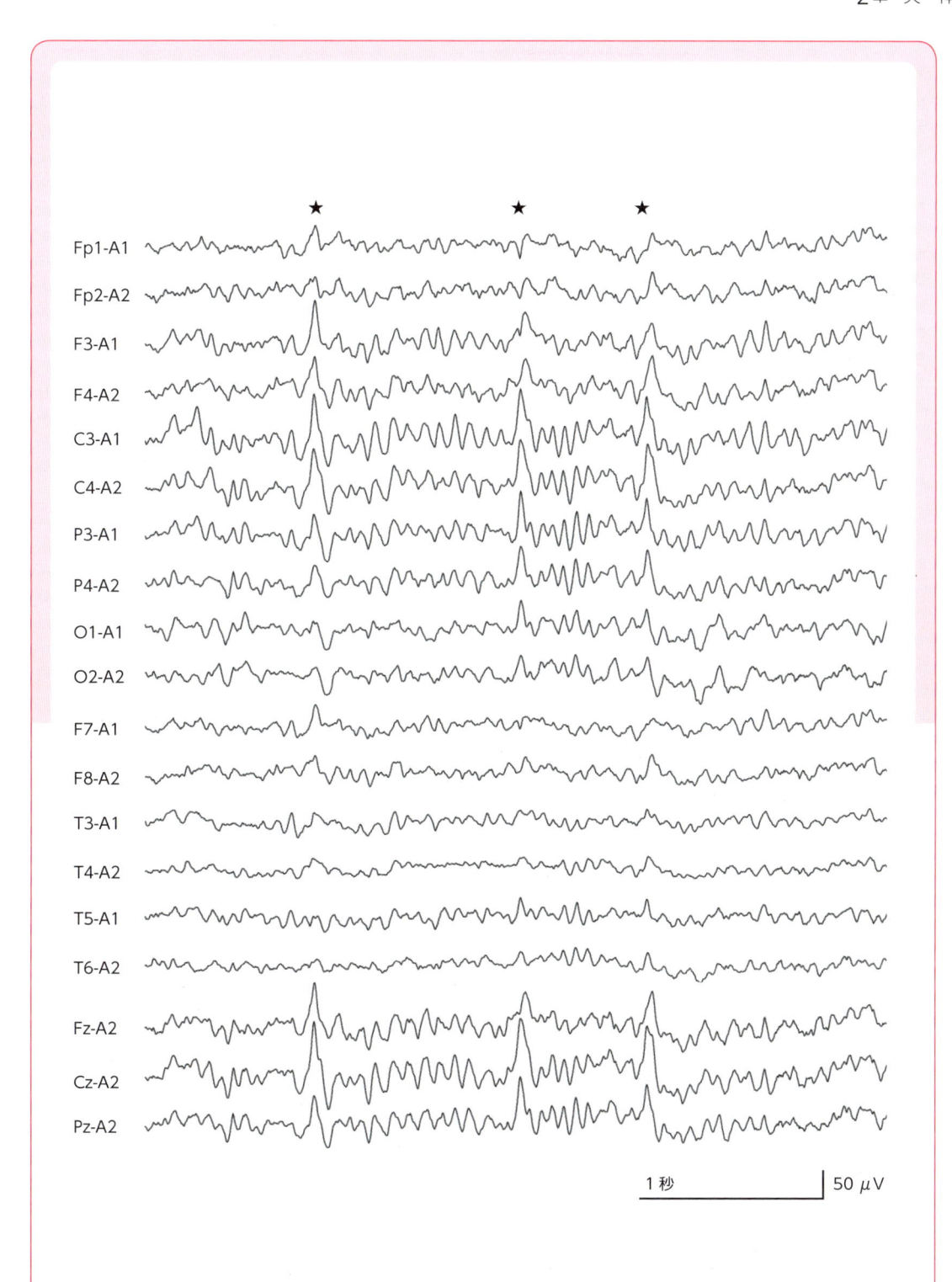

図 2-2-3　来院時の脳波

この時刻では，頭蓋頂鋭波が左右対称性に出現している（★）．

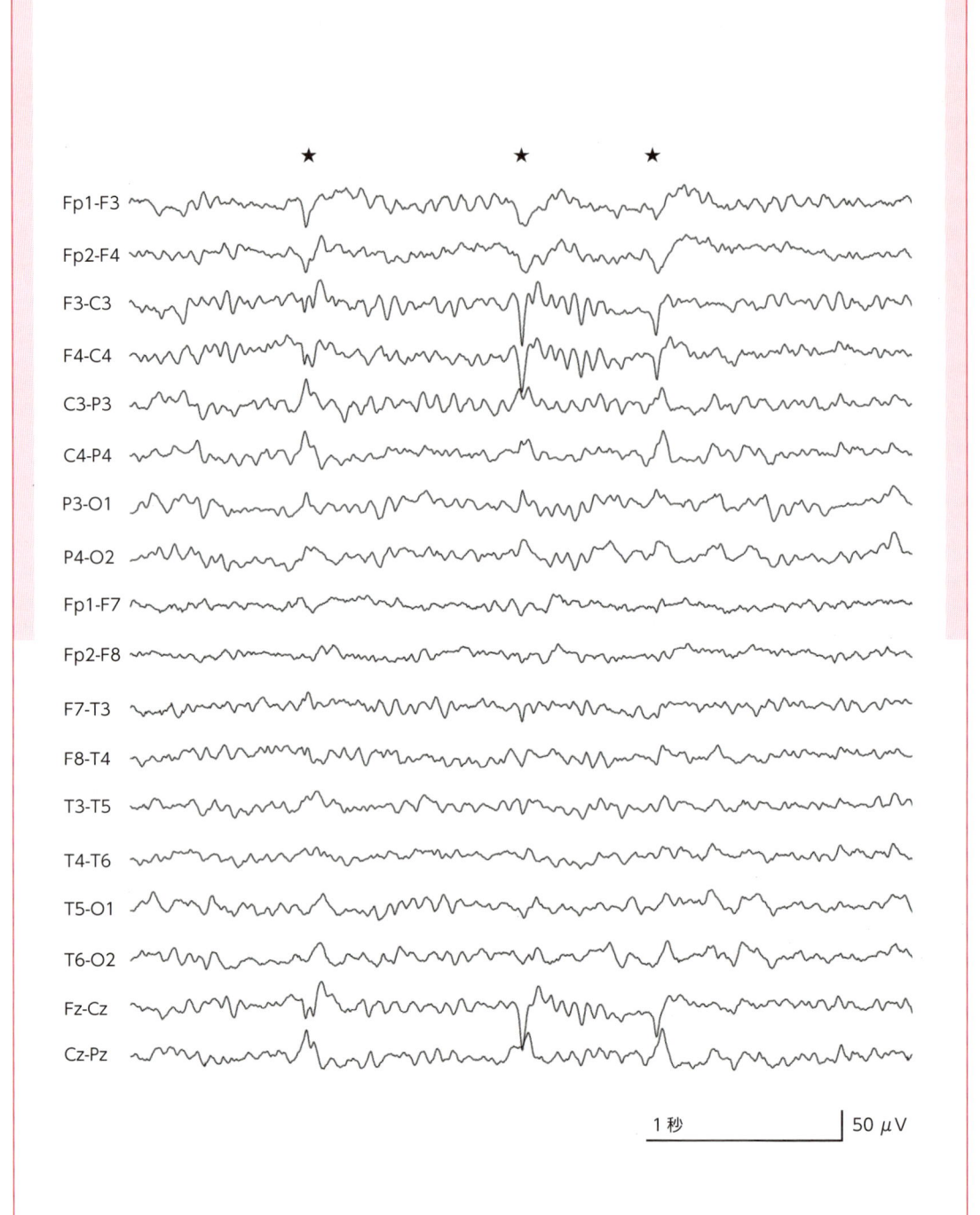

図 2-2-4 当院での脳波

図 2-2-3 と同時刻の縦の双極導出では，頭蓋頂鋭波の位相逆転があり，C3，C4 で最大である（★）．

頭蓋頂鋭波

文献に学ぶ： Tatum WO 4th, et al: Normal adult EEG and patterns of uncertain significance. J Clin Neurophysiol 23: 194-207, 2006.

要旨： 正常脳波を完全に理解するためには，異常パターンをきちんと定義する必要がある．脳波はてんかんの臨床診断に特異的であるが，てんかん型パターンを注意深く見極めなければならない．ある種の良性パターンはてんかん波形のように見えるが，てんかんではない健常人にもみられる．正常脳波と良性亜型を理解することは，過剰判読を減らすことにつながり，ルーチン脳波検査での過剰診療を防ぐことになる．

解説： この論文は，正常亜型についての概説です．正常亜型に興味がある方は，熟読してください．ここでは，頭蓋頂鋭波についての記載のみ紹介します．睡眠1期は，後頭部優位律動の減少，徐波化，緩徐眼球運動の出現，頭蓋頂鋭波の出現で定義されます．頭蓋頂鋭波は，持続200 ms の2相性の陰性波でCz最大に出現します．睡眠2期では，睡眠紡錘波，k複合が特徴的です．頭蓋頂鋭波は睡眠1～2期で出現します．時に棘波様にみえ，それは小児で顕著です．

文献に学ぶ： Mizrahi EM: Avoiding the pitfalls of EEG interpretation in childhood epilepsy. Epilepsia 37(suppl. 1): S41-S51, 1996.

ポイント： 小児では，頭蓋頂鋭波が高振幅で反復性に出現し（図2-2-5），突発波と間違われやすいので要注意です．

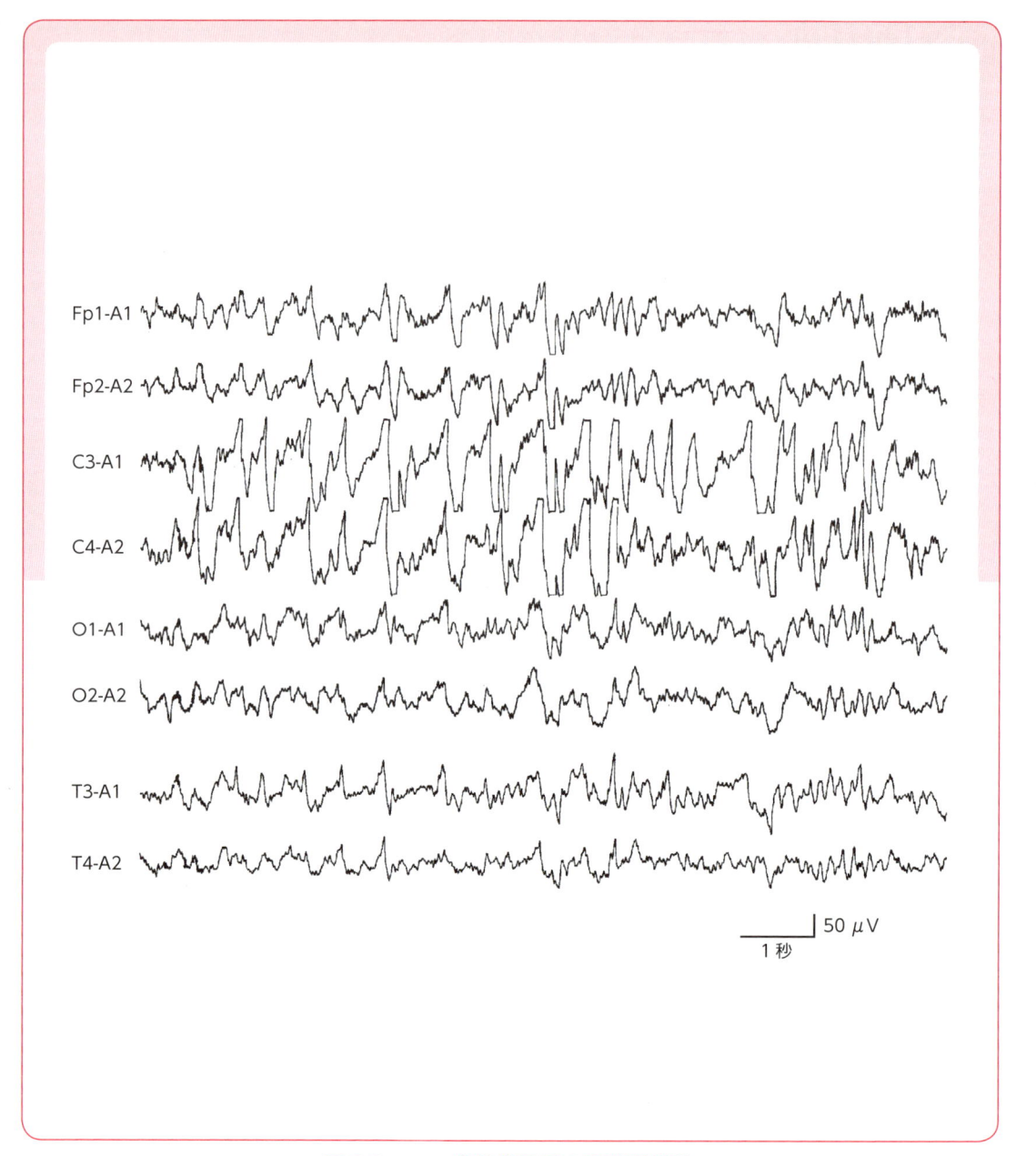

Fp1-A1

Fp2-A2

C3-A1

C4-A2

O1-A1

O2-A2

T3-A1

T4-A2

50 μV

1秒

図 2-2-5　11歳健常男児の頭蓋頂鋭波

（Mizrahi EM: Avoiding the pitfalls of EEG interpretation in childhood epilepsy. Epilepsia 37（suppl. 1）: S41-S51, 1996 より）

● **参考文献**

1）　日本循環器学会 編：失神の診断・治療ガイドライン（2012年改訂版）.

2）　Fisher RS, van Emde Boas W, Blume W, et al: Epileptic seizures and epilepsy: definitions proposed by the International League Against Epilepsy（ILAE）and the International Bureau for Epilepsy（IBE）. Epilepsia 46: 470-472, 2005.

3）　Fisher RS, Accvedo C, Arzimanoglou A, et al: ILAE Official Report. A practical clinical definition of epilepsy. Epilepsia 55: 475-482, 2014.

4）　Beghi E, Carpio A, Forsgren L, et al: Recommendation for a definition of acute symptomatic seizure. Epilepsia 51: 671-67, 2010.

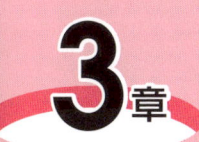

3章 定型欠神発作重積
nonconvulsive status epilepticus

症例	19歳，女性

主訴 意識消失，けいれん発作

現病歴 10歳，強直間代発作が初発．欠神発作もあったがバルプロ酸，後にラモトリギンに置換されても，発作なく脳波異常もなかった．18歳時，2度目の強直間代発作があった．19歳時，駅のホームで意識消失，けいれんがあり，搬送されてきた．睡眠不足，生理期間中であった．

現症 意識レベルはJCS-2で，年齢，日付，場所が答えられなかった．眼瞼に不規則なミオクローヌスを認め，ときどき眼球が上転した．ジアゼパム5mg静注で，てんかん性放電は治まるが，30分ほど経つと効果が切れ，再び重積状態になった．

既往歴 てんかん以外に特記事項なし．

家族歴 てんかんなし．

テーマ： 定型欠神発作重積，若年欠神てんかん

症例に学ぶ： 本例は軽度の意識障害があり，来院時の脳波所見は，2.5Hz程度の高振幅の多棘徐波複合が前頭部優位に両側同期性でほぼ持続的に出現していました（図2-3-1）．ジアゼパム静注により，脳波所見は改善し（図2-3-2），欠神発作の非けいれん性てんかん重積状態 nonconvulsive status epilepticus（NCSE）と診断しました．

解説： 強直発作を起こしたら救急搬送されますが，定型欠神発作重積による軽度の意識障害に留まっている場合は，返答は可能です．素人目にはふざけているとか上の空であるとかにしかみえません．発作と認識されないことがありますので，注意が必要です．

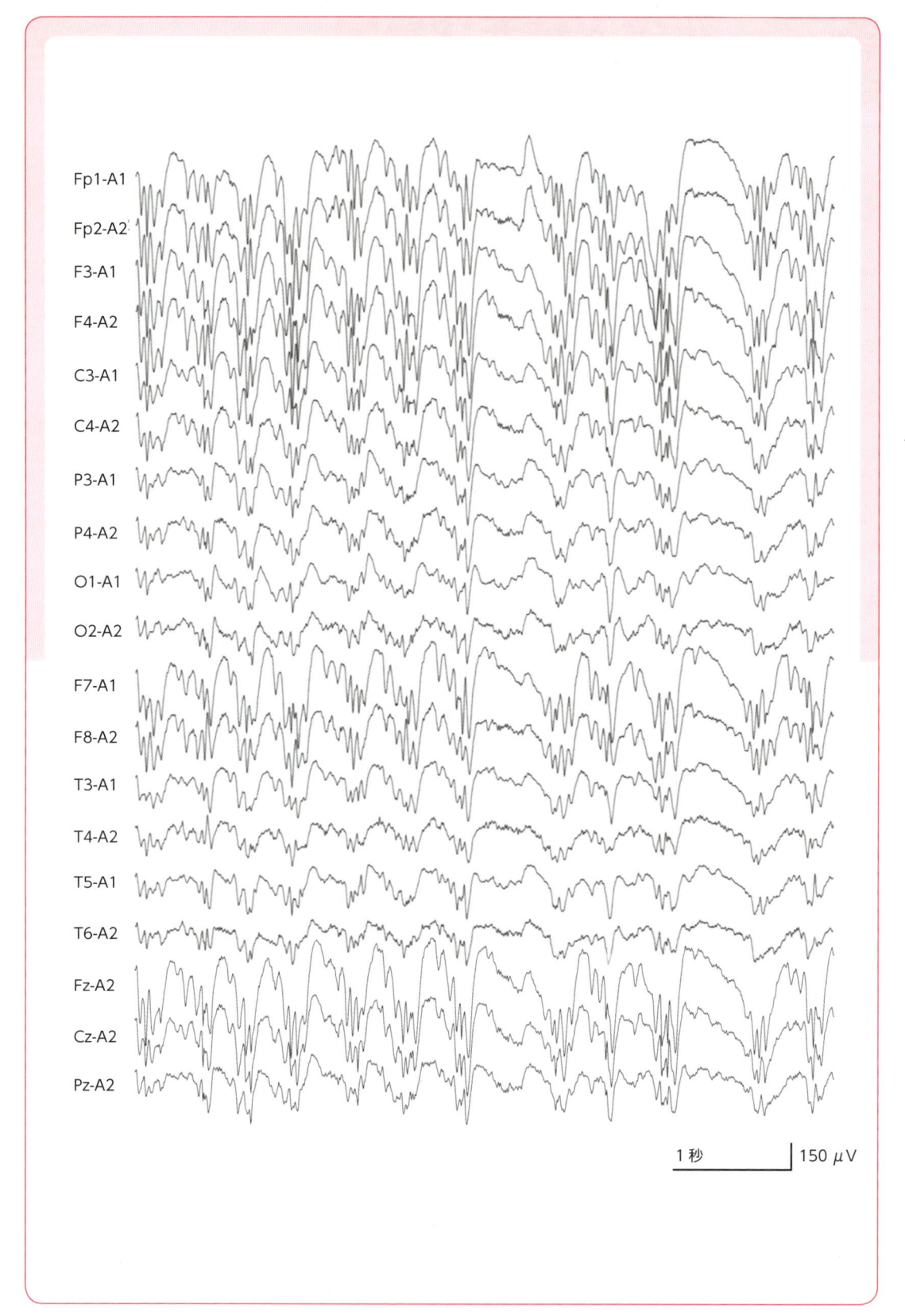

図 2-3-1　来院時の脳波

2.5 Hz 程度の高振幅の多棘徐波複合が前頭部優位に両側同期性でほぼ持続的に出現している.

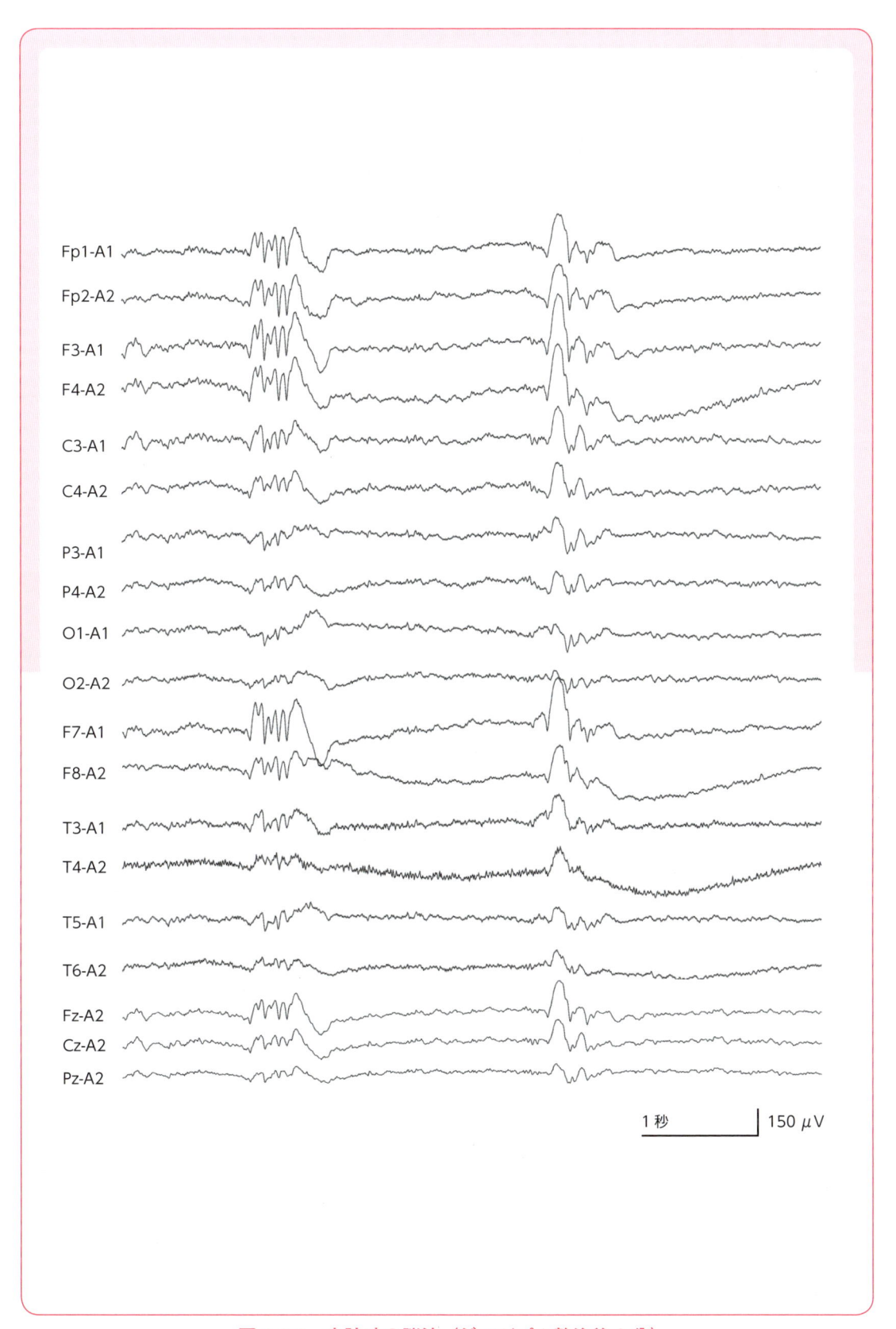

Fp1-A1
Fp2-A2
F3-A1
F4-A2
C3-A1
C4-A2
P3-A1
P4-A2
O1-A1
O2-A2
F7-A1
F8-A2
T3-A1
T4-A2
T5-A1
T6-A2
Fz-A2
Cz-A2
Pz-A2

1秒　　　　150 μV

図 2-3-2　来院時の脳波（ジアゼパム静注後 2 分）

ジアゼパム静注後，前図（図 2-3-1）の高振幅多棘徐波複合は明らかに抑制され，その出現頻度は著明に減少した．

欠神 NCSE

NCSE の診断はけいれん性てんかん重積状態 convulsive status epilepticus（CSE）に比べて難しいので，昏睡状態なのか NCSE なのかは脳波でしか診断できません[12]．しかし，真の NCSE（proper-NCSE）なのか昏睡（coma-GED，coma-LED）なのかは研究者によって異論があります．

文献に学ぶ①： Trinka E, Leitinger M: Which EEG patterns in coma are nonconvulsive status epilepticus? Epilepsy Behav 49: 203-222, 2015.

要旨： 非けいれん性てんかん重積状態（NCSE）は，昏睡状態の患者ではよく認められる（5〜48%）．深昏睡患者は，全般性周期性棘波などのてんかん型脳波パターンを呈するが，これらの脳波パターンと NCSE の関係は議論の的である．びまん性多形性 δ 活動，紡錘波昏睡，α／θ 昏睡，低振幅パターン，群発・抑制などの古典的な昏睡パターンは NCSE ではない．昏睡患者において，典型的な時空間的進展や 2.5 Hz 以上の速いてんかん性放電は，非けいれん性のてんかんか NCSE を疑わせるので，治療が必要である．昏睡状態で 2.5 Hz 以下の全般性周期性放電，一側の周期性放電あるいは 0.5 Hz 以上の律動性放電は NCSE の境界領域である．これらの症例で，NCSE と診断するには，1）微細な臨床的発作症候，2）典型的な時空間的進展，3）抗てんかん薬への反応性，のうち一つが必要である．現時点では，これらのパターンがどの位持続すれば，NCSE といえるかに関してのコンセンサスはない．

文献に学ぶ②： Bauer G, Trinka E: Nonconvulsive status epilepticus and coma. Epilepsia 51: 177-190, 2010.

要旨： 非昏睡状態における NCSE は，脳波なしに診断できない．進行した昏睡患者では，脳波は持続的あるいは周期的異常を呈する．脳波所見に基づけば，昏睡患者の NCSE は全般性か片側性かに分類される．著者らは真の NCSE（NCSE proper）と昏睡型 NCSE—昏睡状態で，持続性片側性の放電（coma-LED）あるいは全般性のてんかん型放電（coma-GED）—が区別できることを提案する．真の NCSE は，欠神発作や複雑部分発作による重積状態などの症状や軽度の意識障害を示す臨床症状を伴う．しかし，coma-LED と coma-GED は種々の原因から成る深昏睡であり，運動徴候を伴わず，特徴的なてんかん型脳波パターンを呈する．それゆえ，coma-LED と coma-GED は脳波でのみ診断できる．

文献に学ぶ③： Kinney MO, Craig JC, Kaplan PW: Nonconvulsive status epilepticus: mimics and chameleons. Pract Neurol 18: 291-305, 2018.

ポイント： 文献にある NCSE proper と NCSE coma の病態ならびに，NCSE と似て非なる病態と脳波所見をわかりやすく解説している．是非，一読してほしい．

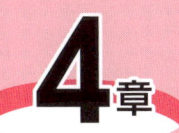

4章 若年ミオクロニーてんかん
juvenile myoclonic epilepsy

症例 〉18歳, 女性

主訴 〉上肢のぴくつき

現病歴 〉17歳時, 起床後に髪をとかしていると右手が勝手に開いて櫛を落としたエピソードあり, 母親の話では手がひきつるような感じであった. 自転車をこいでいて急に両手の力が抜けて自転車ごと倒れたこともあった. 週2回くらい, 朝急いでいるときに症状が出るということで他院を受診. 運動野限局の疾患, 例えば運動性のてんかん(←カルテ記載のまま), 周期性四肢麻痺, 心因性などの鑑別で採血をした. 脳MRIを行われたが異常はなかった. 状況によっては脳波検査も考慮する方針であった. 半年後の18歳時, 受験勉強で寝不足な状態が続いていた. 上肢のぴくつきが2日続けて繰り返し起こり, その後は右側頭部ががんがんと痛む状態が3時間くらい続いたということで再度受診した. 脳波では全般性棘徐波を認めるが, 左右頭頂部にも棘徐波が散見され, 過呼吸や光刺激で突発性異常の振幅が増大した. 症状は部分発作であるが, 複雑部分発作の可能性も否定できない, ということで脳外科専門医から紹介された.

受診時問診の追加 〉右上肢>左上肢>左下肢のぴくつきが16歳から出現. 寝起き, 歯磨き, 髪を結っているときなどに起こる. 受験期睡眠不足のときに増加した.

既往歴 〉5歳, 熱性けいれん1回のみ.

家族歴 〉振戦, ミオクローヌスなし.

診断 〉若年ミオクロニーてんかん juvenile myoclonic epilepsy（JME）

方針 〉全般強直間代けいれんを生じるかもしれないこと, 溺水, 外傷のリスクを説明した. 抗てんかん薬の効果・副作用, 服薬は終生中止できない可能性が高いことを説明の上, レベチラセタムを開始した.

経過 〉10ヵ月後, ほぼ徹夜して寝て起きた午後, 前日夕と朝の服薬をしなかったときに初めての強直間代けいれんを起こした. 以後は怠薬なく, 3年以上経過したが, ミオクロニー発作, 強直間代けいれんとも生じてはいない.

テーマ： 若年ミオクロニーてんかん（JME）

症例に学ぶ： 本症例の脳波では, JMEでよくみられる多棘徐波複合は認めず, 高振幅棘徐波複合が目立ちました. 若干の左右差はありますが, 全般てんかんとして矛盾のない所見でした.

解説： 手の単純部分発作疑いということで紹介されましたが, 紹介者も脳波で全般性棘徐波が存在することは認識していました. JMEというてんかん症候群の特徴を知っていれば, 症候や脳波から焦点起始発作を疑うことはあまりないと思われます. 本症例では, ミオクロニー発作が右上肢, 左上肢, 左下肢に独立して出現したり, 脳波で全般性棘徐波の振幅が右に偏倚したり左に偏倚したりしている点から, 焦点起始発作を疑われました. 症候や脳波所見がどちらか片方に偏倚している症例では, 焦点性異常と間違われることがあるので, 注意すべきです.

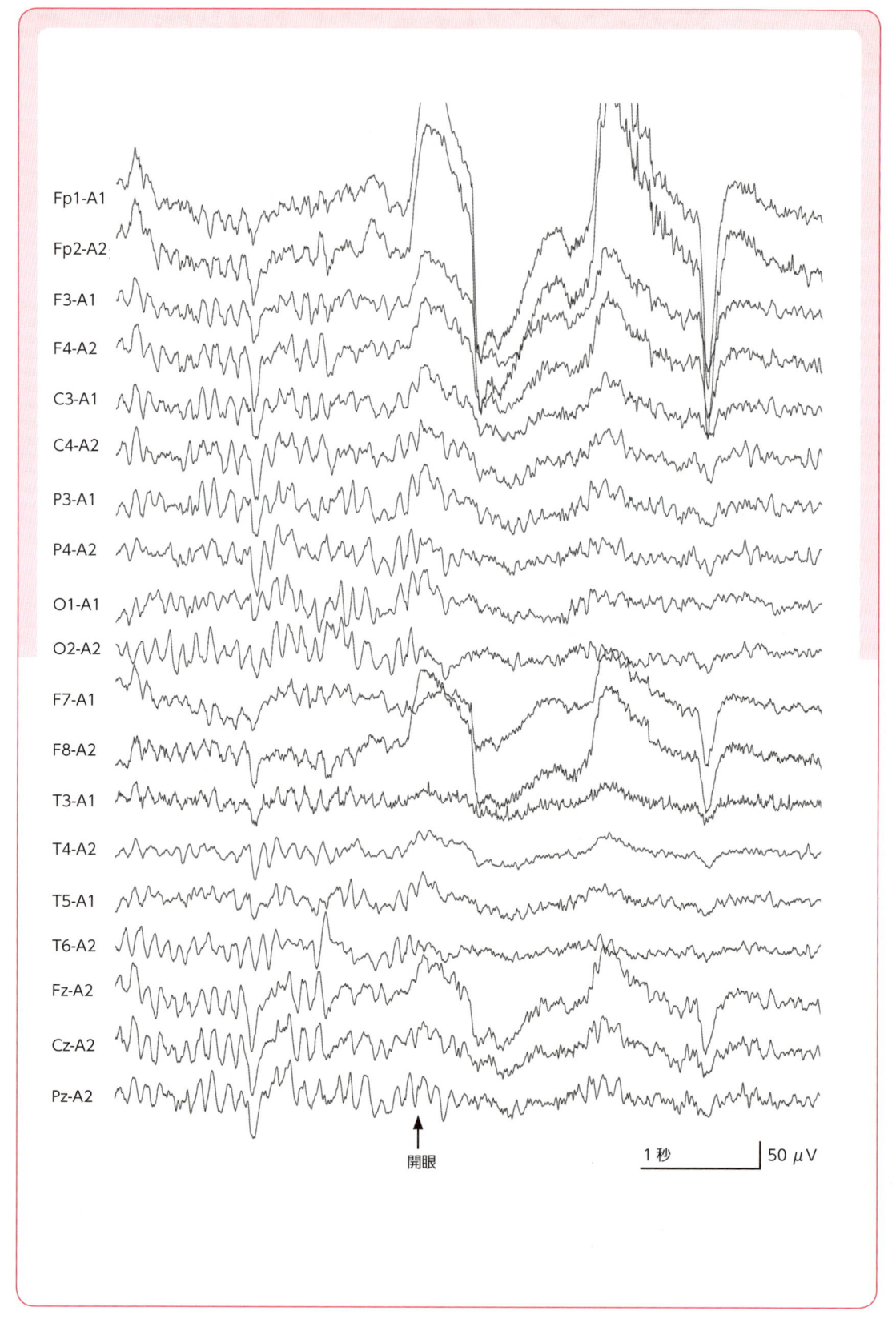

Fp1-A1
Fp2-A2
F3-A1
F4-A2
C3-A1
C4-A2
P3-A1
P4-A2
O1-A1
O2-A2
F7-A1
F8-A2
T3-A1
T4-A2
T5-A1
T6-A2
Fz-A2
Cz-A2
Pz-A2

開眼

1秒 　50 μV

図 2-4-1　来院時の脳波

優位律動が 8〜9 Hz とやや遅いが，開眼に対する反応性は良好である．

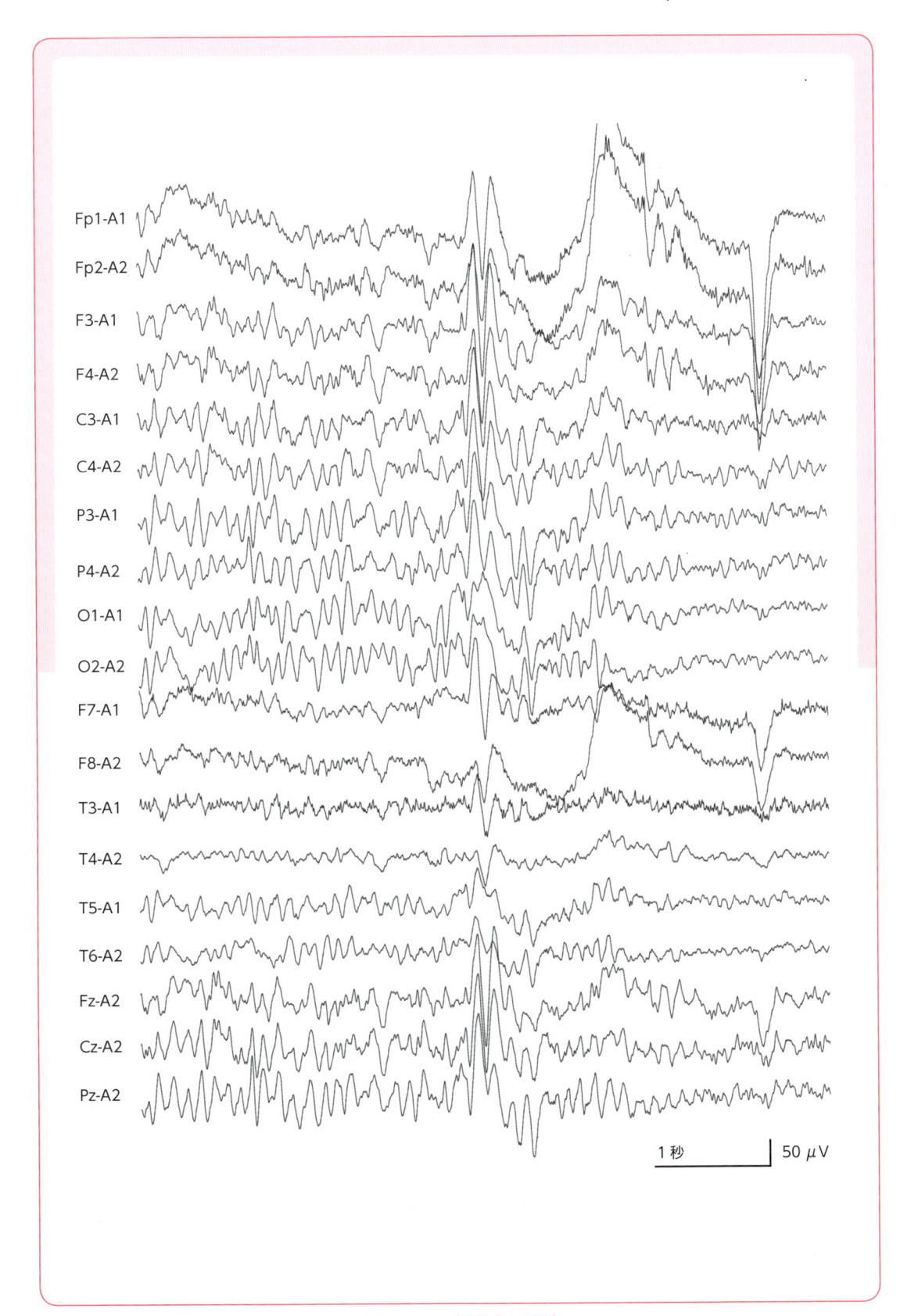

図 2-4-2　来院時の脳波

やや左優位で全般性の棘徐波複合が出現している.

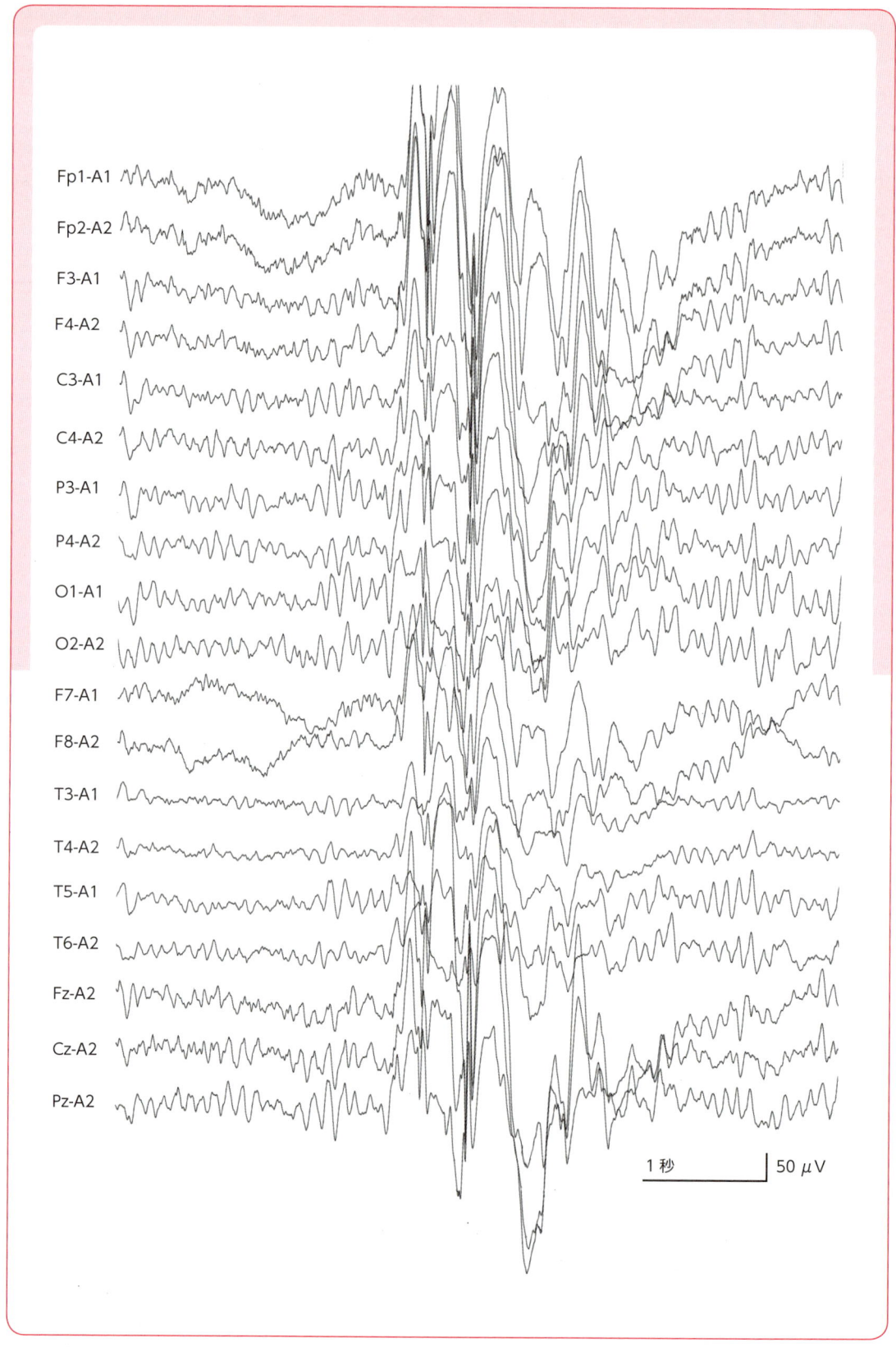

図 2-4-3　来院時の脳波

両側同期性に高振幅の棘徐波複合が前頭部優位に全般性に出現している.

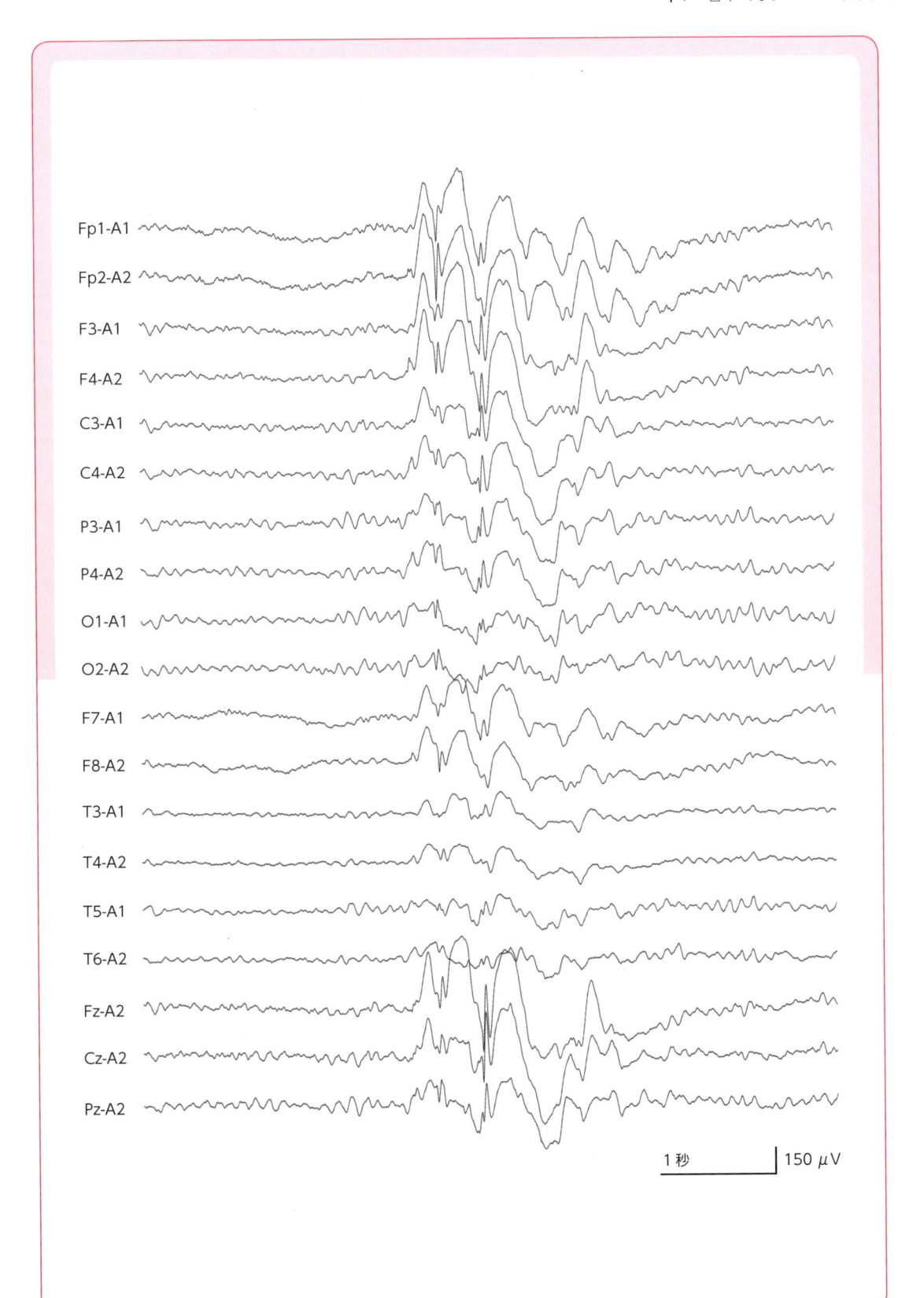

図 2-4-4 来院時の脳波

前図（図2-4-3）では，棘徐波複合がスケールアウトしたので，感度を3倍に下げて，見やすくした．

JME の脳波所見

以下の文献を参考にしてください.

原著に学ぶ： Janz D, Christian W: Impulsiv-Petit mal. Deutsche Zeitschrift für Nervenheilkunde 176: 346-386, 1957.

要約： 参考文献から抜粋. Janz と Christian は，47 例をまとめて，てんかん症候群としての衝撃性欠神発作（Impulsive-Petit mal）を提唱した（図 2-4-5）. 著者らは，睡眠不足，過剰な飲酒，目覚めが発作を誘発することを報告している.

文献に学ぶ： Yacubian EM: Juvenile myoclonic epilepsy: challenges on its 60th anniversary. Seizure 44: 48-52, 2017.

要旨： 1957 年に Janz らにより初めて記載されて以来，JME はよくみられるてんかん症候群だと世界的に認知されるようになった. 今までの臨床的，病態生理的所見，治療と予後に関する研究に関してレビューした. 典型的な JME の特徴は，1）10〜25 歳で発症，2）ミオクロニー発作，全般強直間代発作，欠神発作が三徴であるが，ミオクロニー発作だけが必須の項目である，3）認知機能の低下は，対人関係と社会的成果に重要な影響を与える，4）バルプロ酸使用で，80% の患者はけいれんのコントロールが可能である. 5）早朝に発作が起こりやすく一生涯けいれん発作が持続する傾向がある，6）臨床発作が始まって数 10 年以上経つと，1/3 の患者は治療を終了できる可能性がある，7）いくつかの予後因子がある. 病態が発表されて 60 年経過したが，この複雑なてんかん症候群へのチャレンジはまだ残っている.

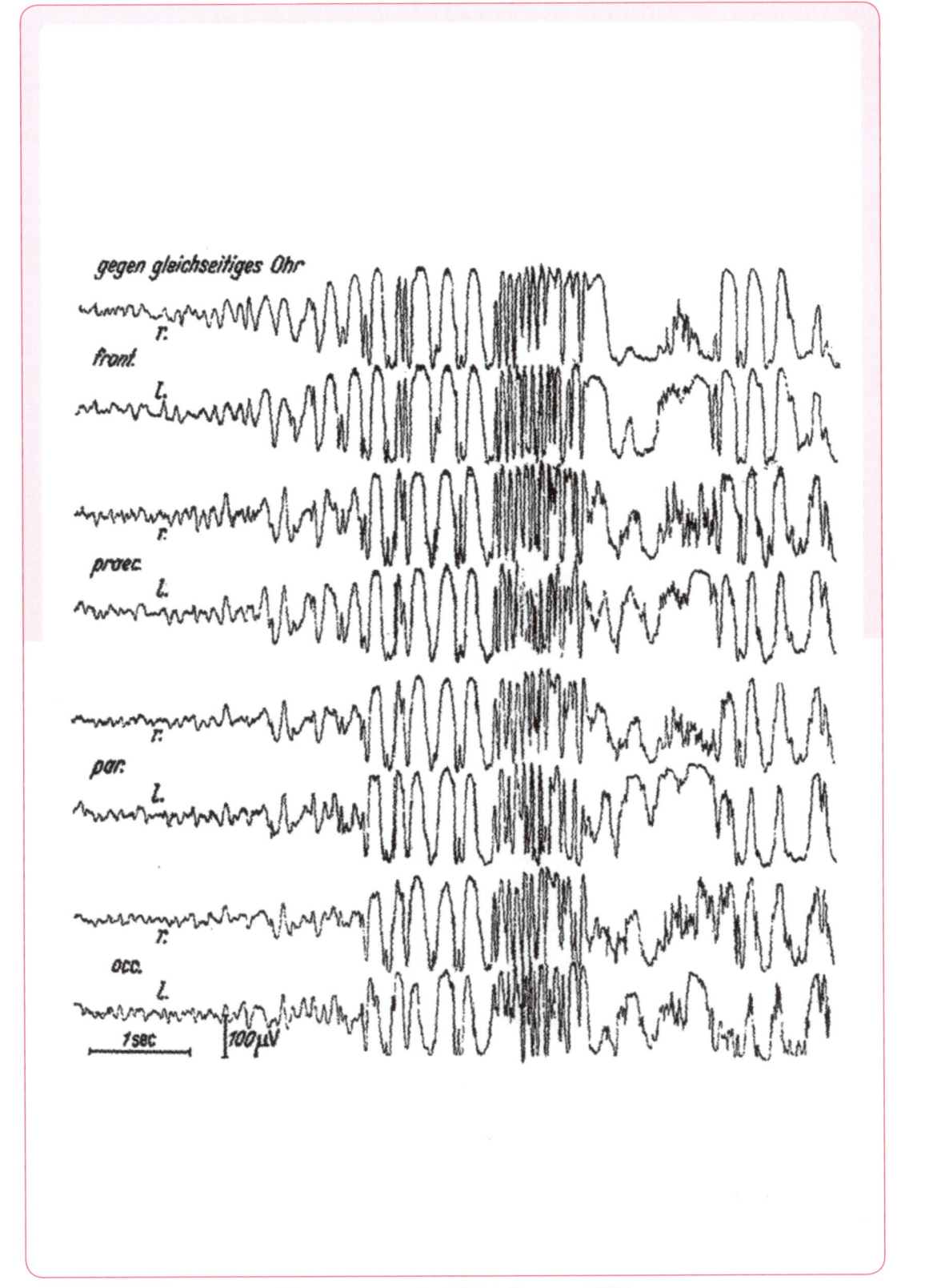

図 2-4-5　Janz らが報告した JME の脳波

高振幅多棘徐波複合が両側同期性に全般性に出現している.

（Janz D, Christian W: Impulsiv-Petit mal. Deutsche Zeitschrift für Nervenheilkunde 176: 346-386, 1957 より）

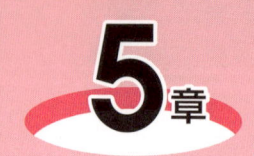

5章 一過性てんかん性健忘症 transient epileptic amnesia

症例	72歳，男性
主訴	もの忘れ，何をしていたか覚えていないことがある
現病歴	X-2年10月，毎日同じコースを通ってサウナに行っていたが，「どうしてここを運転しているのだろう」と思いながら遠回りしてサウナに着いた．その時いつのまにか車の左側をこすっていた．かかりつけ医に相談して頭部CT，大学病院で頭部MRI，心電図，脳波2回，肺動脈CT検査を行ったが異常なかった．循環器内科で睡眠時無呼吸を指摘され，X-1年6月からCPAPを開始した．X年6月，ゴルフ中に膝から崩れ落ちたがすぐに戻った．一瞬意識を失っていた．それ以降月1回，意識減損発作を生じるようになった．意識がなくなる前に3～5秒，視界がちらちらとして，馬が走っているように見えたり，人が動いているように見えたりする．原因精査のため，X年9月に脳神経内科を受診した．
自覚症状	月1回くらい意識が遠くなってふらつく．前兆がある．もの忘れがある．
妻の証言	平均月2回程度の意識減損発作，例えば，朝食後に座った状態で膝を前後にゆらして一点凝視して喋らない発作が数秒続く．歯を噛みしめたり茶碗を落としたりすることもあった．本人は全く覚えていない．ここ1年もの忘れが気になるが，年齢相応かなと思っている．
家族歴	特記事項なし．
既往歴	けいれんなし．高血圧，脊柱管狭窄症術後．前立腺癌の治療を開始した．γGPT高値（脂肪肝疑い）．
現症	MMSE 30点．
脳波	右前頭側頭部に鋭波を認める．

テーマ：一過性てんかん性健忘

症例に学ぶ：もの忘れから認知症が疑われたが，脳波所見で，右側頭部にてんかん性異常を認めました（図2-5-1,2）．抗てんかん薬を服薬すると，症状は消失し，脳波異常も消失しました．以上より，一過性てんかん性健忘と診断しました．

解説：一過性てんかん性健忘は，Zemanら[1]により1988年に報告されました．この疾患は，1）症状出現時に記憶障害以外の認知機能が保持されている，2）脳波，併発する他の発作症状の存在，抗てんかん薬への反応性からてんかんと診断できる，3）側頭部のてんかん性放電の存在，を主徴とします．最近，高齢者のてんかんが増えており，認知症との鑑別に脳波は重要です[2]．高齢者のてんかんは，非けいれん性発作の場合が多く，複雑部分発作（意識減損焦点発作）や自動症が多く，発作後のもうろう状態が遷延します．少量の抗てんかん薬服用で発作抑制効果があります[3]．

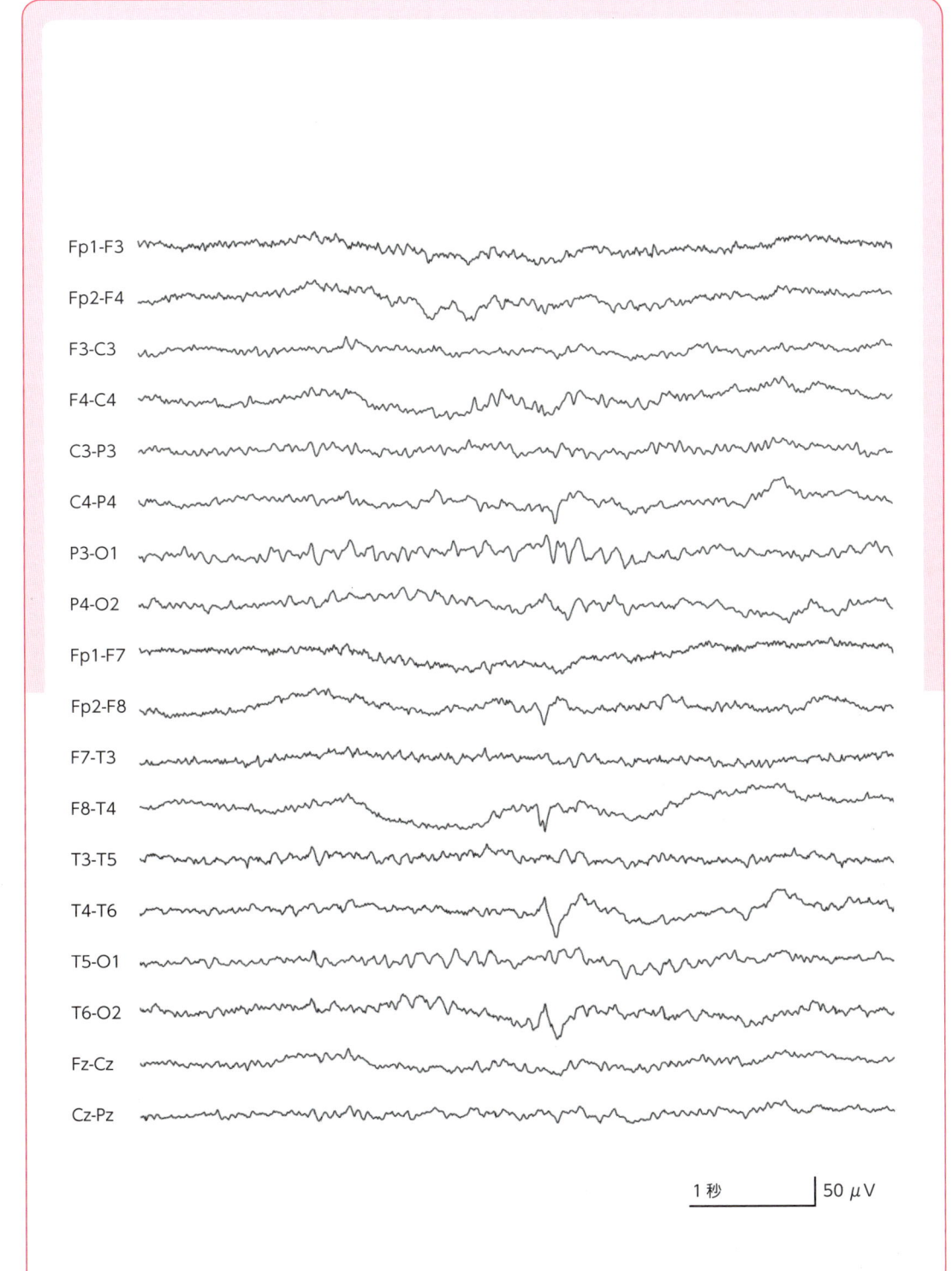

図 2-5-1　来院時の脳波

縦の双極導出で，T4 最大の鋭波を認める．

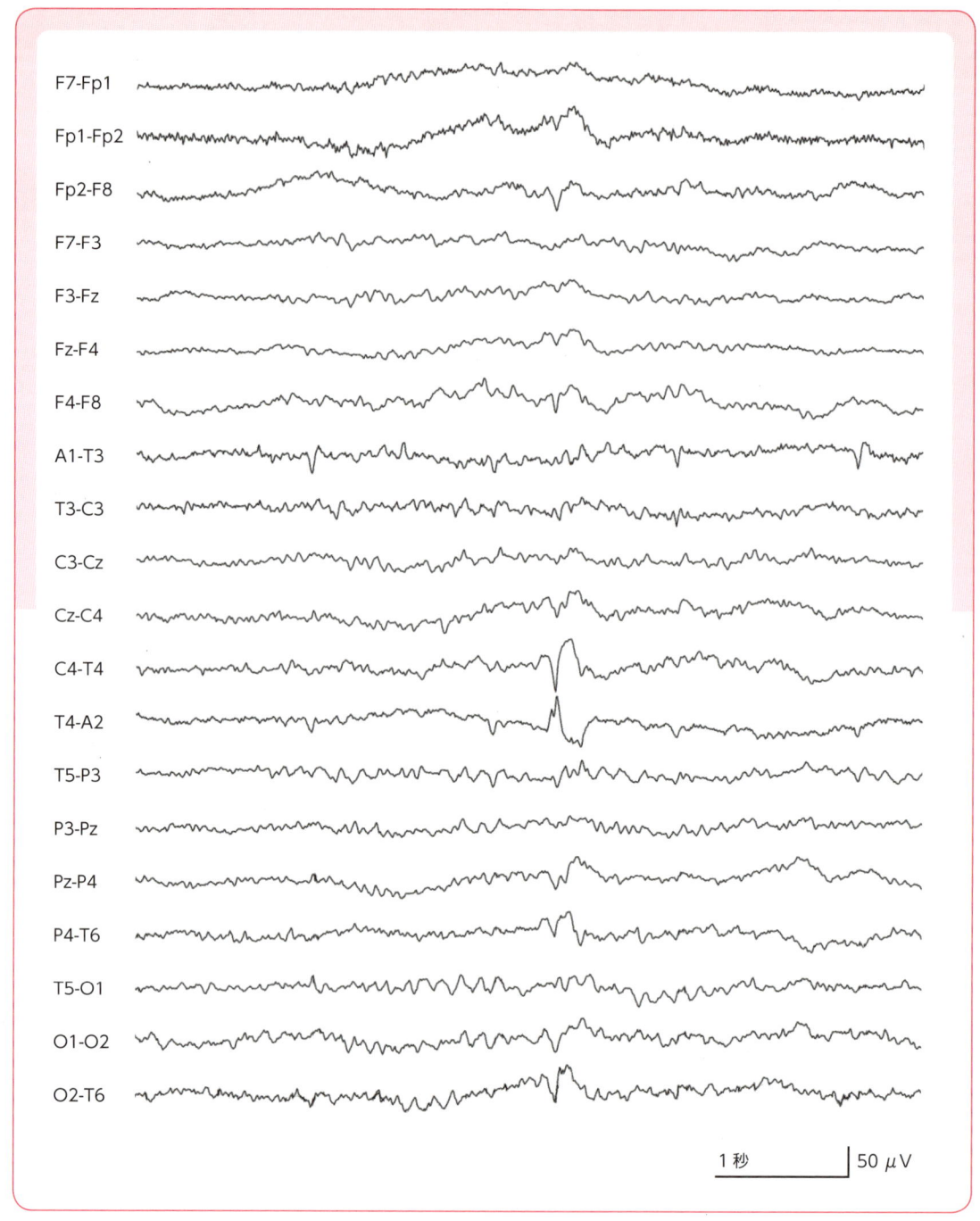

F7-Fp1

Fp1-Fp2

Fp2-F8

F7-F3

F3-Fz

Fz-F4

F4-F8

A1-T3

T3-C3

C3-Cz

Cz-C4

C4-T4

T4-A2

T5-P3

P3-Pz

Pz-P4

P4-T6

T5-O1

O1-O2

O2-T6

1秒 | 50 μV

図 2-5-2 来院時の脳波

図 2-5-1 の同時刻での横の双極導出. T4 最大の鋭波を認める.

● **参考文献**

1) Zeman AZJ, Boniface S, Hodges JR: Transient epileptic amnesia: a description of the clinical and neuropsychological features in 10 cases and a review of the literature. J Neurol Neurosurg Psychiatry, 64: 435-443, 1998.

2) Stefan H: Epilepsy in the elderly: facts and challenges. Acta Neurol Scand 124: 223-237, 2011.

3) 日本てんかん学会(編):てんかん専門医ガイドブック—てんかんに関わる医師のための基本知識. 診断と治療社, 東京, 2014.

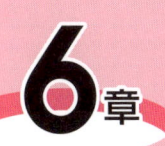

6章 前頭部間欠性律動性δ活動 FIRDA

症例	83歳，女性
主訴	20年来の不眠
現病歴	不眠が続くと体がぴくぴく（ミオクローヌス）する．意識障害はない．
現症	HDS-Rは30/30で神経学的な異常はない．
既往歴	特記事項なし．

テーマ：前頭部間欠性律動性δ活動（FIRDA）

症例に学ぶ：FIRDA（図2-6-1）に関しては，脳波トリビアの4（p.140）をみてください．

解説：不眠（ストレス）が続いて，身体全体にぴくつき（ミオクローヌス？）が頻回に出たためにてんかん性異常を疑われました．ぐっすり眠るとぴくつきも出なくなりました．脳波所見を異常所見と捉える読者もおられるかもしれませんが，高齢であり生理的範囲内と判断しています[1]．2〜3年経過を見ていますが，認知症症状は出ていません．

文献に学ぶ①：Kawai M, et al: Delta activity at sleep onset and cognitive performance in community-dwelling older adults. Sleep 39: 907-914, 2016.

要約：睡眠開始時にみられるFIRDAは，覚醒時にみられるFIRDAとは異なり，病的意義はなく，認知症との関連もない．

文献に学ぶ②：Accolla EA, et al: Clinical correlates of frontal intermittent rhythmic delta activity (FIRDA). Clin Neurophysiol 122: 27-31, 2011.

表2-6-1　FIRDAが出現した臨床病態とその相対的頻度

脳症	感染	22%
	薬剤性	19%
	てんかん	13.8%
	局所病変	13%
	無酸素性	8.3%
	変性疾患	5.5%
	代謝性	2.7%
器質的病変	脳腫瘍	13.8%
	脳深部出血	11.1%
	虚血性脳卒中	11.1%
	硬膜下血腫	5.5%
	クモ膜下出血	2.7%
	動静脈奇形	2.7%
	進行性多巣性白質脳症	2.7%
	後方可逆性白質脳症	2.7%
健常人	過呼吸時	5.5%

要約：FIRDA は中毒性 - 代謝性脳障害と器質的病変（特に非対称性の場合）でよくみられるがてんかん原性は示唆しない（表 2-6-1）.

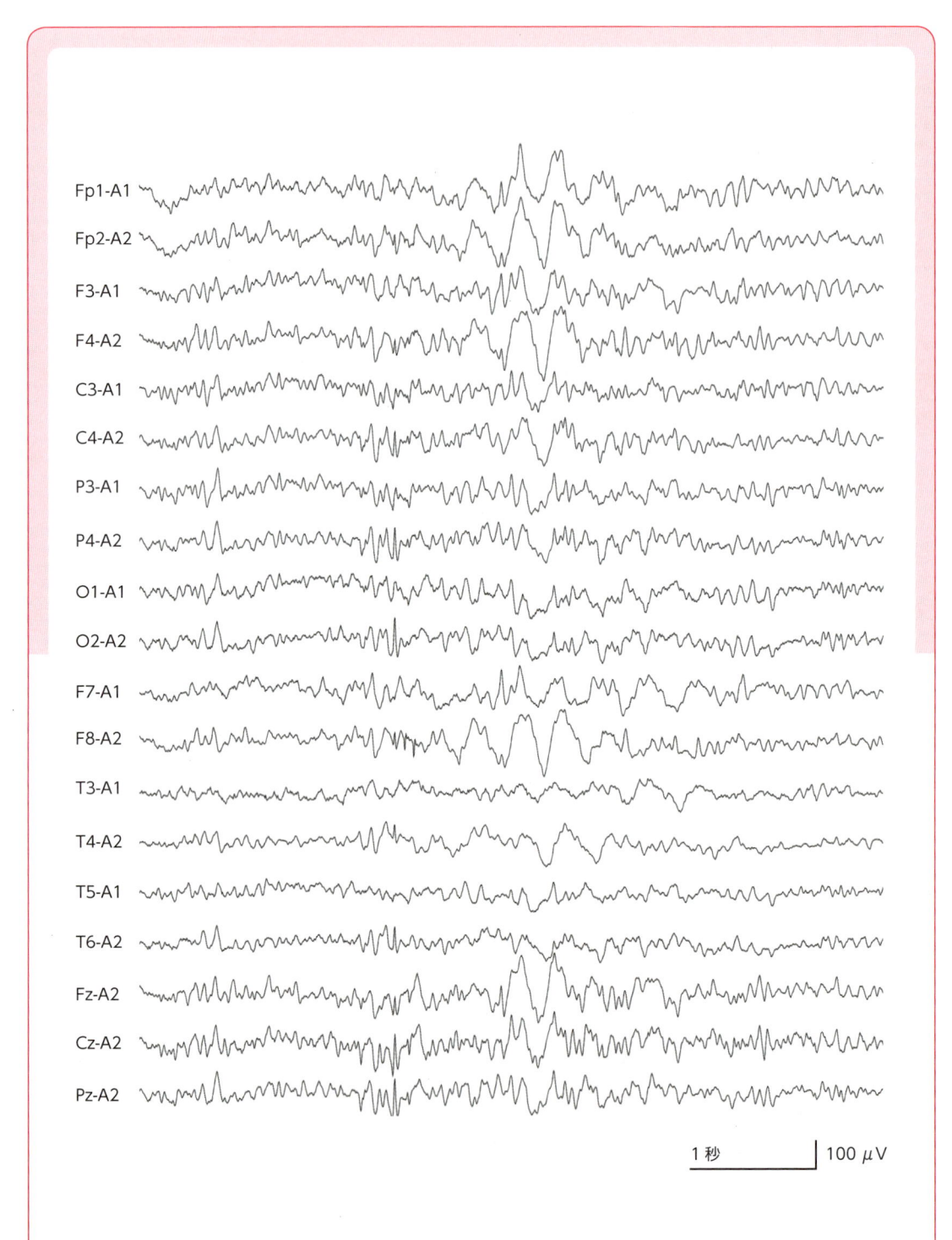

図 2-6-1　当院での脳波

優位律動は 10 Hz で，覚醒時にやや右優位の FIRDA を認める.

7章 breachリズム breach rhythm

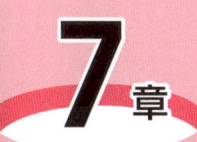

> 症例〉34歳，男性
>
> 主訴〉全身けいれん
>
> 現病歴〉31歳，全身けいれんが起こって救急搬送された．右前頭葉に動静脈奇形を認め，摘出術が行われた．以後，症候性てんかんに対して加療中（ゾニサミド 300 mg 2×，レベチラセタム 1000 mg 2×）である．
>
> 脳波所見〉優位律動は 9〜10 Hz の α 波で組織化は良好．非突発性異常として C4 を最大振幅とする中等度振幅 10〜14 Hz 前後の持続的活動（図 2-7-1）と低振幅〜中等度振幅 15 Hz 前後の活動（図 2-7-2）を認める．右中心〜頭頂部に低振幅間欠性不規則徐波をときどき認める．突発性異常はない．覚醒〜睡眠ステージⅡで，右頭頂部に Breach リズムを認める．中等度異常脳波と判定した．

テーマ：Breach リズム（BR）

症例に学ぶ：BR については第 3 部 脳波トリビア 7（p.144）を参照してください．手術操作で骨欠損が生じると，脳波が伝導性の低い骨による減衰を受けません．そのため，BR は高振幅となりますが，生理的波形です．ときにスパイク様，かつ不規則な波形から発作間欠期の異常放電と間違われることがあります．BR の特徴は，1）スパイクの後の徐波がない，2）他の領域に伝播しない，3）覚醒時に顕著で，睡眠時には減衰もしくは消失する，などです．

解説：右中心〜頭頂部に局在性異常を認める所見で，既知の手術の影響と思われます．明らかなてんかん性異常は認めません．

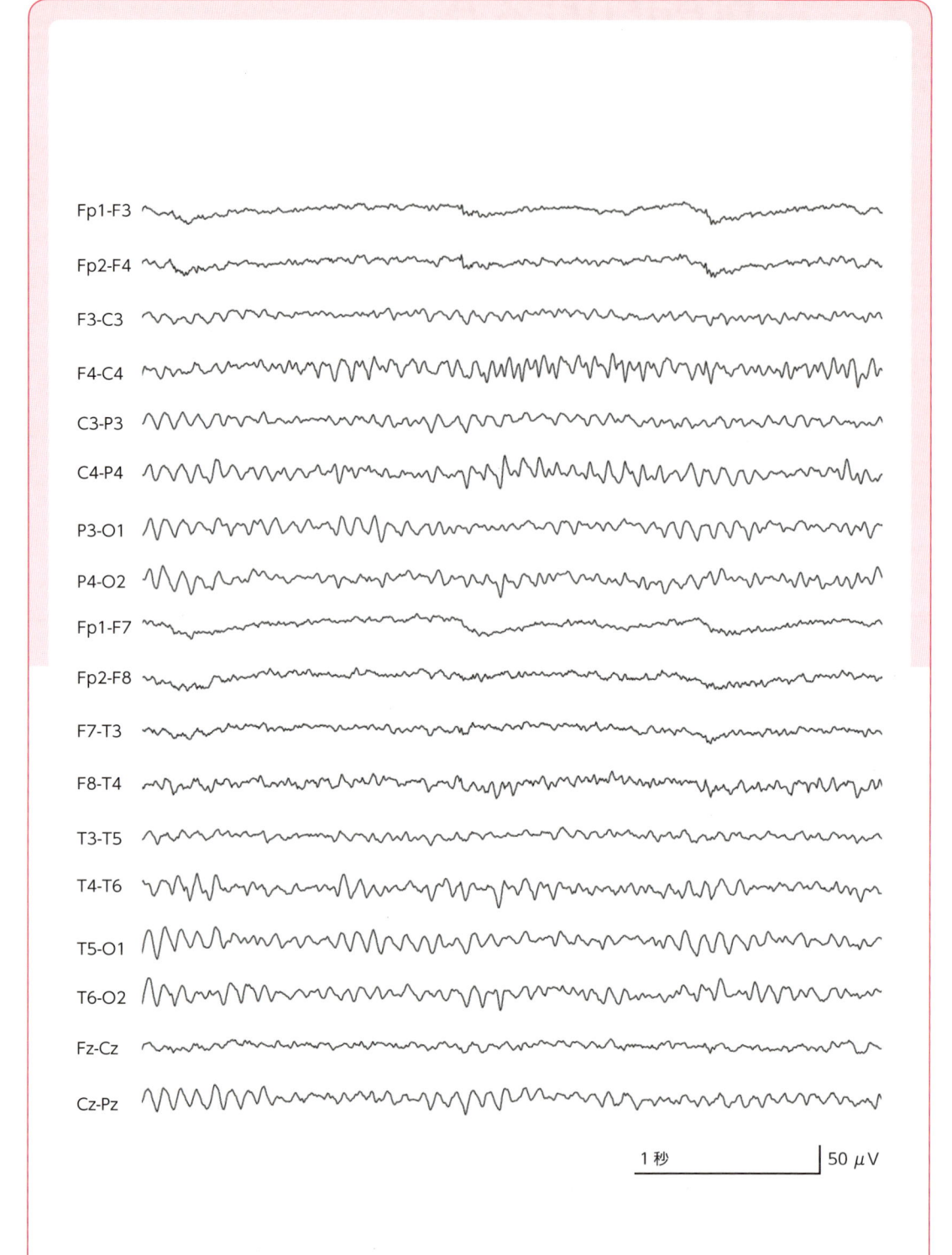

Fp1-F3

Fp2-F4

F3-C3

F4-C4

C3-P3

C4-P4

P3-O1

P4-O2

Fp1-F7

Fp2-F8

F7-T3

F8-T4

T3-T5

T4-T6

T5-O1

T6-O2

Fz-Cz

Cz-Pz

1秒　　　　　　　　　　　50 μV

図 2-7-1　来院時の脳波

後頭部に優位律動が出現しており，覚醒度が高い時の脳波である．非突発性異常として C4 を最大振幅とする中等度振幅 10～14 Hz 前後の持続的活動を認める．

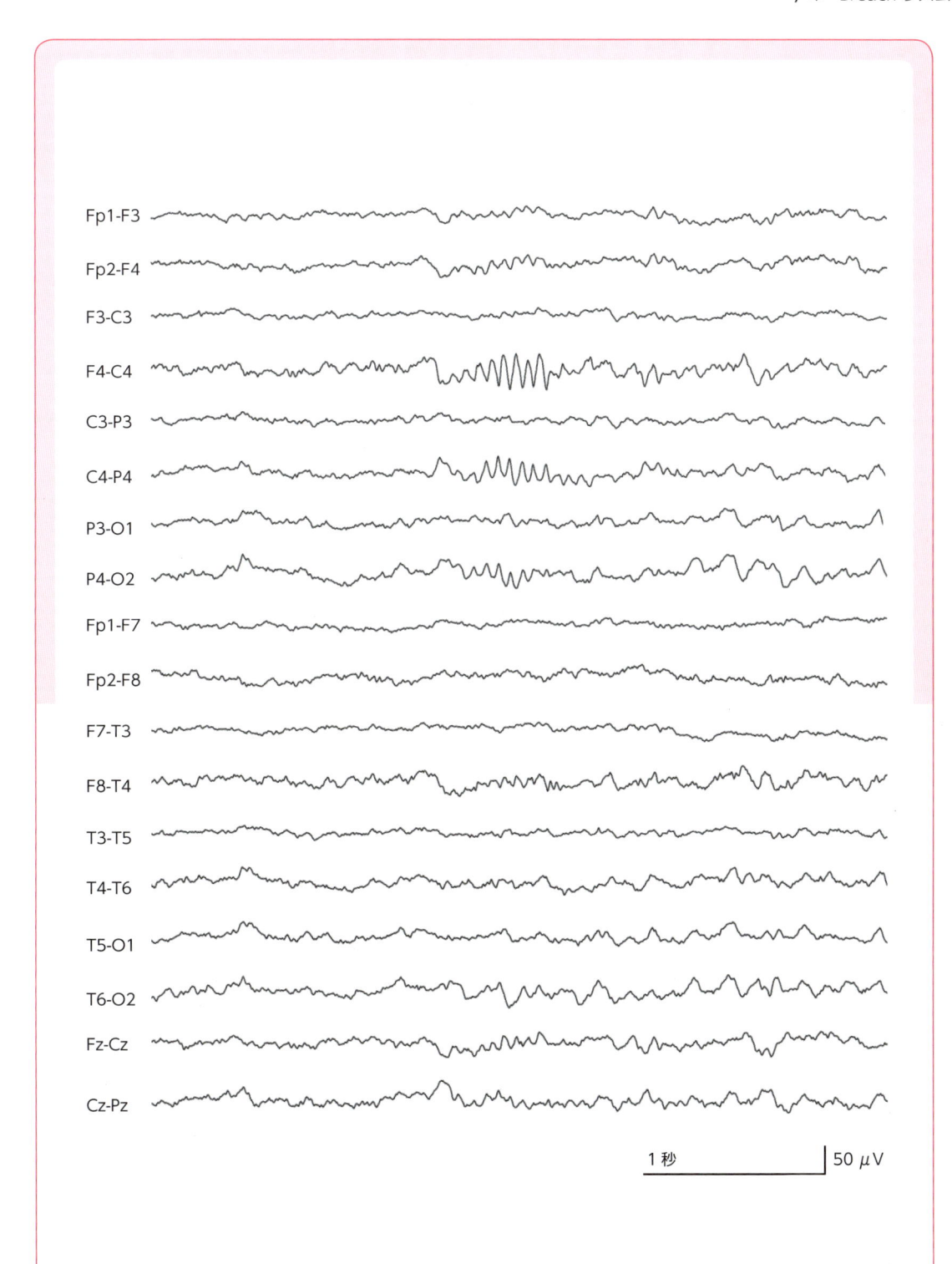

図 2-7-2　来院時の脳波

図 2-7-1 より覚醒度が落ちた脳波で，非突発性異常として C4 を最大振幅とする中等度振幅 15 Hz 前後の速波活動を認める．右中心～頭頂部に低振幅間欠性不規則徐波が混入する．

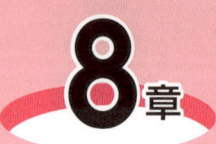

8章 14 & 6 Hz 陽性棘波
14 & 6 Hz positive spikes

> **症 例** 15歳男性
>
> **現病歴** 1年前の夏，ソファーに座っているときに話しかけると，目を開けたまま宙を見つめて，舌を大きく出して口唇をなめ反応がない状態が1～2分続き，その後普通の反応に戻ってそのままソファーで寝てしまった．本人は何も覚えてないという．過眠もあり，てんかん発作による睡眠障害の可能性も否定できず，てんかんとの鑑別のために紹介された．
>
> **既往歴** 小学生高学年から睡眠時の周期性四肢運動障害あり．覚醒時に顔面・頸部のチックあり．起立性調節障害およびアスペルガー症候群と診断されている．月単位で繰り返す過眠があり反復性過眠症疑い．今年，高校に入学したが，5月に腹痛があって以後学校に行けなくなった．朝起きられない状態が続いている．
>
> **脳波所見** 14 Hz 陽性棘波を認める（図2-8-1）．覚醒～睡眠ステージⅡで，正常脳波．
>
> **経 過** 昨年夏のエピソードは自動症にしては舌を突出しすぎる印象．イベントも1回きりであり経過観察の対応とした．

テーマ：14 & 6Hz 陽性棘波

症例に学ぶ：14 & 6 Hz positive spikes については第3部 脳波トリビア10（p.148）を参照してください．現在，"14 & 6 Hz 陽性棘波"は，良性脳波パターンとされています．14 Hz ないし6～7 Hz の律動性連発で，アーチ状の波形です．0.5～1秒持続し，耳朶基準では表面陽性のため，陽性棘波と呼ばれます．健常者の20～60% に出現します．好発年齢は，12～20歳でウトウト状態もしくは軽睡眠期にみられます．後側頭部あるいは頭頂部最大です．ときに，両側性に独立してみられたり，片側優位のこともあります．

解説：本例は，症候からてんかん性なのか迷う症例です．脳波は14 Hz 陽性棘波を認めるのみで，積極的にてんかんと診断せず，経過観察としています．

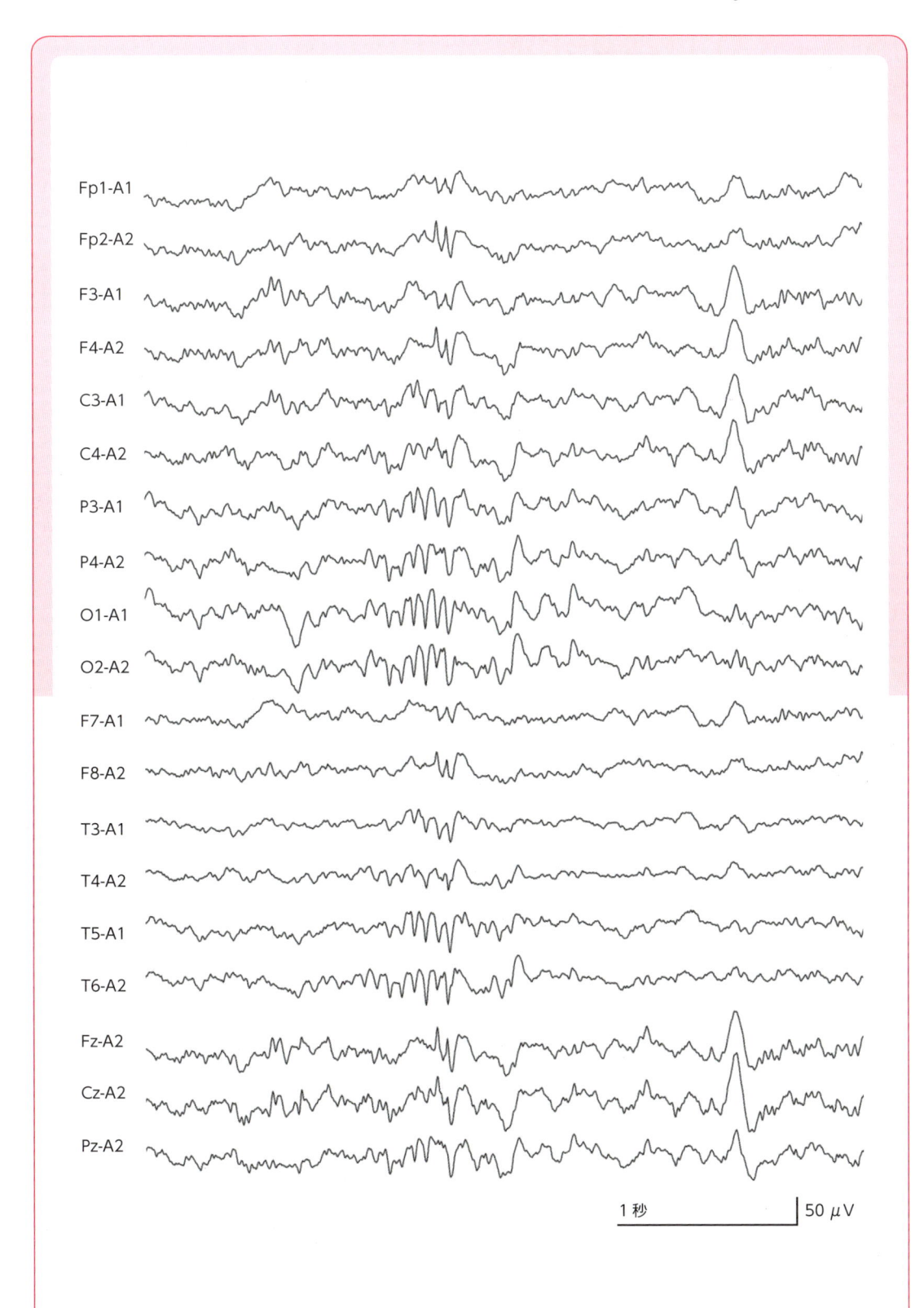

Fp1-A1
Fp2-A2
F3-A1
F4-A2
C3-A1
C4-A2
P3-A1
P4-A2
O1-A1
O2-A2
F7-A1
F8-A2
T3-A1
T4-A2
T5-A1
T6-A2
Fz-A2
Cz-A2
Pz-A2

1秒　　　　　　50 μV

図 2-8-1　来院時の脳波

軽睡眠期に 14 Hz 陽性棘波を認める.

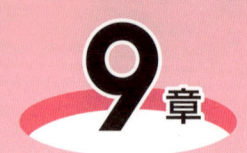

第 2 部　Pitfall症例

9章　6 Hz 棘徐波
6 Hz spike and wave

症例	17歳，女性
主訴	意識消失発作

現病歴 看護学校生で2週間の病院実習期間中に2回の意識消失発作を起こした．てんかん鑑別のため紹介受診となった．耳が遠くなって視野が白くぼやけてきて吐気がしてきて意識喪失となる．若干のふるえが出たらしい．数分で意識は戻ってきたが頭痛が残った．

既往歴 2歳の頃トイレ待ちをしているときに失神したことがある．けいれんはなかった．小学生のころから発熱時に立ち上がったときにふらふらして意識をなくすイベントがあった．中学生では授業中に座ったまま気分不良の後意識がなくなり，机の上で気が付いたことがあった．高校入学式の際に起立時意識消失し転倒．けいれんがあったとのことで近医救急搬送され，神経調節性失神を疑われていた．その後も体調不良時に失神することが何回かあった．強直間代けいれんや咬舌，失禁なし．排泄行為が誘因になったこともない．

家族歴 特記事項なし．

神経学的所見 異常なし．

経過 当院受診後，弾性ストッキングを使用．塩分チャージのタブレットなど服薬し，2年間失神なし．

脳波所見 覚醒〜傾眠移行時に前頭部優位の電位分布をもつ約6 Hzの高振幅律動性θが持続1秒程度で出現し，同周波数の前頭極陰性の電位分布をもつ棘波が重畳する．徐波の形態を取っていない点，周波数が少し遅い点が典型的なphantomとは異なる．てんかん性素因が完全には否定しきれない所見である．

診断 症候，経過から神経調節性失神と診断しているが，てんかん性の自律神経発作も鑑別にあがる．

テーマ：6 Hz 棘徐波

解説：第3部脳波トリビアの11（p.149）を参照してください．6 Hz 棘徐波は別名 phantom とも呼ばれ，正常亜型に分類されています．phantom は "まぼろし" という意味で，その理由は棘波の振幅が小さくて目立たないからです．

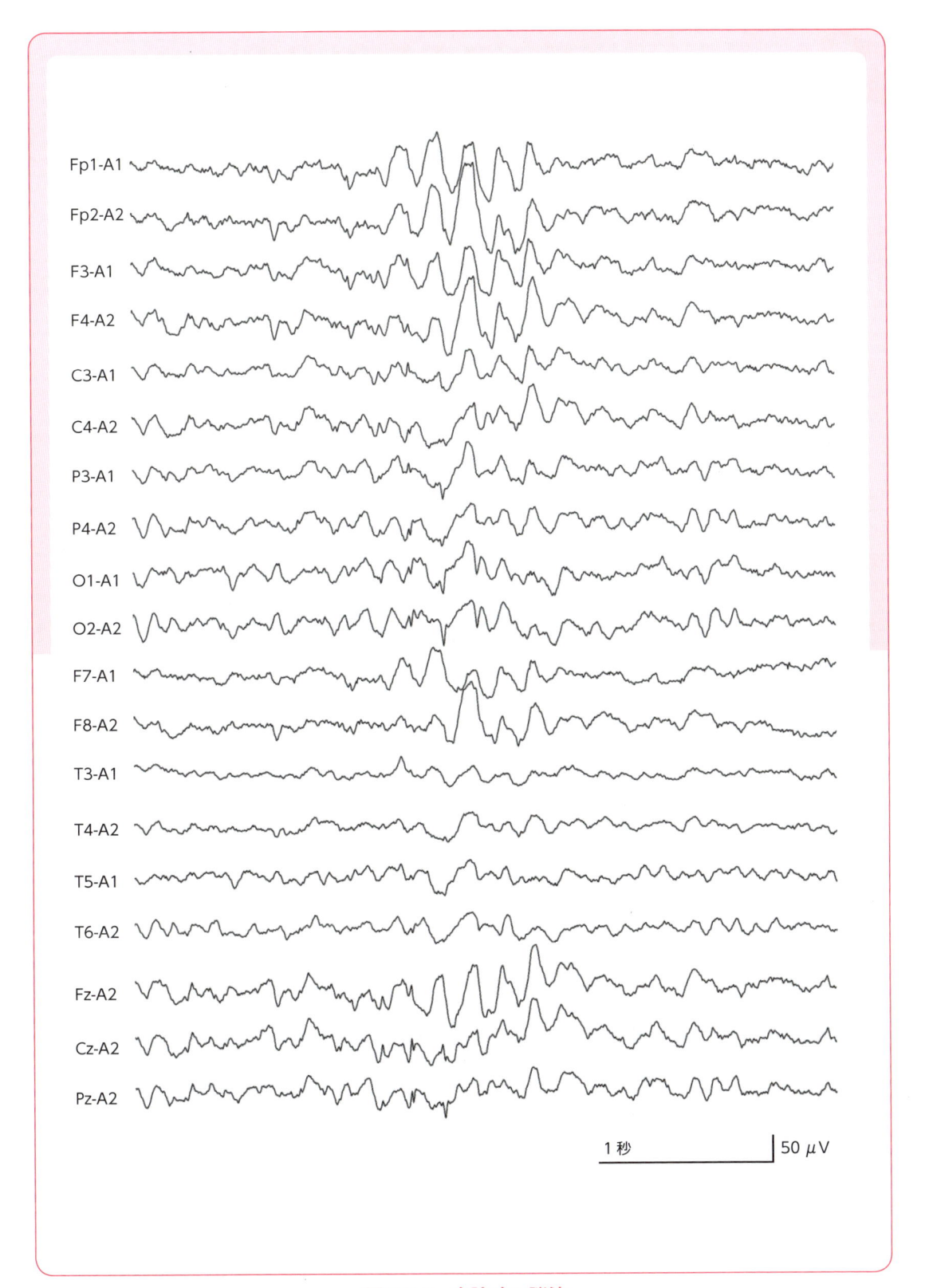

図 2-9-1　来院時の脳波

1回だけ，覚醒〜傾眠移行時に前頭部優位の電位分布をもつ約 6 Hz の高振幅律動性 θ が持続 1 秒程度で出現し，同周波数の前頭極陰性の電位分布をもつ棘波が重畳する．徐波の形態を取っていない点，周波数が少し遅い点が典型的な phantom とは異なる．てんかん性素因が完全には否定しきれない所見．

10章 6 Hz 棘徐波のFOLD型

症 例	15歳，男性
現病歴	7月，起床後から気分不良あり，自室で気を失った．15分くらい．意識回復後も気分不良・倦怠感持続．総合病院受診し脳波，ホルター心電図行うも異常なし．9月，自宅の冷蔵庫前で飲み物を飲んでいるときに意識消失して崩れ落ちた．飲み物を飲もうとしていたところまでは覚えている．気が付いたら飲み物をこぼして床に寝ていた．意識消失は10分程度．総合病院で脳波検査するが異常なし．1週間後にも起床後に10分ほどの意識消失．総合病院で脳波検査するも異常なし．3回の意識消失とも立位から倒れた．目撃者なくけいれんの有無不明だが筋肉痛や咬舌なし．てんかんの鑑別のため紹介された．最近寝てばかりいるがカタプレキシーなし．睡眠麻痺なし．悪夢なし．
既往歴	6歳に発達障害（アスペルガー症候群，ADHD）の診断を受け，1年前までメチルフェニデートを服薬していた．小中学生の間，立ちくらみはあるが意識消失なし．
家族歴	父が27歳時，パチンコ中に意識消失のイベントあり．ホルター心電図では異常なかった．
脳MRI	異常なし．
脳 波	覚醒〜睡眠ステージⅡで，6 Hz 棘徐波を認めるが，正常範囲の脳波．
診 断	神経調節性失神疑い．過眠症疑い．てんかん疑い．

テーマ：6 Hz 棘徐波の FOLD 型

症例に学ぶ：6 Hz 棘徐波については第3部 脳波トリビア 11（p.149）を参照してください．"6 Hz spike and wave"は，1〜2秒しか持続せず，4秒以上続くことはまれです．臨床症状は伴いません．若年成人でよくみられます．正常亜型と考えられています．Hughes（1980年）は FOLD（females, occipital location, low amplitude, drowsy state）と WHAM（waking records, high amplitude, anterior location, more males）型に分けましたが，てんかん原性とは関係ないと考えられています．てんかん原性のない"6 Hz spike and wave"は，ウトウト状態で出現し，睡眠中には消失します．もし，てんかん原性があれば，睡眠に依存して，頻度が増えます．

解説：本例は，症候からてんかん性なのか迷う症例です．脳波は6 Hz 棘徐波を認めるのみで，積極的にてんかんと診断せず，経過観察としています．

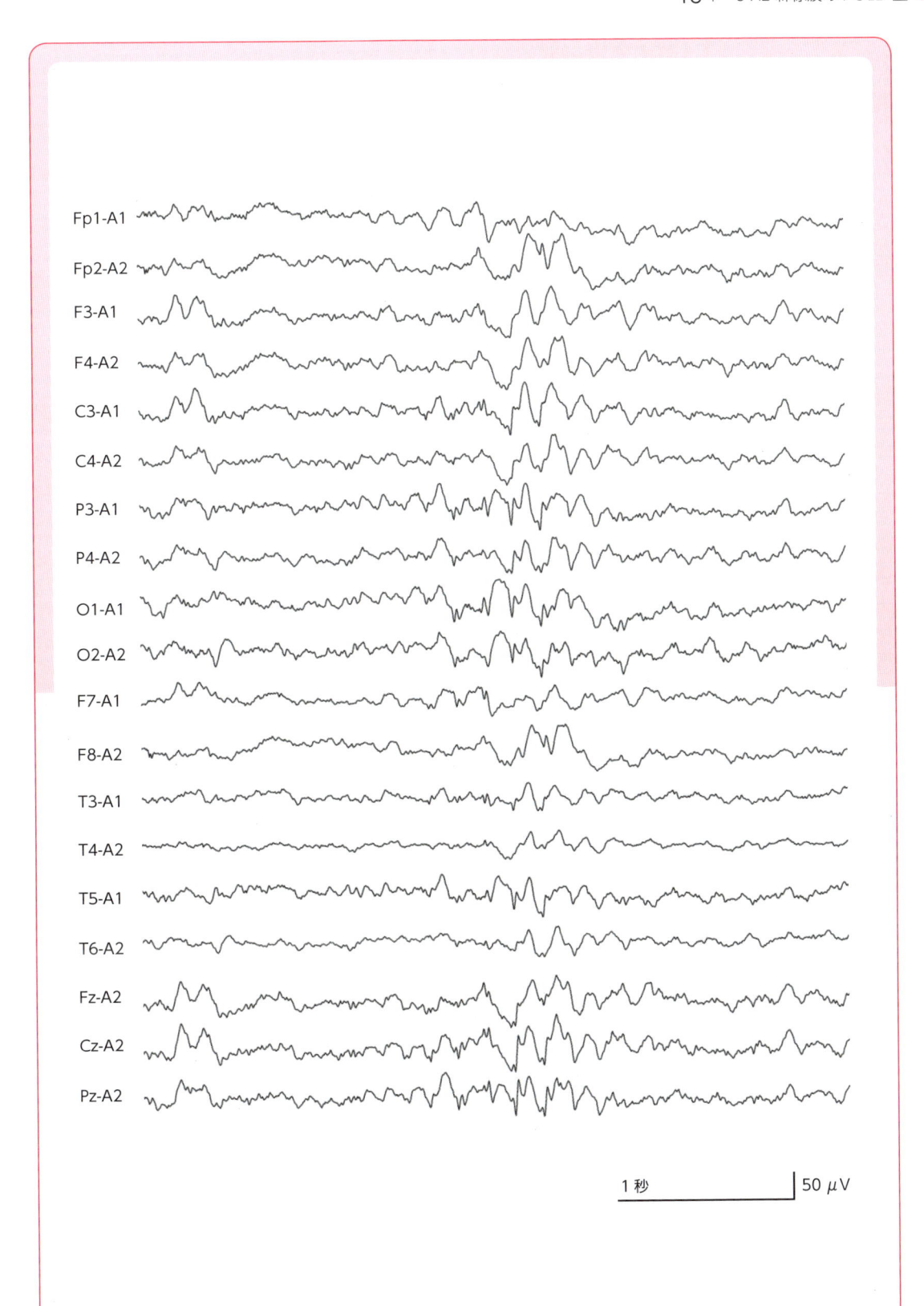

図 2-10-1　来院時の脳波

軽睡眠期に 6 Hz 棘徐波を認める.

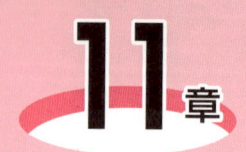

11章 小鋭棘波 small sharp spikes

症例	69歳，男性
現病歴	5〜6年前椅子に腰かけてテレビを見ているときに意識を失い椅子から滑り落ちた．妻は席を外していたので詳細不明．本人曰く，のど自慢の番組で90代の高齢者が歌っているのを見てかわいそうに，と思っていると意識がなくなったとのこと．循環器内科受診して検査するも異常なし．3年前，お寺で椅子に座って話を聞いているとき，横にあるストーブが暑くてがまんしていた状態で，頭がすーっとして「見たことあるね」「聞いたことあるね」という感覚がした後に意識がなくなり椅子から崩れ落ちた．半年前，椅子に座ってテレビを見ているときに殺人事件のニュースに見入っているときに箸をぽろっと落とした．前に座っていた妻によると，箸を落としてぼーっとした状態になっていたので声をかけると意識が戻ってきた．数秒の経過であった．総合病院で3日間のホルター心電図検査受けるも異常なし．脳波検査でも異常を指摘されなかった．
既往歴	15歳のとき朝礼で失神．30代，父の食道がんの説明を立位で聞いているときに失神．糖尿病に対してα-グルコシダーゼ阻害薬を食前内服中．
家族歴	特記事項なし．
脳MRI	異常なし．
脳波所見	後頭部優位に分布する中等度振幅10〜11 Hzの優位律動で組織化は良好．非突発性異常はなし．突発性異常として，軽睡眠時に右前側頭部に振幅20〜30 μV前後の棘波を認める．まれに左前側頭部にも20 μV程度の棘波を認める．光刺激，過呼吸賦活では，異常なし．中等度異常の覚醒〜睡眠ステージII．
コメント	軽睡眠時に右前側頭部に棘波認めるが，典型的な棘徐波の形態ではなく（電位が低い，徐波を伴わない）small sharp spikes（SSS）との鑑別を要する．
経過	カルバマゼピン200 mgの投与を開始．突発性異常に変化なし．半年後，朝食時にかわいそうな内容のテレビ番組を見ていて，以前倒れたときと同じ感じだなあ，と思っていたら意識消失した．横に居た妻によると横にあったトースターにゴトンと頭を打ち付ける音がしたので見ると意識を失っていた．30秒くらいで意識回復．けいれんなし． 　発作頻度が少ない，程度が軽く意識消失時間が短い，抗てんかん薬を服薬してもイベントを生じる，かわいそう，暑い，疲労した，など情動や自律神経に関連したトリガーがあって生じる，など典型的なてんかん発作ではないのでカルバマゼピンをいったん中止して経過観察．その1年後，テレビを見ながら朝食をとっている時に左に置いてあるテレビの方を向いた際，あー倒れるなあ，と思って体勢を整えたときに意識消失．1分未満．覚醒後はけろっとしていた．連日猛暑の中で草刈りをして疲労がたまっていた時期であった．以後抗てんかん薬を服薬せずに経過観察中．

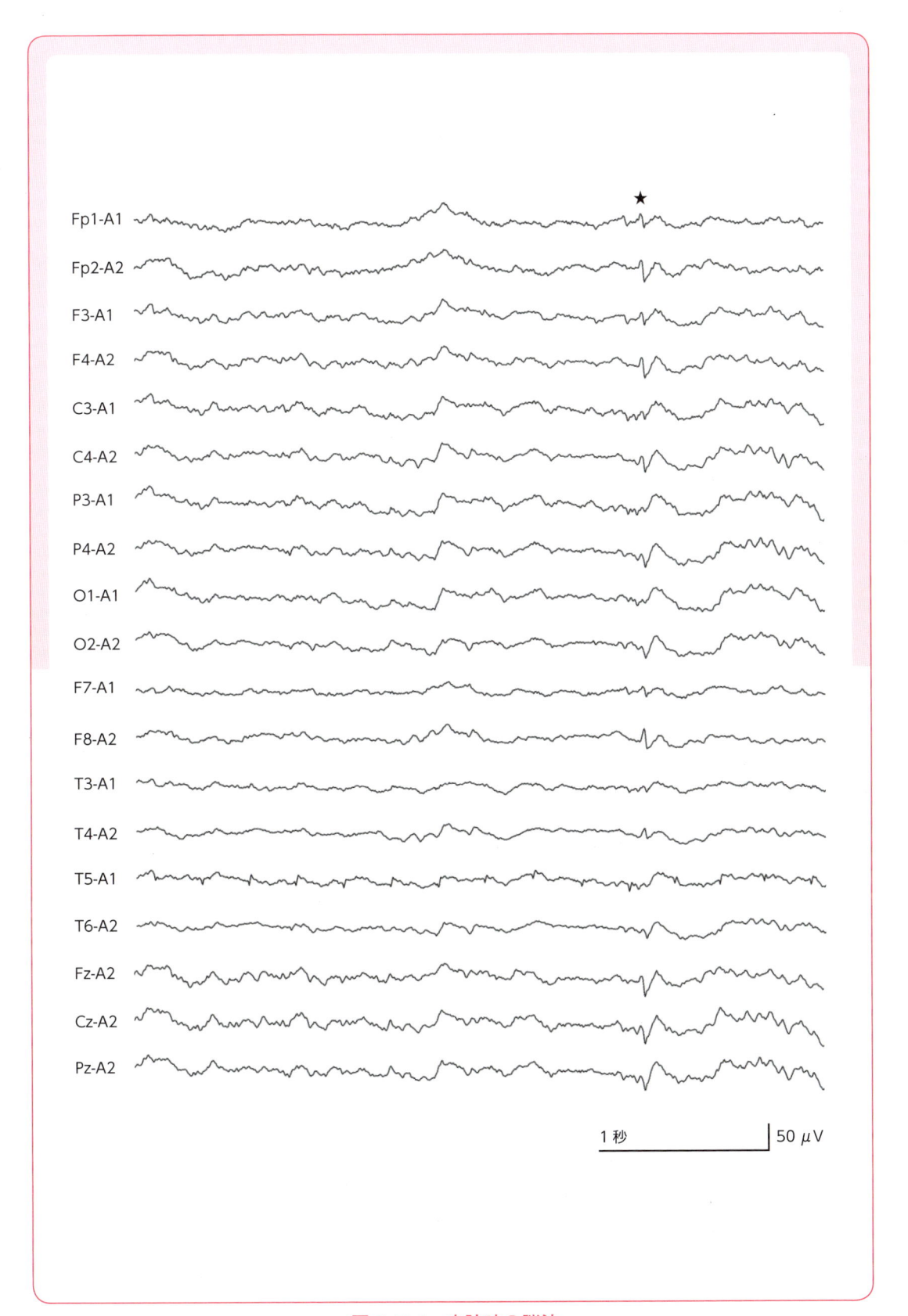

図 2-11-1 来院時の脳波

突発性異常として，軽睡眠時に右半球優位に振幅 20～30 μV 前後の小棘波を認める．図 2-11-2 にこのときの双極導出を呈示する．

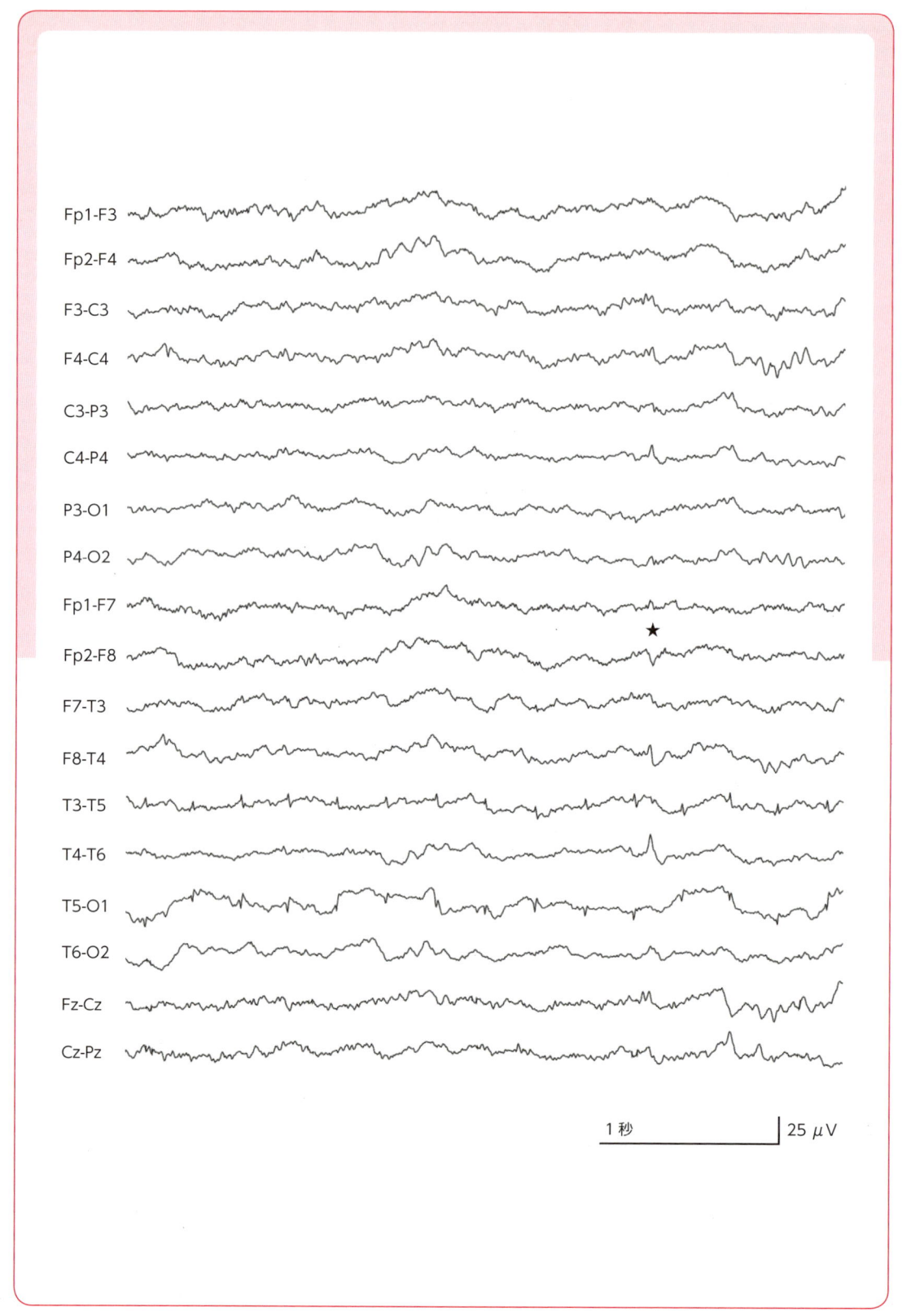

図 2-11-2　来院時の脳波

右前側頭部に小棘波を認める（F8 で位相逆転）．振幅は小さいが，傍矢状部まで電位が広がっている．50 μV/5 mm では，視察的分析は困難なため，振幅の感度を 2 倍に上げていることに注意．

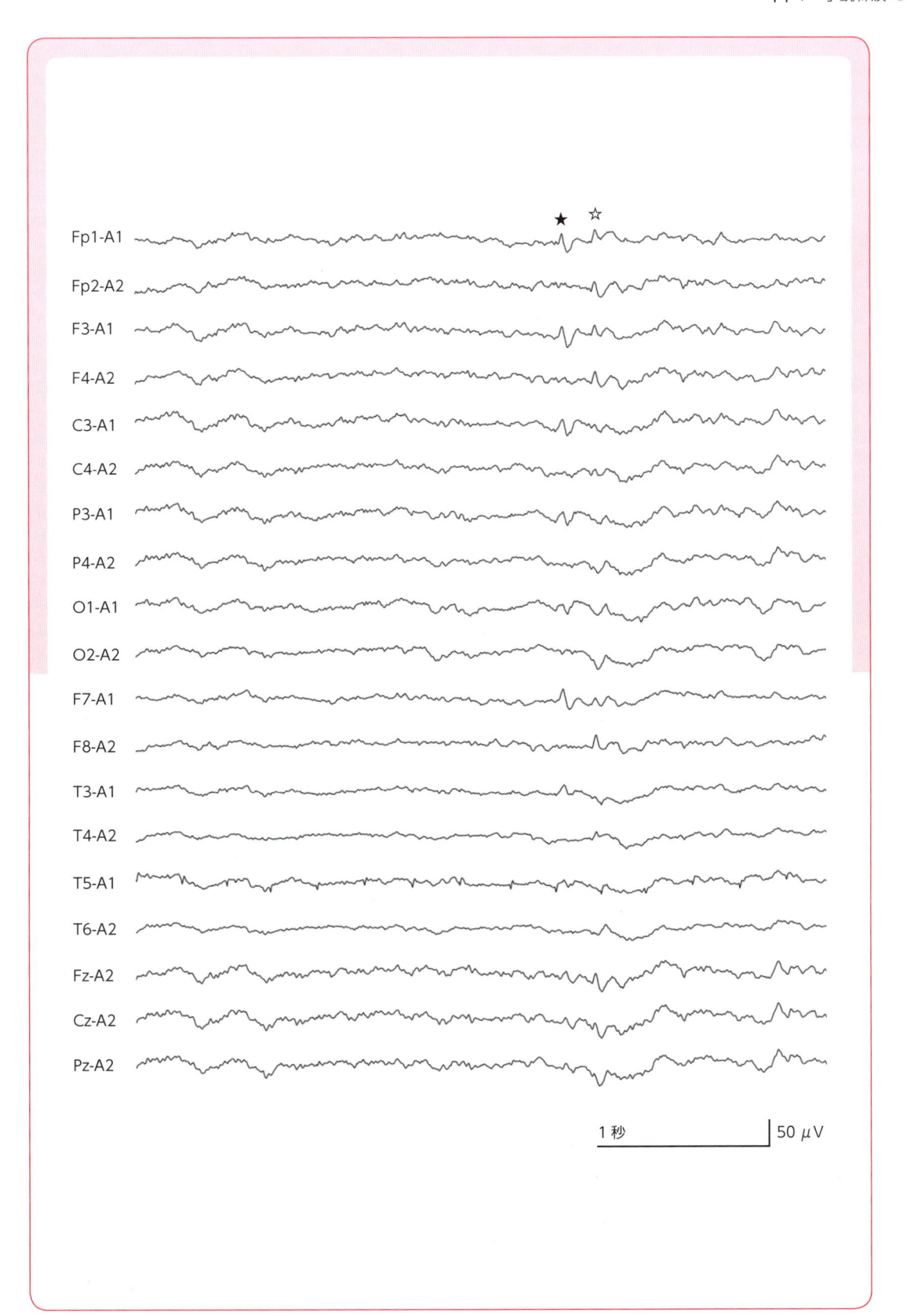

図 2-11-3　来院時の脳波

軽睡眠時に左半球優位（★）あるいは右半球優位（☆）に小棘波を認める．図 2-11-4 にこのときの双極導出を呈示する．

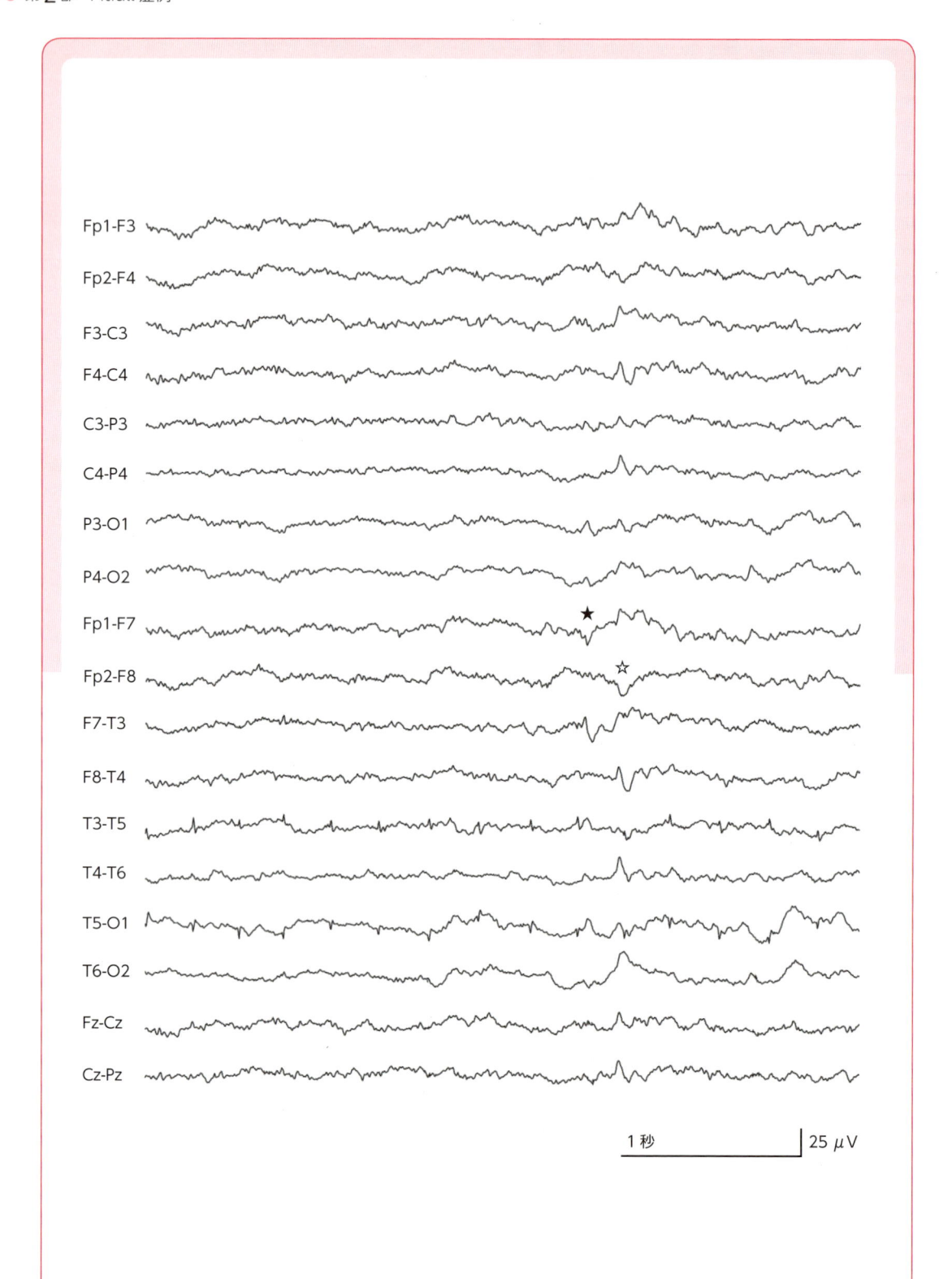

図 2-11-4　来院時の脳波

前図（図 2-11-3）の脳波の双極導出で，左前側頭部（F7 で位相逆転）に小棘波を認める（★）．続いて☆では，右前頭部（F8 で位相逆転）に小棘波を認める．右の小棘波は，傍矢状部まで広がっている．50 μV/5 mm では，視察的分析は困難なため，振幅の感度を 2 倍に上げていることに注意．

小鋭棘波 small sharp spikes（SSS）

解説：本例は，症候からも，脳波所見からも，てんかん性のものか否か迷う症例です．電位が低い活動だけでは，てんかん性放電とは判断できません．局在性の徐波を伴っていれば，そこに機能障害があると判断できますが，それもありません．

症例に学ぶ：SSS については第3部 脳波トリビア8（p.145）を参照してください．SSS は，別名，benign epileptiform transients of sleep（BETS）とも呼ばれます．つまり，軽睡眠期に出現する正常亜型です．頻度は1.85%と決してまれな波ではありません．典型的な SSS の振幅は 50 μV 以下，持続は 50 ms 以下です．"針のように尖った"棘波と形容され，1）棘波の上行脚よりも下行脚の方が急峻である，2）覚醒時や深睡眠期には出現しない，3）左右交互に出現することもある（図 2-11-3,4），などが通常のてんかん棘波と異なる点です．

12章 ミュー律動 Mu rhythm

症例	17歳，男性
主訴	物がぼやけて見える．口の周りが右に引きつった感じになる．
現病歴	2歳頃から，てんかん発作があり，結節性硬化症と診断された．てんかんは難治性でてんかん専門センターで4〜9歳まで加療を受けた．「眼が揺れる」，「物がゆがんで見える」ということが，1分程度続く症状を自覚していた．発作間欠期の脳波では，てんかん性異常がはっきりしないが，ほぼ毎日1回の頻度で発作の自覚があり，ルーチン脳波では異常がないため，脳波モニタリング目的で入院した．
家族歴	特記事項なし．
既往歴	結節性硬化症
現症	神経学的所見は異常なし．発作の前兆もない．
頭部MRI	両側側脳室前角に接してT2短縮結節あり．前医CTでは同部位に石灰化を認め，上衣下結節に矛盾しない．左頭頂葉皮質下白質から左側脳室体部にかけて連続するT2延長域があり，その他両側前頭葉や両側頭頂葉，左側頭葉皮質下白質にT2延長域を認め，結節性硬化症に伴う皮質下結節と考えられる．左側脳室前角近傍の白質にも存在する．
発作間欠期の脳波所見（モニタリング1年前）	左中心部にMu律動を認める．

テーマ： Mu律動

症例に学ぶ： 第3部 脳波トリビアの6（p.143）を参照してください．Mu律動は中心部（C3, C4）に出現する7〜11 Hzのα波に似たアーチ状の波です．4歳以下ではまれですが，8〜16歳では成人でみられる頻度（18%）になります．本例のように非対称に出現し，尖ってみえることがあります（図2-12-1）．α波とは異なり，開眼で抑制されません．しかし，反対側の手を握らせると消失します（図2-12-2）．

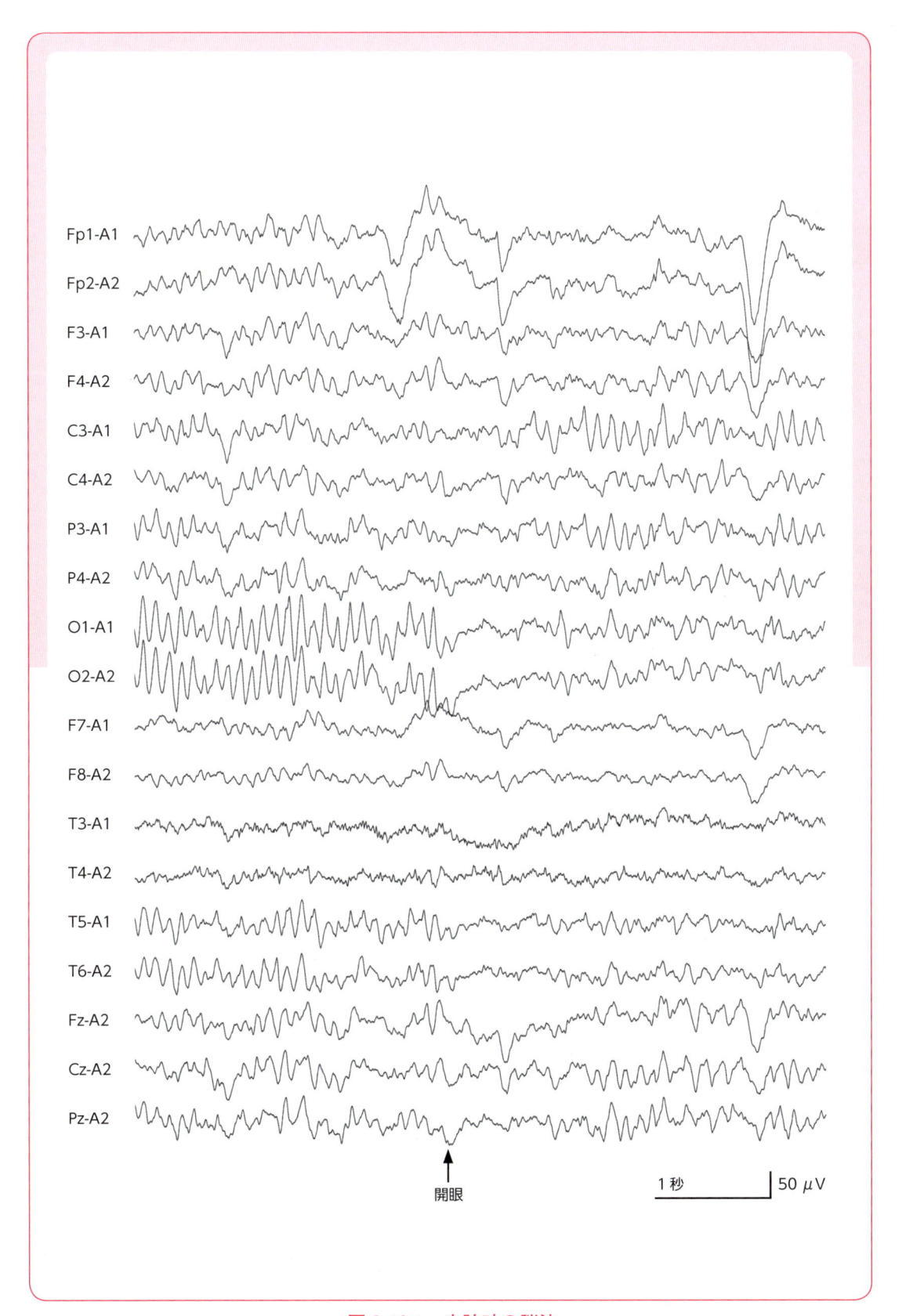

図 2-12-1　来院時の脳波

開眼後，後頭部の優位律動は抑制されますが，左中心部（C3）に Mu 律動が出現する．

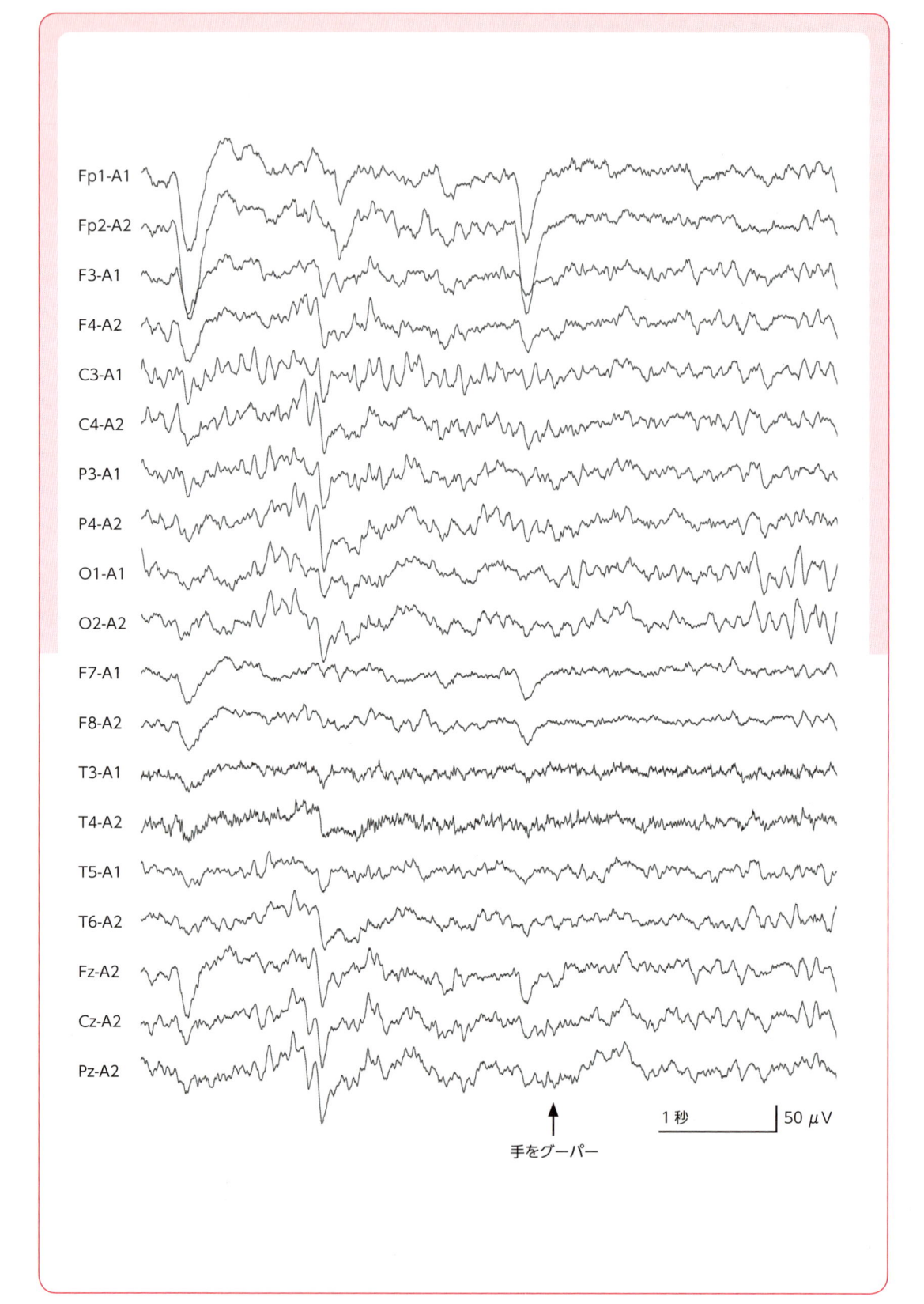

図 2-12-2　来院時の脳波

反対側の手をグーパーさせると Mu 律動は消失した.

13章 入眠期過同期
hypnagogic hypersynchrony

症例〉19歳，女性
現病歴〉臨床検査技師の実習で脳波検査をしたら，てんかん波が出ていると先生から言われた．脳波検査を希望して来院した．
家族歴〉てんかんなし．
既往歴〉特記事項なし．
脳波〉異常なし．入眠期過同期を認める．

テーマ：入眠期過同期

症例に学ぶ：ウトウト状態で4ヵ月頃から11歳頃まで中心頭頂部優位に全般性に4～6 Hz の高振幅 θ 波が律動的に出現します（図 2-13-1,2）．時に小さな棘波を混じることがあり，てんかん性の異常波と見誤る（"wave-and-spike" discharges）ことがあるので，要注意です．よく見られるのは4～9歳です．13歳以上でみることはまれです．なお，本例では，頭蓋頂鋭波もやや非対称性に出現しています（図 2-13-3）．

● **参考文献**

1) Azzam R, Bhatt AB: Mimickers of generalized spike and wave discharges. Neurodiagn J 54: 156-162, 2014.

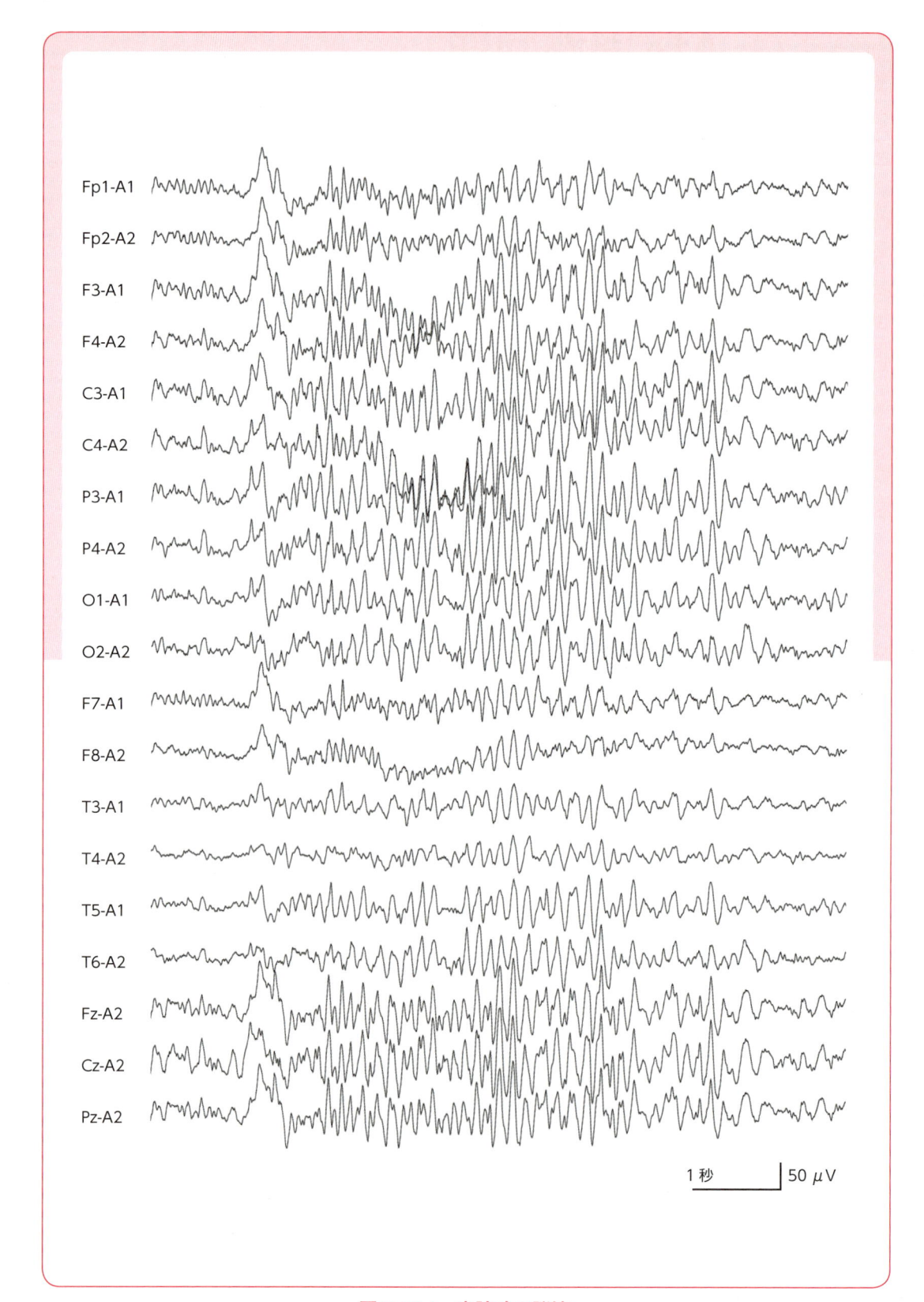

Fp1-A1	
Fp2-A2	
F3-A1	
F4-A2	
C3-A1	
C4-A2	
P3-A1	
P4-A2	
O1-A1	
O2-A2	
F7-A1	
F8-A2	
T3-A1	
T4-A2	
T5-A1	
T6-A2	
Fz-A2	
Cz-A2	
Pz-A2	

1秒　　50 μV

図 2-13-1　来院時の脳波

ウトウトしており，6 Hz の律動性 θ が両側同期性に前頭中心部優位に群発している．棘波は伴っていない．図 2-13-2 に 3 cm/ 秒の脳波を示す．

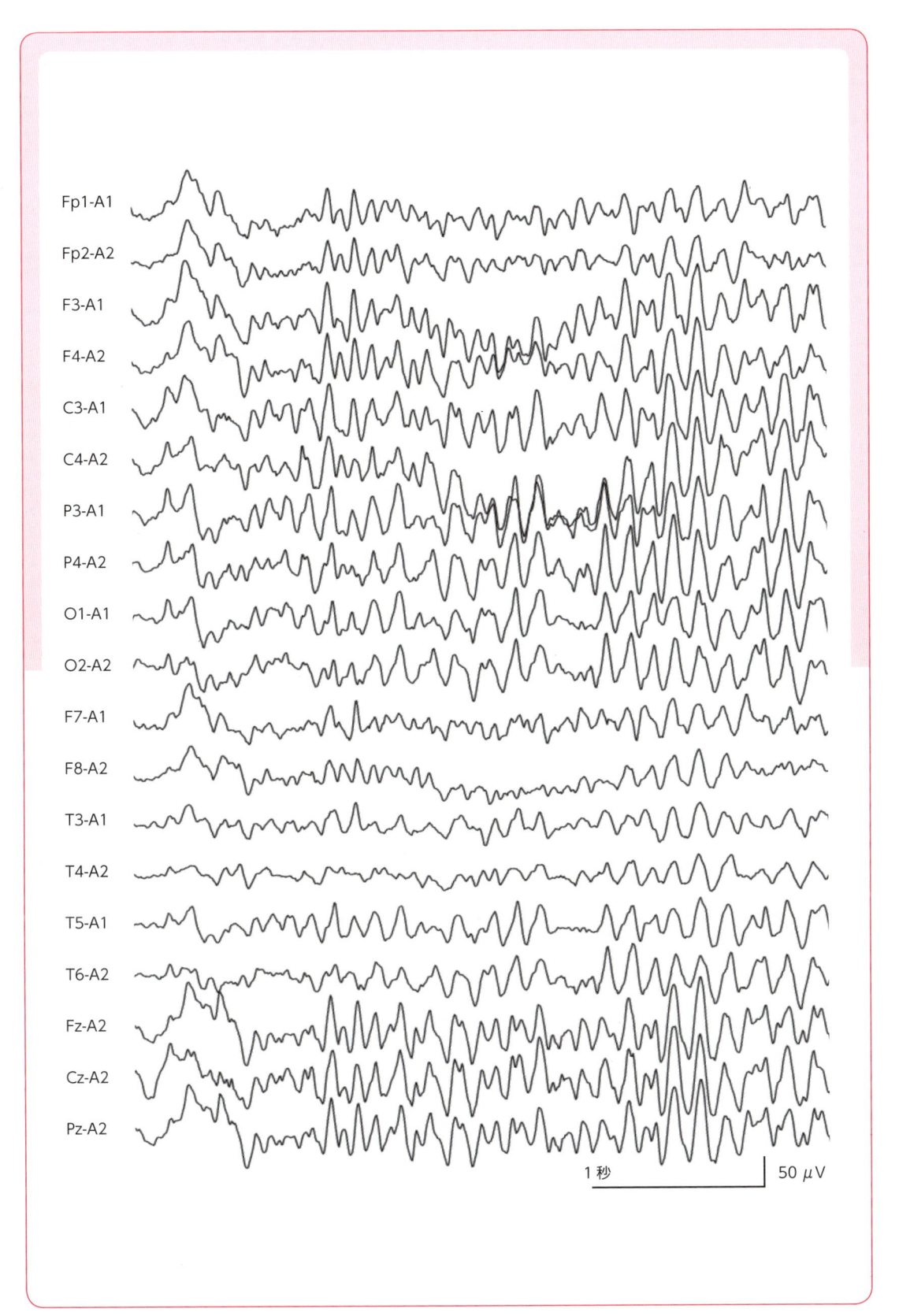

図 2-13-2　来院時の脳波

6 Hz の律動性 θ が両側同期性に前頭中心部優位に群発している．棘波は伴っていない．

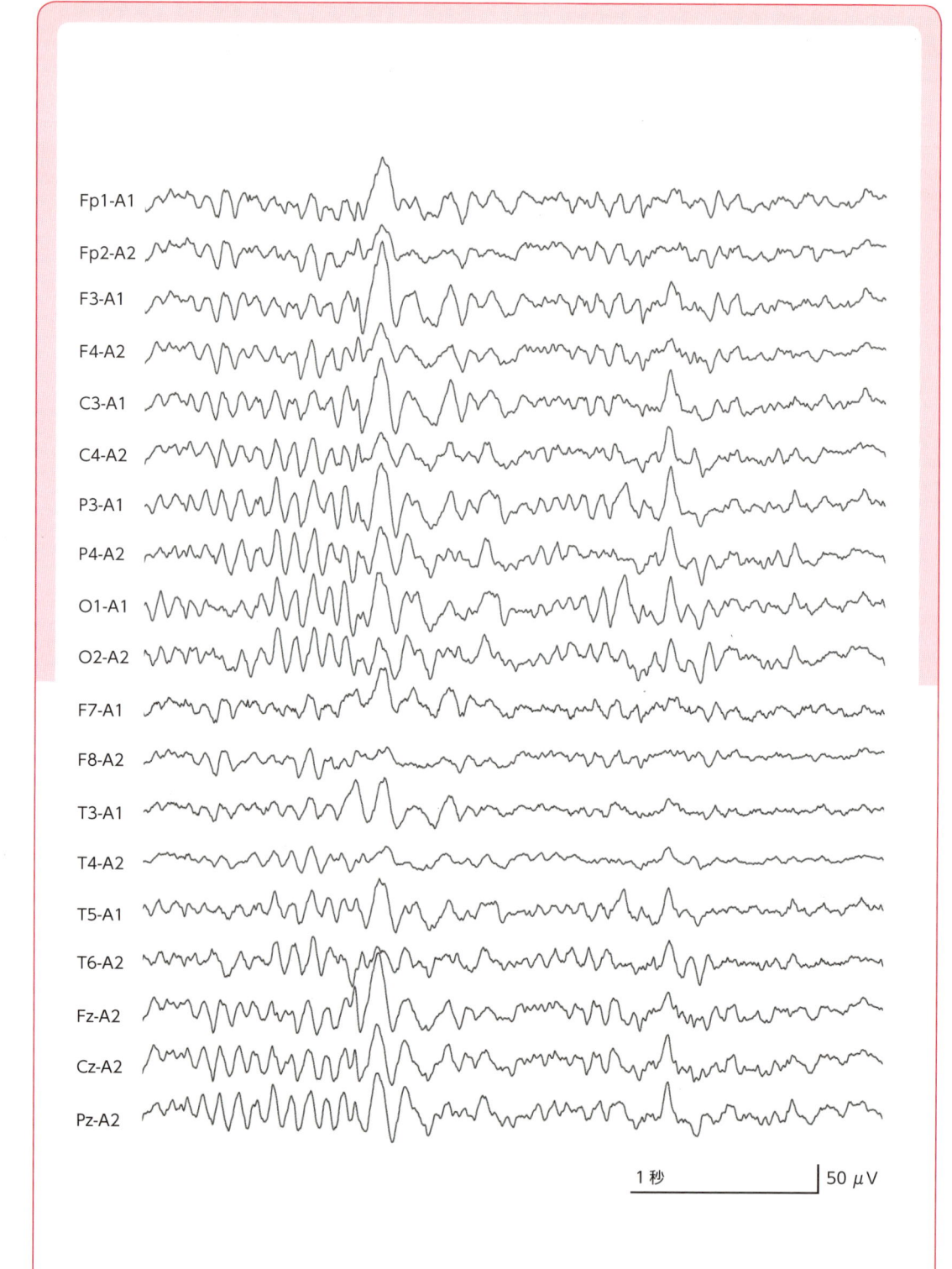

図 2-13-3　来院時の脳波

睡眠 I 期で, 頭蓋頂鋭波が出現. やや左優位に出ているが, 異常ではない.

14章 頭蓋頂鋭波
vertex sharp transient

症例　16歳，男性

現病歴　X-2年9月頃，授業中に座っていたら，急に意識がなくなったり（1〜2分ほど），先生の説明していない内容や話がおかしく聞こえたり（内容が違う教科の先生に変わっていたり），見えたり（動く映像，色つき，人物，顔）など幻聴（人物がしゃべる），幻覚が出現したり，閃輝暗点の後に拍動性頭痛がみられるようになった．特に疲労時に多く出現した．親が目撃したところによると，急にがくんと頭を垂れ，寝ているようである．本人は幻覚・幻聴が出た後，頭ががくんとなって目が覚める感覚．親は声かけには反応するので，単なる居眠りと思っていた．かかりつけの内科では，血圧が低く起立性調節障害があると言われた．X-1年脳外科を受診し，MRIでくも膜のう胞はあるが，異常はないと言われた．成績が急降下し，勉強しても頭に入らなくなった．X年に高校に入学すると，通学中の電車で意識が飛ぶことや，幻覚・幻聴の頻度が増えたため，再度脳外科を受診し，側頭葉てんかんが疑われ，紹介された．

家族歴　てんかんなし．

既往歴　3歳時，熱性けいれん1回

現症　神経学的に異常なし．睡眠リズムは，0〜1時に就寝し，寝付きはよく，5時半に起きられる．昼間の眠気はなし．居眠りなし．小学校6年くらいから，大笑いしたら力が抜け，1時間くらい力が入らないカタプレキシー様の症状はあるが，昼間の眠気は意識していない．

前医での脳波所見　徐波群発と鋭波を認めるとの前医のコメントあり．

脳波所見　軽睡眠期に頭蓋頂鋭波と後頭部陽性鋭一過波 positive occipital sharp transients of sleep（POSTS）を認める．てんかん性異常は認めなかった．

テーマ：頭蓋頂鋭波

症例に学ぶ：頭蓋頂鋭波は，よくてんかん原性の異常波と間違われます（図2-14-1）．この波は，睡眠Ⅰ，Ⅱ期に出現します．Ⅱ期では睡眠紡錘波を伴います．ポイントは，後頭部の優位律動（α波）の周波数が遅くなって消失し，θ波が出現する入眠期であることを見極めることです．その特徴は，頭蓋頂（Cz）で最大の陰性波で，振幅は250μVを超えることはまれです．POSTSは4〜5Hzの陽性鋭波で軽睡眠時後頭部に出現し，時に非対称性です．15〜35歳でよく認められます．双極導出法では，O1，O2の陽性電位がみかけ上陰性電位となって見えるので，棘波・鋭波と見誤ることがあります（図2-14-2）．

● **参考文献**

1) Mizrahi EM: Avoiding the pitfalls of EEG interpretation in childhood epilepsy. Epilepsia, 37（suppl. 1）: S41-S51, 1996.

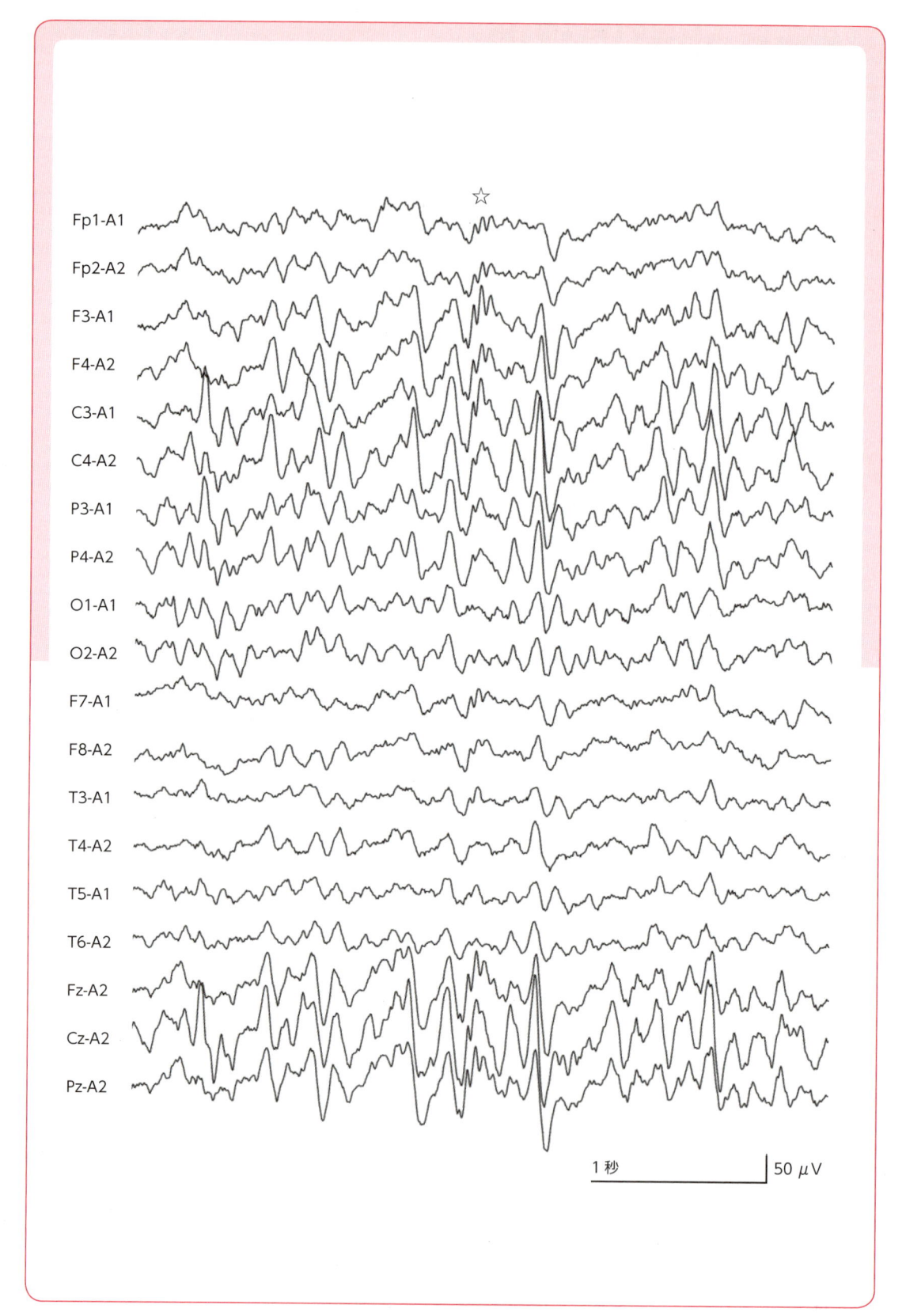

図 2-14-1　来院時の脳波

頭蓋頂鋭波が連続的に出現している．睡眠紡錘波も認める（☆）．

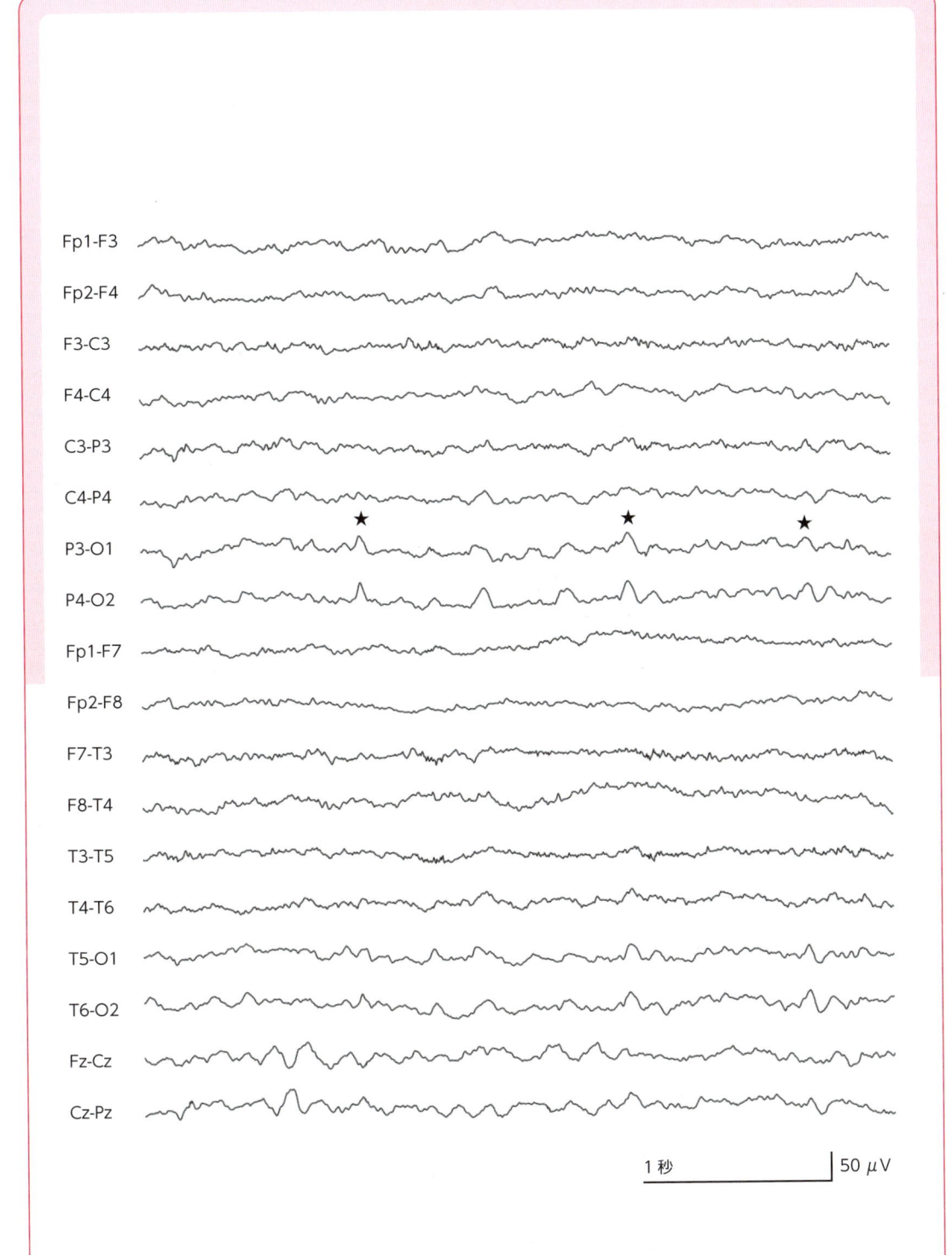

図 2-14-2　来院時の脳波

POSTS（★）を認める.

15章 後頭部徐波律動 slow posterior rhythm

症例	69歳，女性
主訴	睡眠時の脳波異常
現病歴	睡眠中のいびきを指摘され，総合診療科で終夜睡眠ポリグラフを施行されたところ，閉塞性睡眠時無呼吸症候群と診断された．その時の脳波で，律動性δが頻回に出現し，睡眠1期まで続く眼球運動を認めたため，脳神経内科を受診した．
現症	神経学的に異常なかったが，念のため，脳波を再検した．
既往歴	けいれん・意識消失発作なし．
頭部MRI	軽度のびまん性脳萎縮，右前頭葉，左頭頂葉脳室周囲白質に慢性期脳梗塞を認める．両側大脳半球に非特異的白質信号変化を認める．

注：眼球運動は，右耳朶を基準にして右内眼角下に置いた電極から記録しています．眼が上方に動けば陰性，下方に動けば陽性の触れとなります．一方，前頭極の脳波は眼が上方に動くと陽性，下方に動けば陰性の振れとなります．位相が逆転すれば眼球運動，同位相なら脳波であるとわかるようにしています．

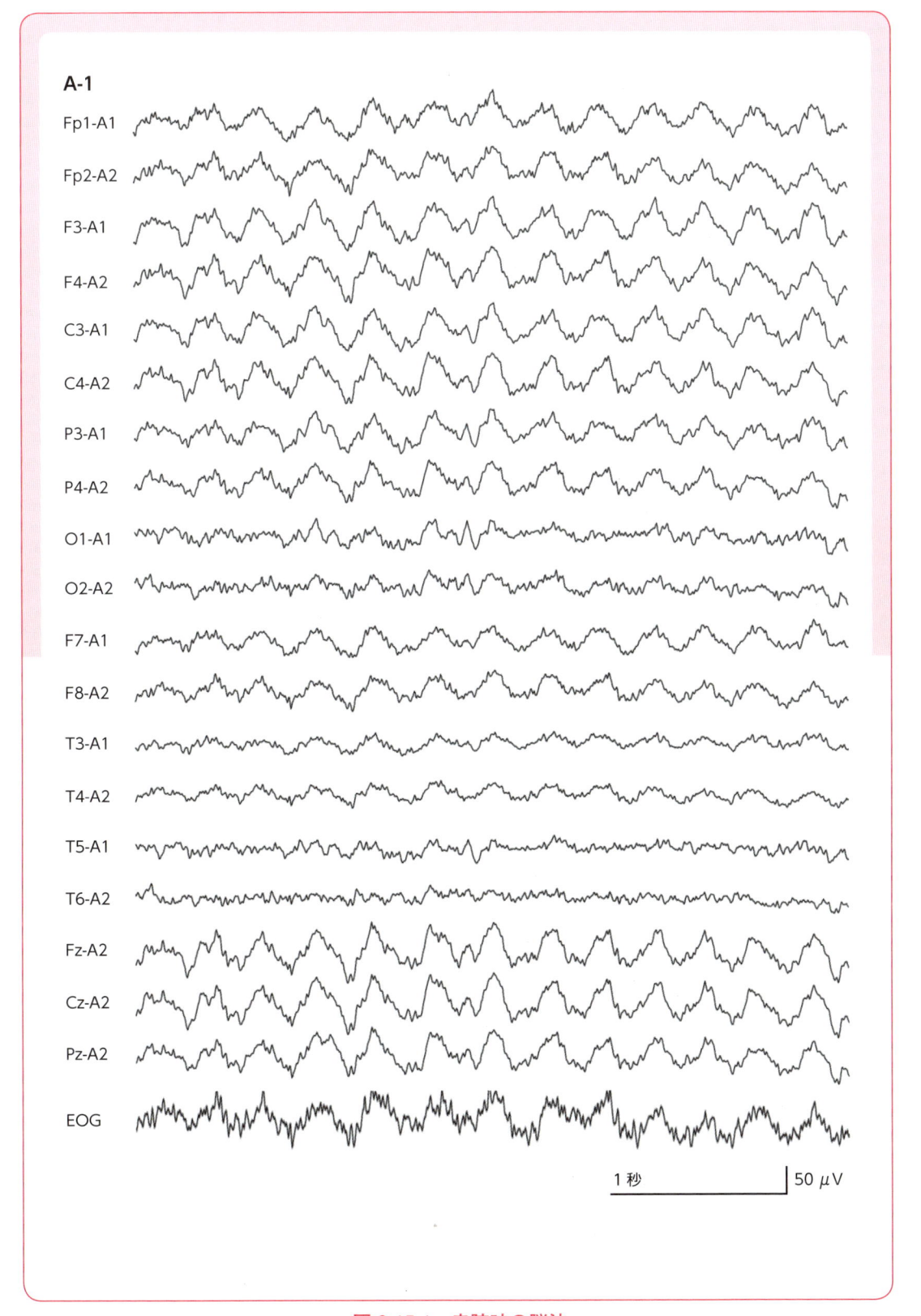

A-1

Fp1-A1
Fp2-A2
F3-A1
F4-A2
C3-A1
C4-A2
P3-A1
P4-A2
O1-A1
O2-A2
F7-A1
F8-A2
T3-A1
T4-A2
T5-A1
T6-A2
Fz-A2
Cz-A2
Pz-A2
EOG

1秒　　　　　50 μV

図 2-15-1　来院時の脳波

基準電極導出では，高振幅の律動的な 3 Hz の δ 波が両側同期性に前頭中心部優位に出現している．前頭極の脳波と眼球運動は同位相となっている．

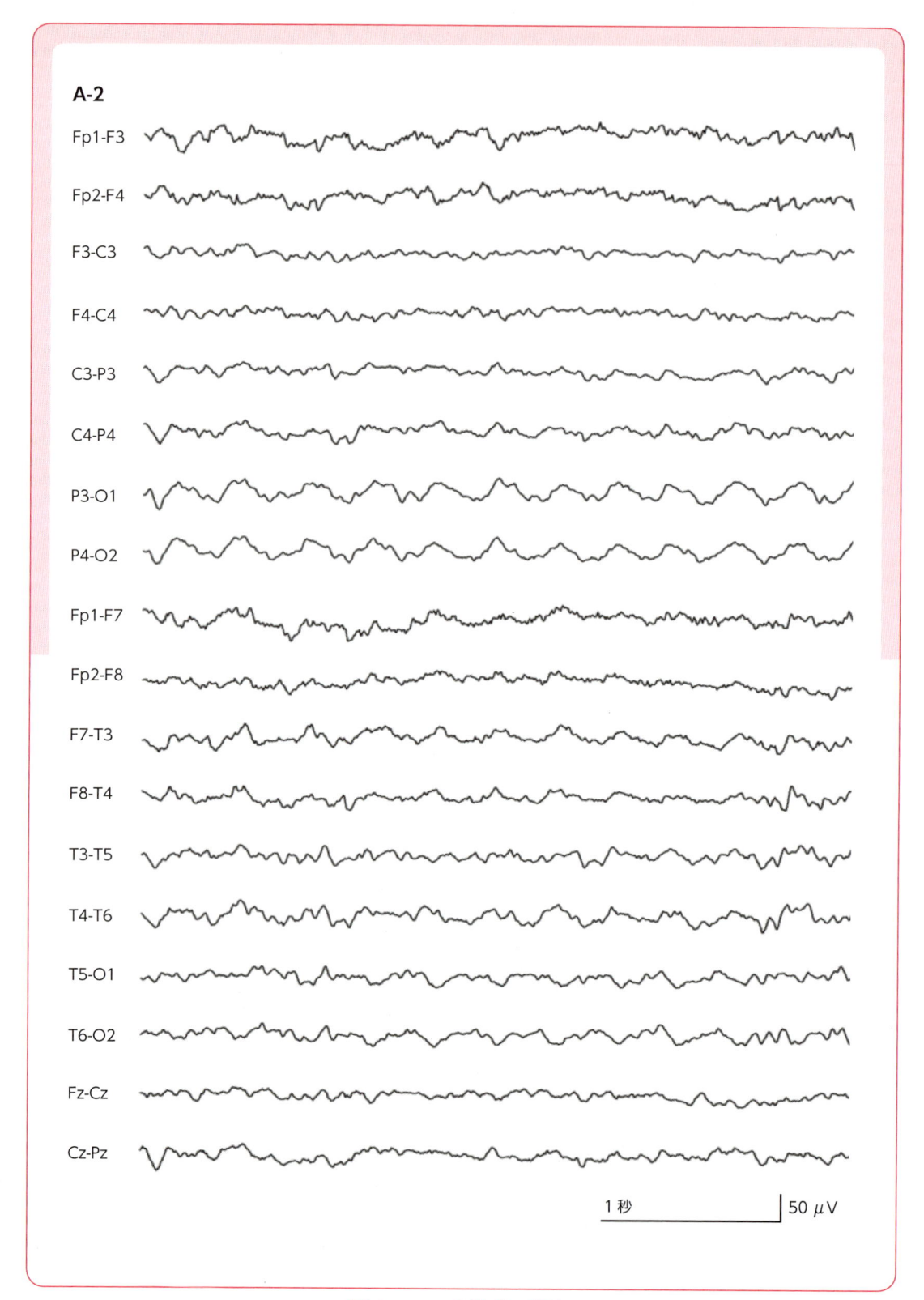

図2-15-2　来院時の脳波

A-1と同時刻の縦の双極導出では，後頭・側頭部優位に律動性δが出現している．一方，正中中心部は等電位である．"end of chain phenomenon"から判断すると，傍矢状部では後頭部（O1，O2）が最大である．側頭部では位相逆転があり，T5，T6が最大と考えられる．

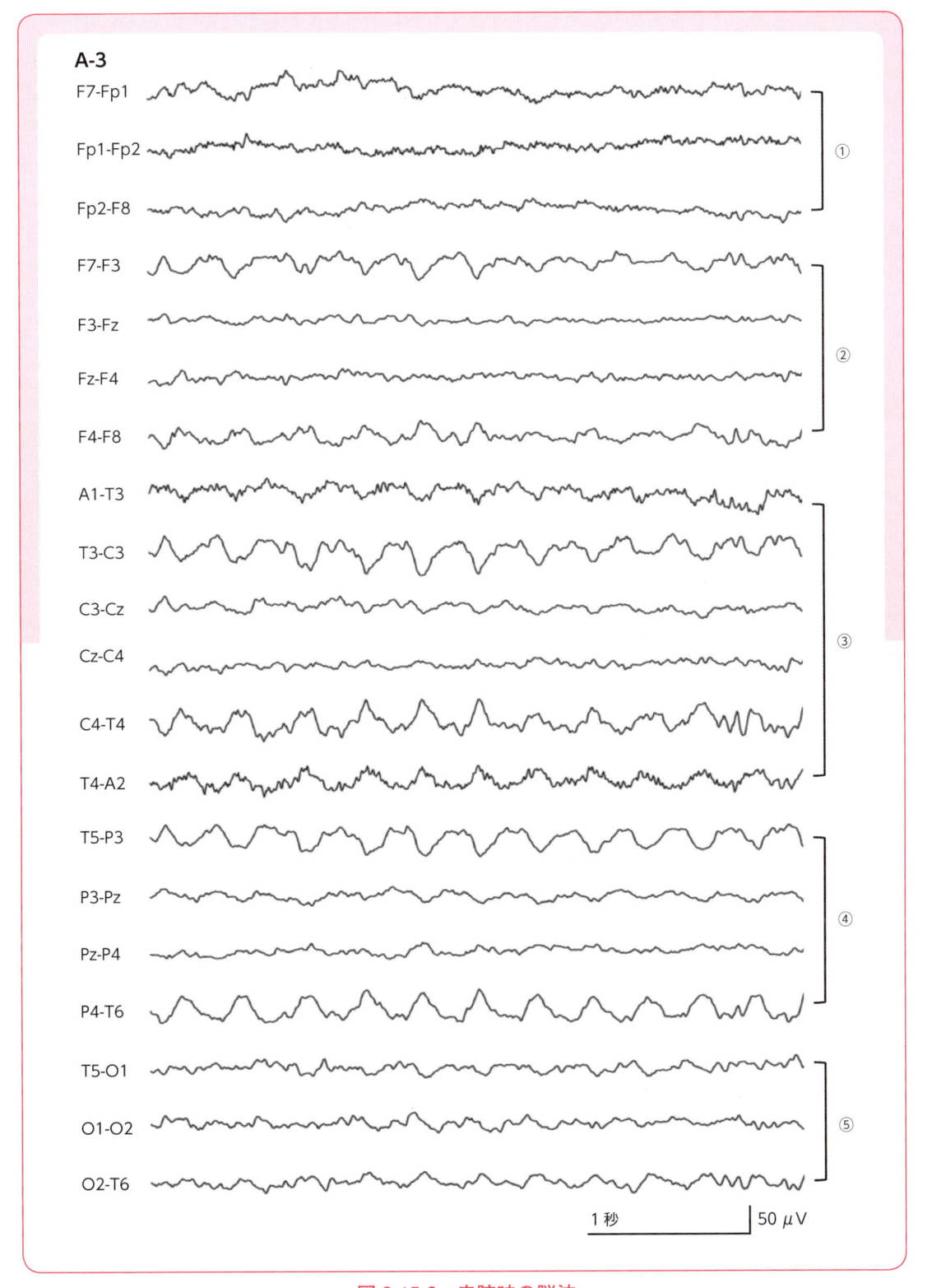

A-3

F7-Fp1
Fp1-Fp2
Fp2-F8 ①

F7-F3
F3-Fz
Fz-F4
F4-F8 ②

A1-T3
T3-C3
C3-Cz
Cz-C4
C4-T4
T4-A2 ③

T5-P3
P3-Pz
Pz-P4
P4-T6 ④

T5-O1
O1-O2
O2-T6 ⑤

1秒　　　　50μV

図 2-15-3　来院時の脳波

A-1 と同時刻の横の双極導出である．①の列を見ると，F7，Fp1，Fp2，F8 は等電位である．②の列を見ると，F7>F3，F8>F4 で，F3，Fz，F4 はほぼ等電位である．③の列では，A1>T3，A2>T4 で，C3，Cz，C4 はほぼ等電位である．④の列では，T5>P3，T6>P4 で，P3，Pz，P4 はほぼ等電位である．⑤の列では，T5>O1，T6>O2 である．以上から，正中部を中心とする電極には真の電位はなく，側頭部～後頭部に拡がる電位があると考えられる．

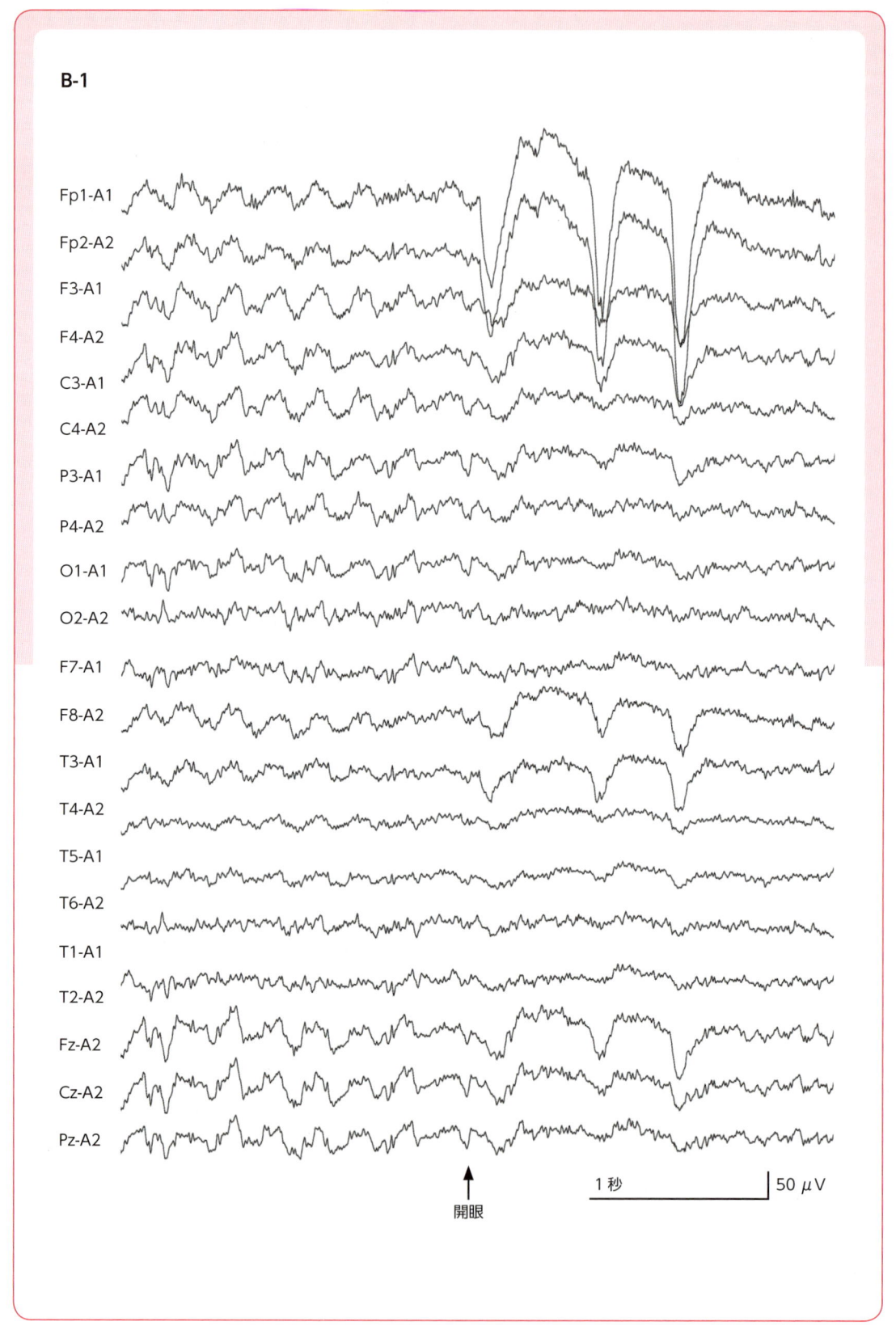

B-1

Fp1-A1

Fp2-A2

F3-A1

F4-A2

C3-A1

C4-A2

P3-A1

P4-A2

O1-A1

O2-A2

F7-A1

F8-A2

T3-A1

T4-A2

T5-A1

T6-A2

T1-A1

T2-A2

Fz-A2

Cz-A2

Pz-A2

開眼

1秒　　　　50 μV

図 2-15-4　来院時の脳波

異常律動δの開眼に対する反応性は良好で，抑制される．

症例から学ぶ： 本例の脳波のポイントは，基準電極導出（**A-1**）でみられた両側同期性・前頭中心部優位に出現している律動的な δ 波が，脳波なのか眼球運動なのか，もし脳波ならどういう性状の脳波なのかです．まず，前頭極の脳波と眼球運動は同位相となっているので，眼球運動でなく脳波であることは間違いありません（総論 2 章〈p.9〉参照）．そこで，**A-1** の脳波をよく見ると，電位分布は，T5=A1，T6=A2 です．また，同時刻の縦の双極導出（**A-2**）では，"end of chain phenomenon" から O1＞P3，O2＞P4 です．横の双極導出（**A-3**）では，A1＞T3，A2＞T4，T5＞P3，T6＞P4 です．以上から，正中部を中心とする電極には電位はなく，耳朶の活性化により見かけ上，前頭中心部優位に δ が見えたと考えました．

テーマ： 後頭部徐波律動

原著に学ぶ： Aird RB, Gastuat Y: Occipital and posterior electroencephalographic rhythms. Electroenceph clin Neurophysiol, 11: 637-656, 1959.

要旨： 約 8,000 例の患者と 500 例の正常者において，後頭部徐波の特徴と臨床との相関を検討した．4 種類の律動あるいは波形を認めた．1）徐 α 異型律動 slow alpha variant は，1％ 以下の異常脳波，0.2％ の正常者に認められた．50％ に感情の不安定性を認めた．恐らく，生理的な活動である．2）3～4 Hz の後頭部徐波（若年者後頭部徐波）は，50％ で非対称性であり，棘波様に見えることがある．典型的には 6～25 歳の若年者にみられた．脳の発達と成熟を反映していると考えられた．3）正弦波様の徐波（3～4 Hz）で，かなり長時間出現する．1％ の患者でみられた．60％ に頭部外傷歴があり，感情の不安定性や自律神経症状も認めた．何らかの病的状態との関連が示唆された．4）小発作に伴う 3 Hz の高振幅徐波バーストは，3 Hz 棘徐波複合と緊密な関係があった．0.5％ の患者でみられた．

脳波所見： オリジナルの画質が悪く判読しにくいが（**図 2-15-5**），後頭部徐波律動が開眼で抑制され，閉眼すると出現することを示している．

文献に学ぶ： Petersén I, Sörbye R: Slow posterior rhythm in adults. Electroenceph Clin Neurophysiol 14: 161-170, 1962.

要旨： 約 11,000 例の患者から 17 例（20～64 歳）の後頭部優位の徐波律動を認めた．その周波数は 2.5～4.5 Hz（3.5～4 Hz が中心）で，振幅は最大 70～80 μV で，多くは 50 μV 前後であった．この律動性活動の特徴は，既報告に一致していた．最大観察で 11 年余にわたり，認められた．覚醒の程度に応じた脳波活動を特に注意して観察した．臨床診断は多岐にわたっていた．精神的あるいは自律神経失調症の症状があり，30％ に胃・十二指腸潰瘍の既往があった．光，音に対する刺激反応性は良好で，睡眠時に消失する．徐 α 異型律動も混在する．視床病変との関連性があるかもしれない．

脳波所見： 3.5 Hz の律動性徐波が側頭・後頭優位に両側同期性，対称性にかなり長い時間出現している（**図 2-15-6**）．

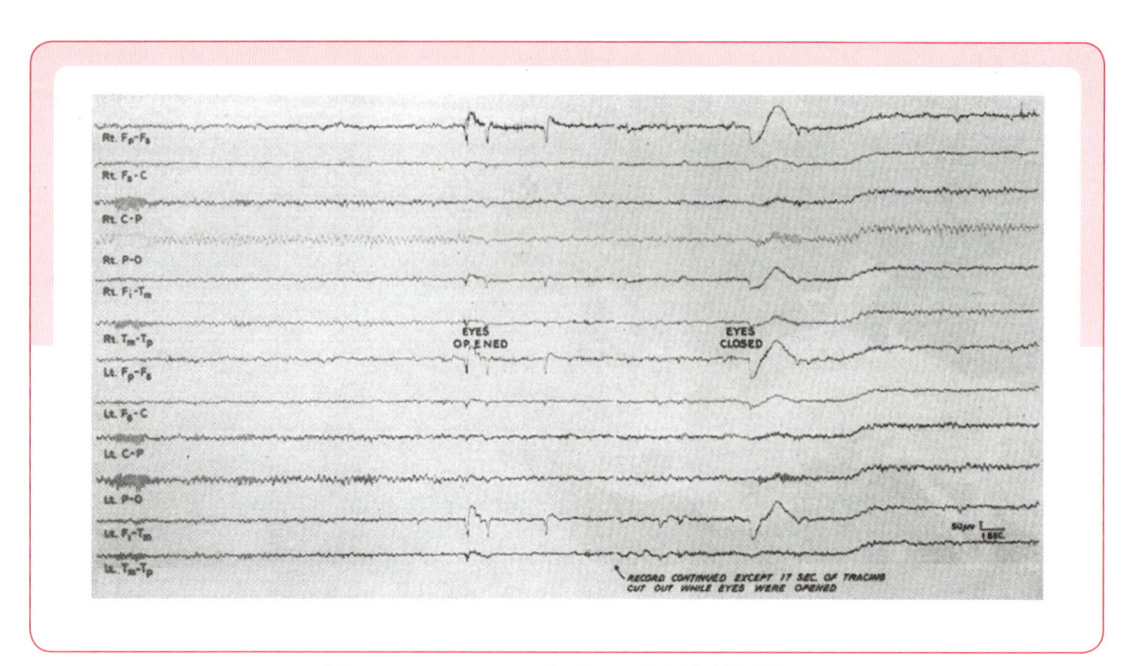

図 2-15-5　Aird らが報告した後頭部徐波律動

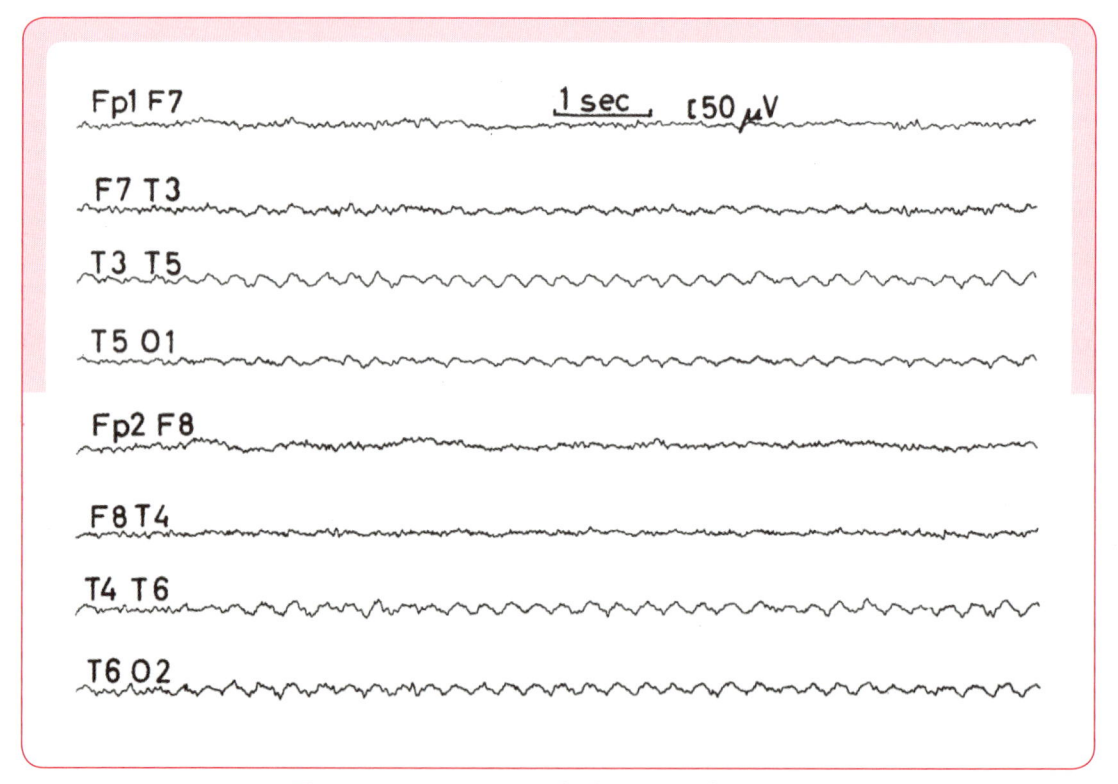

図 2-15-6　Petersén らが報告した後頭部徐波律動

16章 低血糖 hypoglycemia

症 例	58歳，女性
主 訴	異常行動

現病歴 1型糖尿病を29歳で診断され，以後インスリン治療を受けた．たびたび低血糖になり，手のしびれやふるえ，冷や汗が出たら栄養ドリンクを飲む，ということで対応していた．52歳頃から異常行動が目立つようになってきた．具体的なエピソードとしては，1）なんとなくおかしくなり，家の中や店内を徘徊する，2）意味のわからないことを口走ったり，叫んだりする，「う〜っ」と唸ったりする，3）飛行機に搭乗したぐらいから記憶がなく，降りる際に手荷物を取らずに出ていった，4）ベランダや風呂場で排便する，5）呼びかけに対する反応が鈍い，6）眼球上転し，咬舌，流涎を伴う強直間代けいれん（1度のみ）といったものがあった．いずれも，本人には記憶がない．異常行動がみられた際に，血糖を測定すると低いことが多かったが，低血糖症状が出ないことも多かった．月1回のペースで異常行動がみられたため，近医を受診し，てんかんと診断され，カルバマゼピンが開始された．しかし，効果に乏しく，途中でバルプロ酸やレベチラセタム，ラモトリギンが追加された．レベチラセタム，ラモトリギンでふらつきが出たこと，また薬の費用がかさむことから57歳時，通院を1年間自己中断した．その間，抗てんかん薬の服薬はしていなかったが，低血糖症状はあるものの異常行動はみられなかった．58歳になり，発作が再燃しはじめ通院を再開．脳波異常を認めたため，抗てんかん薬を再開した．今回，精査目的で紹介となった．

家族歴 特記事項なし．

神経学的所見 異常なし．

脳波所見 脳波ビデオモニタリングを施行し，意識変容時の脳波を解析した．突発性異常所見はなく，背景活動の著明な徐波化を認めた（図 2-16-1）．ブドウ糖静注後，脳波所見は改善した（図 2-16-2）．

診 断 低血糖発作

テーマ：低血糖発作

症例に学ぶ：低血糖と脳波所見

　個人差が大きく血糖値との相関が乏しいのが特徴です．初期の脳波変化として，過呼吸負荷への感受性が高まります．高振幅不規則 δ あるいは律動性 δ 活動が出現し，終了後も変化が遷延します．50〜80 mg/dL レベルになると，背景活動の徐波化（$\alpha \rightarrow \theta$）が起こります．40 mg/dL 以下になると θ，δ 主体となり，FIRDA や突発波も出現します．昏睡状態になると脳活動は著明に抑制され，平坦になります．一方，多少の高血糖では脳波に影響しません．ケトアシドーシスでは，背景活動の徐波化（$\alpha \rightarrow \theta$，$\delta$）がみられ，非ケトン性高浸透圧性昏睡では，突発波が出現します．

解説：低血糖症状は血糖値によって異なり，軽度であれば空腹感やあくび，倦怠感や頭痛，集中力の低下です．さらに低血糖が進むと冷汗，動悸，顔面蒼白などの自律神経症状がみられるようになり，重度になると異常行動，意識障害，けいれんなどの中枢神経症状が出現します．中枢神経症状は，てんかんの症状と類似しており，ときに鑑別を要します．

文献に学ぶ： Verrotti A, et al: Seizures and type 1 diabetes mellitus: current state of knowledge. Eur J Endocrinol 167: 749-758, 2012.

要約： 1型糖尿病では，てんかんを合併する率が高い．低血糖による皮質の興奮・抑制の不均衡，エネルギー供給低下によるアミノ酸放出，抗GAD抗体による免疫学的機序などが考えられている．

● 参考文献

1) Kaplan PW: The EEG in metabolic encephalopathy and coma. J Clin Neurophysiol 21: 307-318, 2004.

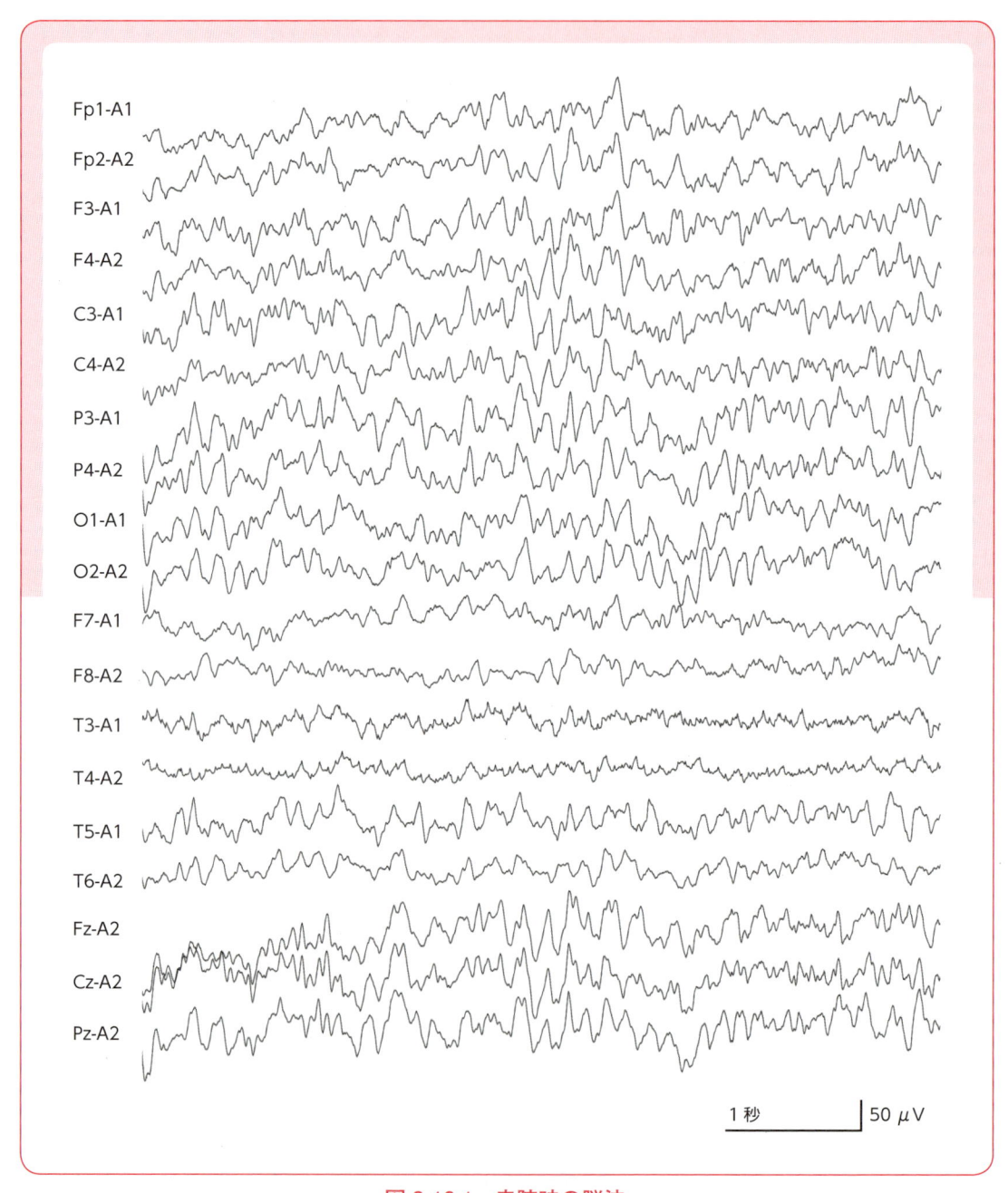

1 秒　　50 μV

図 2-16-1　来院時の脳波

脳波モニタリングで意識変容がみられた際の脳波所見．背景活動の徐波化が目立っているが，明らかなてんかん性異常波はみられない．血糖値は 36 mg/dL.

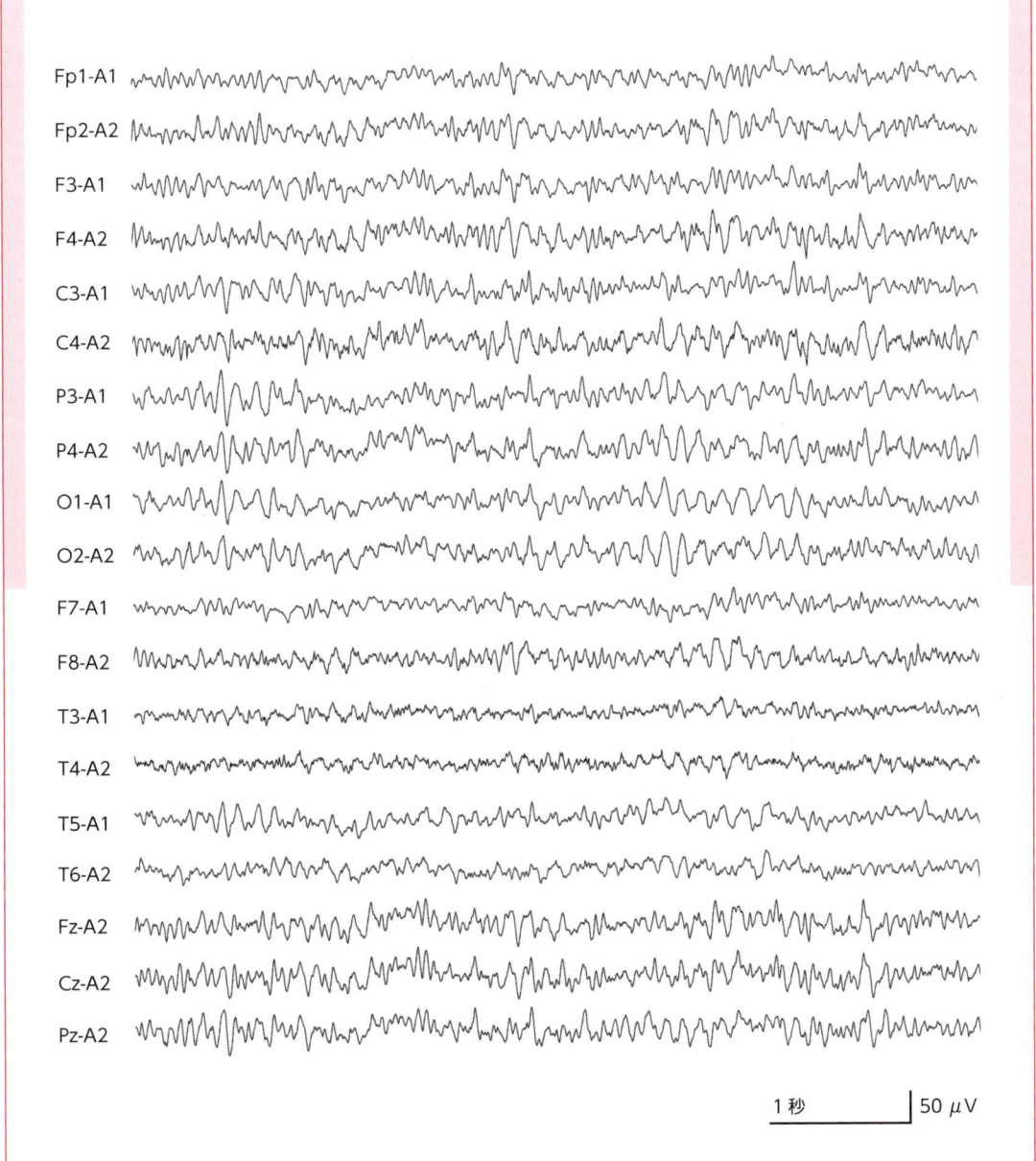

Fp1-A1

Fp2-A2

F3-A1

F4-A2

C3-A1

C4-A2

P3-A1

P4-A2

O1-A1

O2-A2

F7-A1

F8-A2

T3-A1

T4-A2

T5-A1

T6-A2

Fz-A2

Cz-A2

Pz-A2

1秒　　　　　　　│50 μV

図 2-16-2　来院時の脳波

ブドウ糖静注後，意識レベルが改善した際の脳波所見．徐波がほぼ消失した．

17章 高Ca血症 hypercalcemia

症 例	70歳，男性
主 訴	意識障害

現病歴 55歳時に左前頭葉脳膿瘍を発症し，以後脳病変に起因する難治性症候性てんかんに対して抗てんかん薬5剤（バルプロ酸800 mg，フェニトイン300 mg，カルバマゼピン700 mg，クロナゼパム0.5 mg，レベチラセタム250 mg）を服薬していた．第2腰椎圧迫骨折後のリハビリ入院中にぼんやりとした状態となり，声掛けをすれば覚醒して応答するが，拒否的な態度が強く精神的にも不安定な状態となり，転倒を繰り返すようになった．頭部CTでは新規病変を認めず，左上下肢のわずかな振戦があったため，てんかん重積状態が疑われて搬送されてきた．

現 症 失見当識，保続，右不全片麻痺，ミオクローヌスを認めた．採血で，Ca 14.2 mg/dL，BUN 85.9 mg/dL，Cr 5.92 mg/dLであり，高Ca血症とそれに伴う腎不全を認めた．骨粗鬆症に対して投与されていたビタミンD製剤が高Ca血症の原因薬剤と考えられたため中止し，補液を行って，高Ca血症は消失した．意識状態，脳波所見とも改善した．

既往歴 小児期からの右不全麻痺

テーマ： 高Ca血症

症例に学ぶ： 本例の脳波所見は優位律動の徐波化でした（**図2-17-1**）．開眼に対する反応性は保たれており，中等度の代謝性脳症の状態でした．

解説： 他院に入院中で，もともとてんかんで治療を受けていたため，意識障害はてんかん発作のためではないかと判断されて紹介受診となりました．脳波でてんかん性異常はなく，代謝性脳症の可能性が強いという返事をしました．あらためて紹介先の病院で採血し直したところ，高Ca血症が見つかりました．これはもともと前医で行っていた採血にCaが項目に入ってなかったためです．

ポイント： 高Ca血症は，副甲状腺機能亢進症，腎不全，悪性腫瘍の浸潤などでみられます．Caが13 mg/dL以上になると，背景活動の徐波化が起こります．まれに三相波やFIRDAも観察されます．

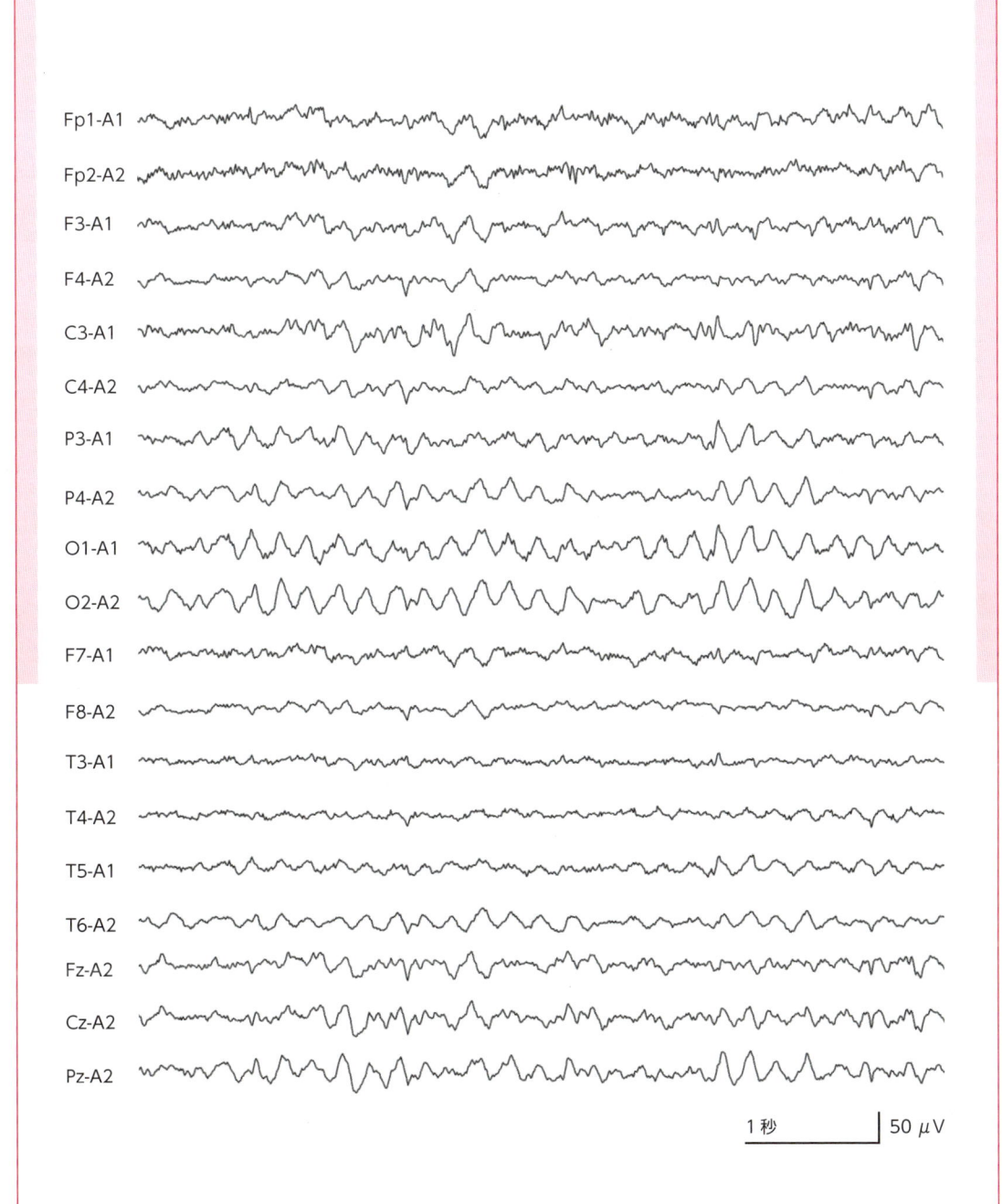

図 2-17-1　来院時の脳波

優位律動の徐波化を認める．開眼に対する反応性は良好であった．突発性異常は認めない．

高 Ca 血症の脳波

　以下の文献を参考にしてください．高 Ca 血症では，背景活動の徐波化，高振幅徐波群発，三相波がみられます．低 Ca 血症では，棘波がみられることがあります．

原著に学ぶ：Swash M, Rowan AJ: Electroencephalographic criteria of hypocalcemia and hypercalcemia. Arch Neurol 26: 218-228, 1972.

要旨：甲状腺摘出による副甲状腺機能低下の1例（62歳，女性）では，初期に低 Ca 血症を呈し，その後医原性の高 Ca 血症となった．種々の血中 Ca レベルでの脳波を2人の医師が事前に合意した基準を基に判読を行った．血中 Ca レベルに応じた脳波所見が得られた（**図 2-17-2〜5**）．高振幅徐波は高 Ca 血症の特徴であったが，低 Ca 血症では重症にならないと認められなかった．棘波は低 Ca 血症でみられたが，三相波は高 Ca 血症のみで認められた．臨床症状に対して脳波の改善は遅れた．この判読方法を他の Ca 代謝障害の患者に応用するとその有用性が確認された．

文献に学ぶ：Kaplan PW: The EEG in metabolic encephalopathy and coma. J Clin Neurophysiol 21: 307-318, 2004.

要旨：α 昏睡，紡錘波昏睡，三相波が代謝・内分泌疾患ではよく報告されている．原因がはっきりとしている場合は，脳波は予後の判定に有用である．脳波所見は，疾患の原因に関して特異性はないが，あるパターンは診断に有用である．例えば，三相波は，肝性脳症や腎不全でよくみられる．紡錘波昏睡は脳幹機能の低下を示唆する．脳波は精神疾患と器質的疾患の鑑別に有用であり，非けいれん性てんかん重積状態（NCSE）の鑑別にも重要である．また，皮質及び皮質下機能障害に関するおおまかな情報を与えてくれる．

ポイント：低血糖や電解質異常時の脳波所見が系統的に解説されています．

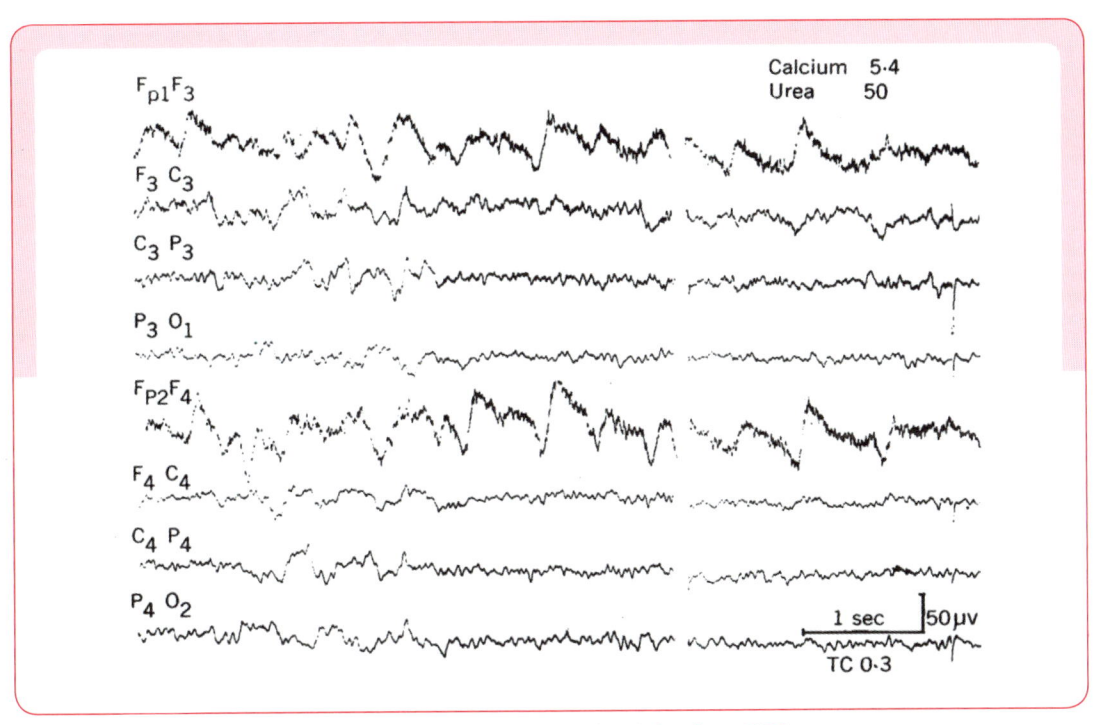

図 2-17-2　低 Ca 血症時（入院当日）の脳波

前日に3回全般けいれんが起こった．背景活動は保たれているが，徐波群発を認めた．

（Swash M, Rowan AJ: Electroencephalographic criteria of hypocalcemia and hypercalcemia. Arch Neurol 26: 218-228, 1972 より）

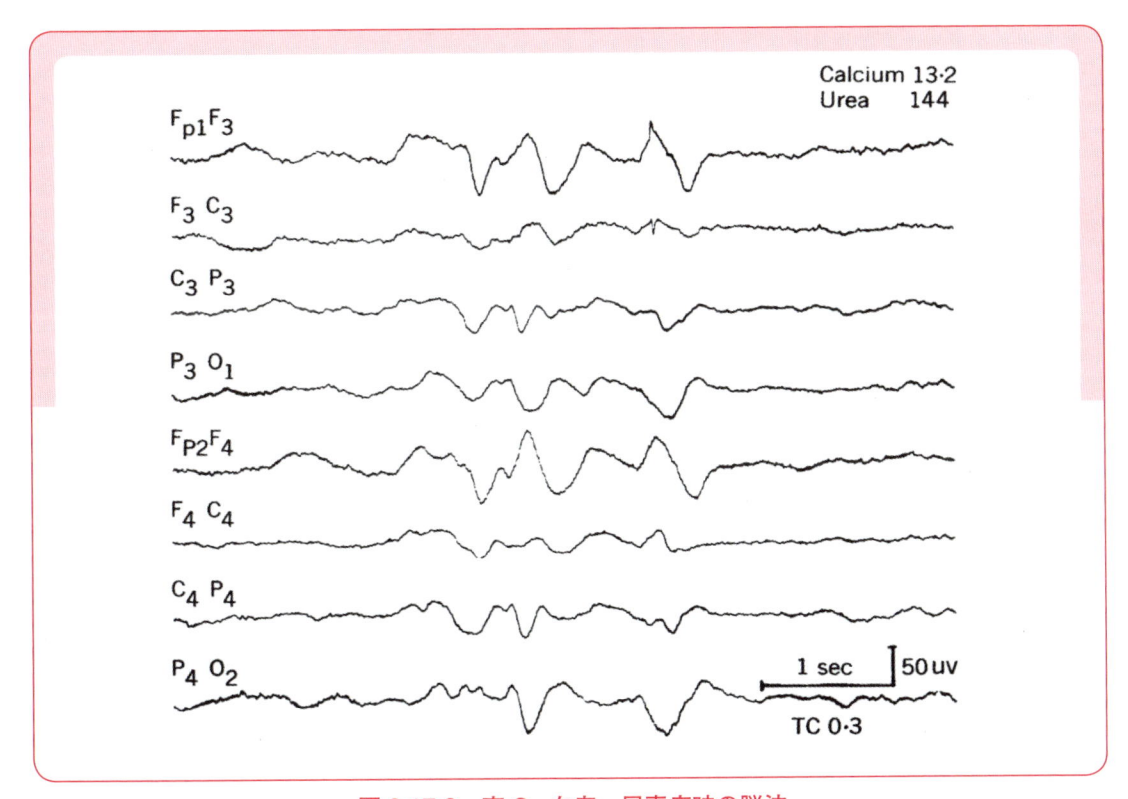

図 2-17-3　高 Ca 血症・尿毒症時の脳波

徐波の群発を認める．

（Swash M, Rowan AJ: Electroencephalographic criteria of hypocalcemia and hypercalcemia. Arch Neurol 26: 218-228, 1972 より）

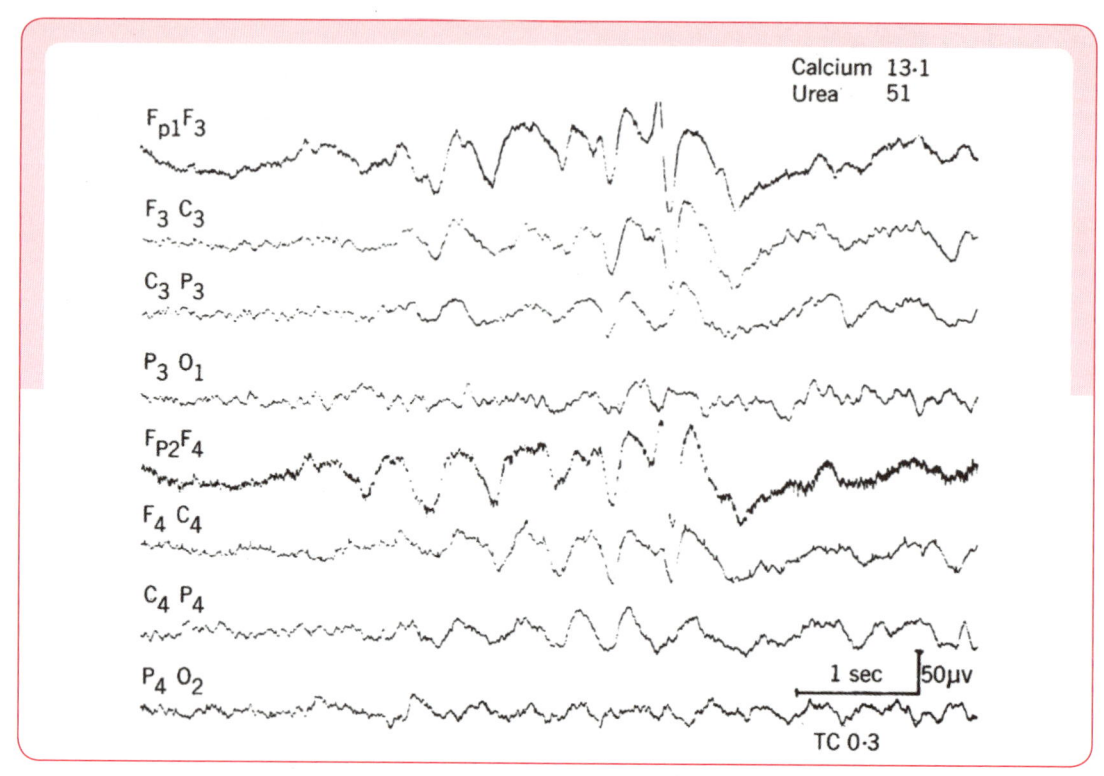

図 2-17-4　高 Ca 血症時の脳波

徐波群発のみ認める.

（Swash M, Rowan AJ: Electroencephalographic criteria of hypocalcemia and hypercalcemia. Arch Neurol 26: 218-228, 1972 より）

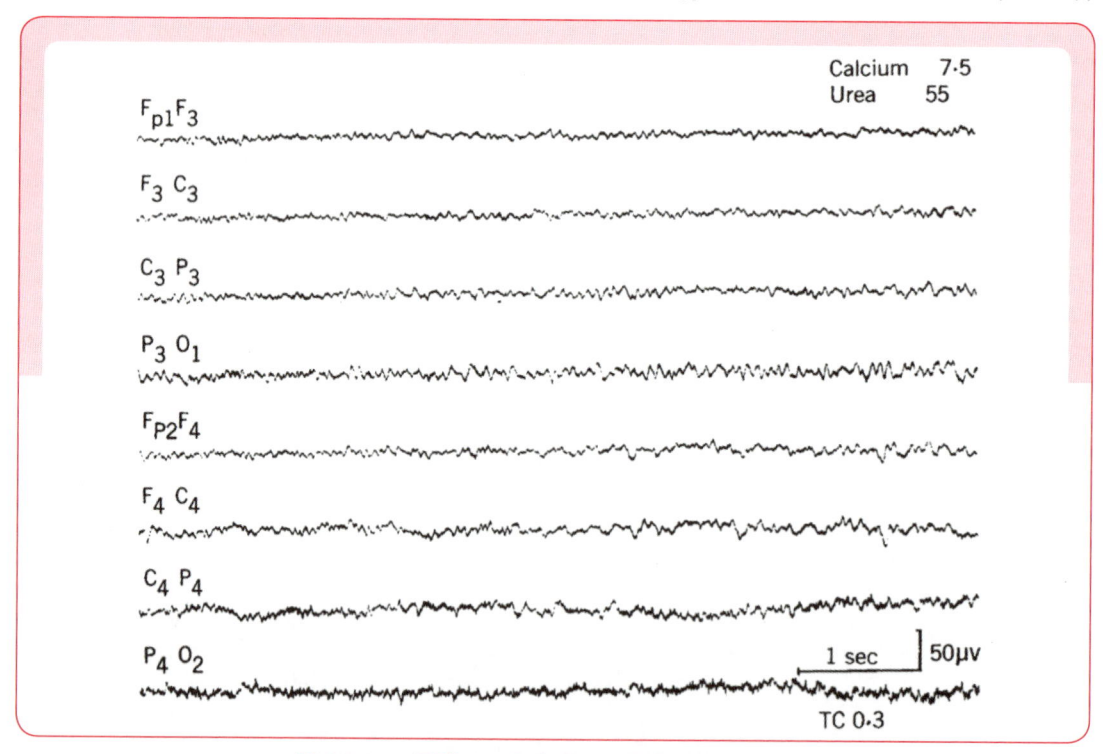

図 2-17-5　正常 Ca 血症が 10 週続いた時の脳波

徐波の群発は消失し，所見は正常化している.

（Swash M, Rowan AJ: Electroencephalographic criteria of hypocalcemia and hypercalcemia. Arch Neurol 26: 218-228, 1972 より）

18章 ウェルニッケ脳症
Wernicke encephalopathy

症例	55歳，女性
現病歴	アルコール飲酒，低栄養，るい痩のある患者．失見当識はなく，質問に答えることはできるが，今一つはっきりしない．後に質問すると脳波計測時のことは，ぼんやりと思い出せる程度であった．神経学的には複視，体幹失調を認め，ビタミンB_1は正常範囲だが低めの31 ng/mL（正常値 24〜66 ng/mL）であった．
脳MRI	中脳水道周囲，両側視床内側部，両側尾状核頭，小脳虫部に左右対称の淡い高信号域を認めた．
脳波所見	優位律動は9 Hzの中等度振幅のα波だが，8 Hzも混入し，組織化不良を認める（図2-18-1）．優位律動は，開眼では抑制されるが（図2-18-1），光刺激に対する反応性は低下している（図2-18-2）．非突発性異常として，前方優位の不規則徐波が間欠性に出現する（図2-18-2）．中等度異常の覚醒時記録で，全般性の軽度〜中等度の脳機能障害がある所見．

テーマ：ウェルニッケ脳症

症例に学ぶ：ビタミンB_1欠乏による脳症です．一般的に，眼球運動障害，運動失調，精神症状の3つの兆候を示します．橋中心髄鞘崩壊症などの致命的な合併症を伴う可能性もあります．脳波所見では，病初期には正常範囲ですが，後期には非特異的な所見として優位律動の徐波化がみられます．

● 参考文献

1) Sechi GP, Serra A: Wernicke's encephalopathy: new clinical settings and recent advances in diagnosis and management. Lancet Neurol 6: 442-445, 2007.

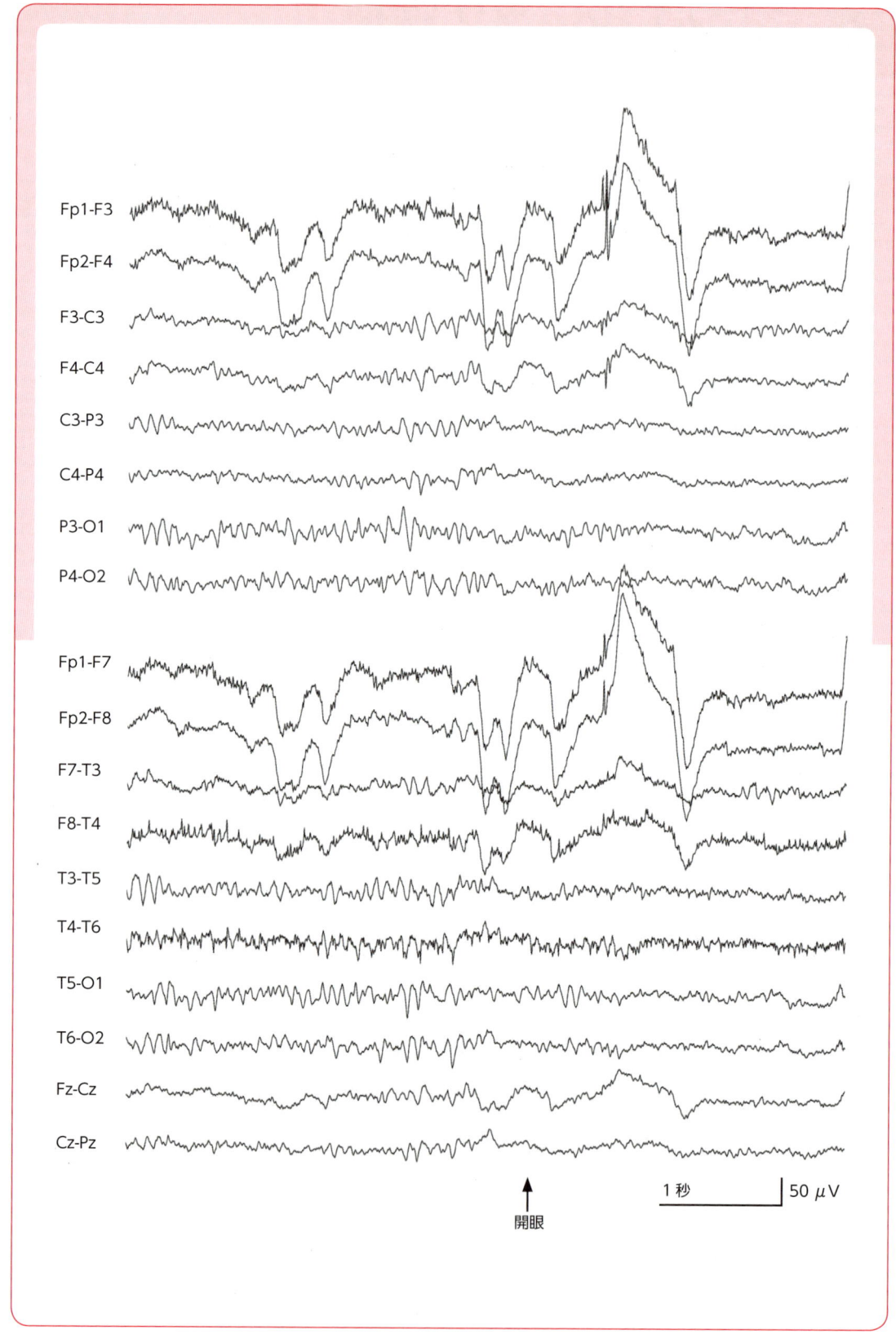

図 2-18-1　来院時の脳波

優位律動の周波数は 9 Hz 前後であるが，8 Hz も含まれ，組織化はあまりよくない．開眼に対しては抑制される．

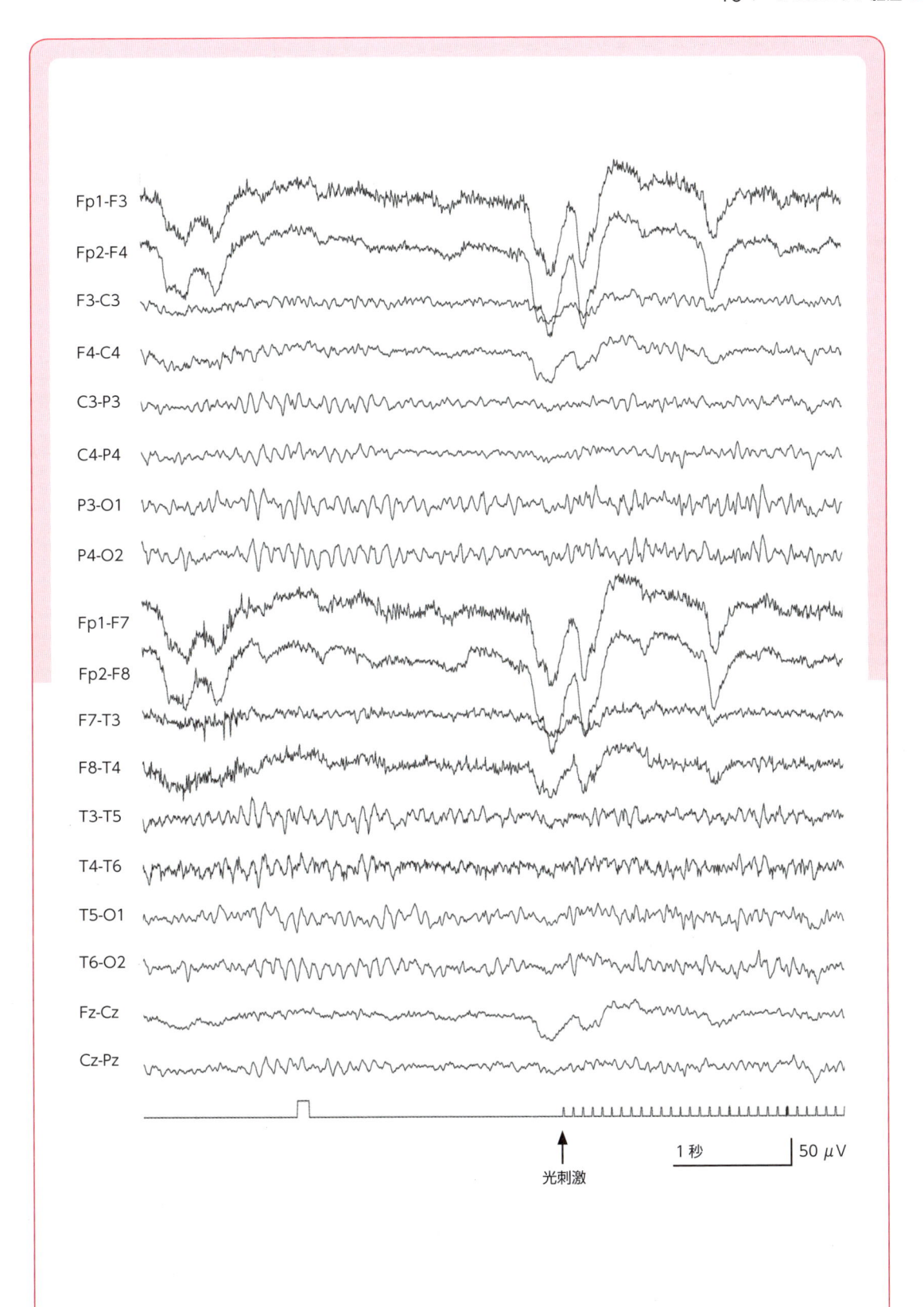

図 2-18-2　来院時の脳波

優位律動は，光刺激に対して抑制されない.

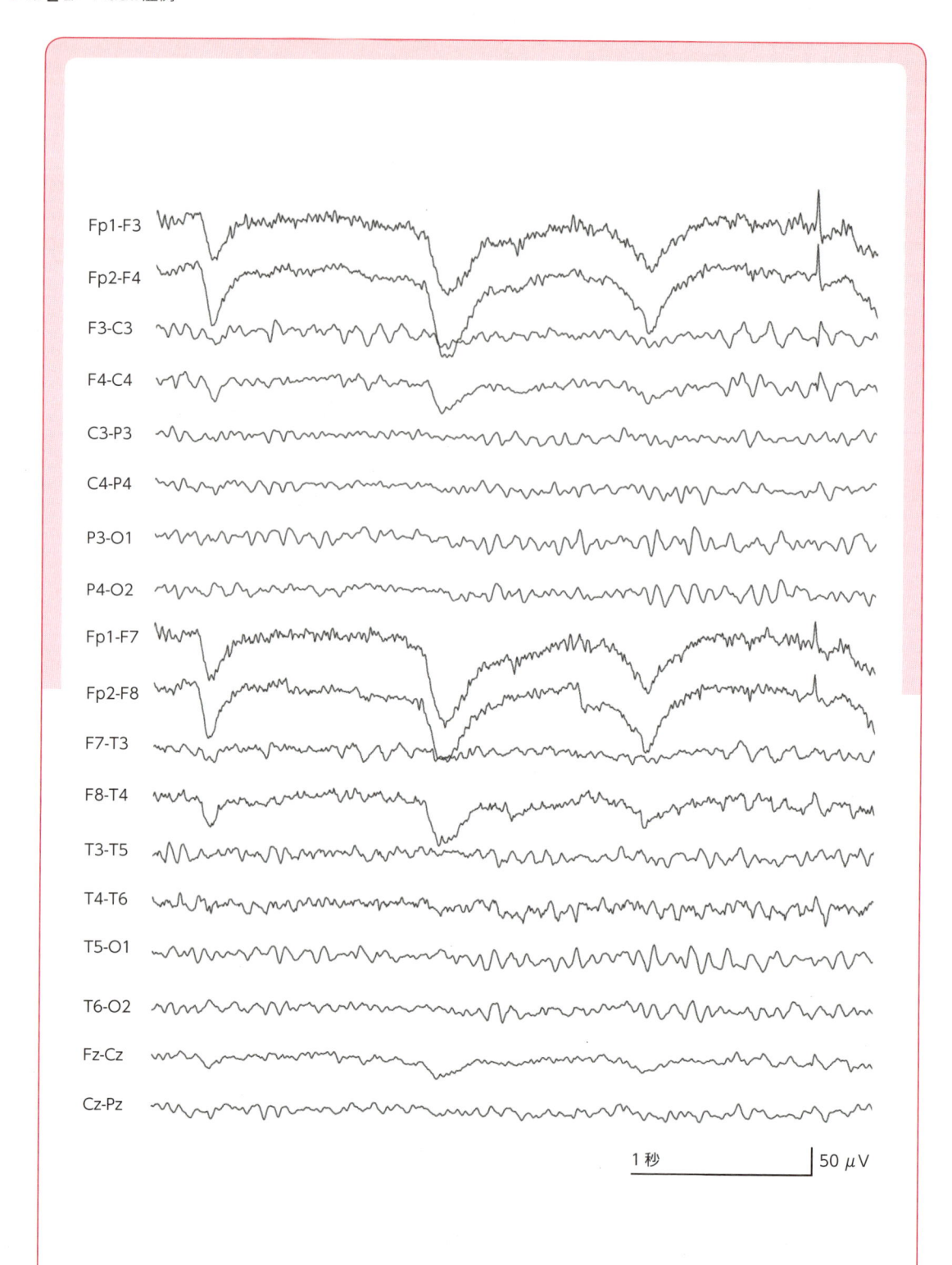

図 2-18-3　来院時の脳波

患者が協力的ではないので，眼球運動や電極のアーチファクト（Fp1，Fp2）が混入する．間欠的に前方優位に θ（6〜7 Hz）が重畳する．

19章 橋本脳症 Hashimoto's encephalopathy

症例	27歳，女性

現病歴 視界が右側に傾き，身体も右に傾く感じがしたので，10分くらい横になっていたら良くなった．翌日，近くのクリニックを受診し，脳MRI検査するも異常なし．帰宅して玄関のところで記憶がなくなった．数分後，玄関でうつ伏せになっているところを親に発見されたが，その後全身けいれんしたため救急搬送された．病院に居るところからの記憶はある．1週間後，総合病院で脳波検査を行って異常があると言われたが，原因不明と言われた．翌週，受診した．

神経学的所見 四肢深部腱反射軽度亢進以外異常所見なし．

既往歴 熱性けいれん1回．

家族歴 特記事項なし．

脳MRI 白質にT2高信号域が散在．

髄液検査 異常なし．

脳血流SPECT 異常なし．

脳波所見 中等振幅の8〜9Hzの後頭部優位の優位律動を認めるが，組織化不良である．開眼や光刺激に対して反応性も不良（図2-19-1,2）．非突発性異常として，頻回に前頭部優位の高振幅律動性δ活動（3.3Hz）を認める（図2-19-3）．頻回に前頭部優位の高振幅律動性θ活動（6〜7Hz）を認める（図2-19-4）．左優位で，左右側頭部に独立して間欠性の高振幅δ活動を認める．明らかな突発性異常は認めない．過呼吸にて，前頭部優位の高振幅律動性δ活動や左右側頭部の高振幅δ活動とも増加した．中等度の全般性脳機能障害を認める．左優位に両側側頭部の機能障害を認める（図2-19-5）．明らかなてんかん性放電は認めない．何らかの脳症の存在を示唆する所見．

経過 側頭葉てんかんとして抗てんかん薬治療を開始したが，脳波での全般性高振幅徐波に改善なく，1年後にも1週間のうちに2回の全身けいれんあり．血沈亢進，抗サイログロブリン（TG）抗体，抗甲状腺ペルオキシダーゼ（TPO）抗体陽性であり，血清抗N末端αエノラーゼ抗体陽性が判明した（福井県立医大看護福祉学部　米田誠先生測定）．

教訓 てんかん発作を生じた場合は，その原因を検索する必要がある．特に脳波で全般性の機能障害を認める場合は，脳症を来たす何らかの病因があるはずである．

テーマ： 橋本脳症

症例に学ぶ： 自己免疫性脳炎のうち，橋本脳症は比較的よくみられます．

● 参考文献

1) Davis R, Dalmau J: Autoimmunity, seizures, and status epilepticus. Epilepsia 54（Suppl. 6）: 46-49, 2013.
2) Yoneda M, Fujii A, Ito A, et al: High prevalance of serum autoantibodies against the amino terminal of alpha-enolase in Hashimoto's encephalopathy. J Neuroimmunol 185: 195-200,2007.

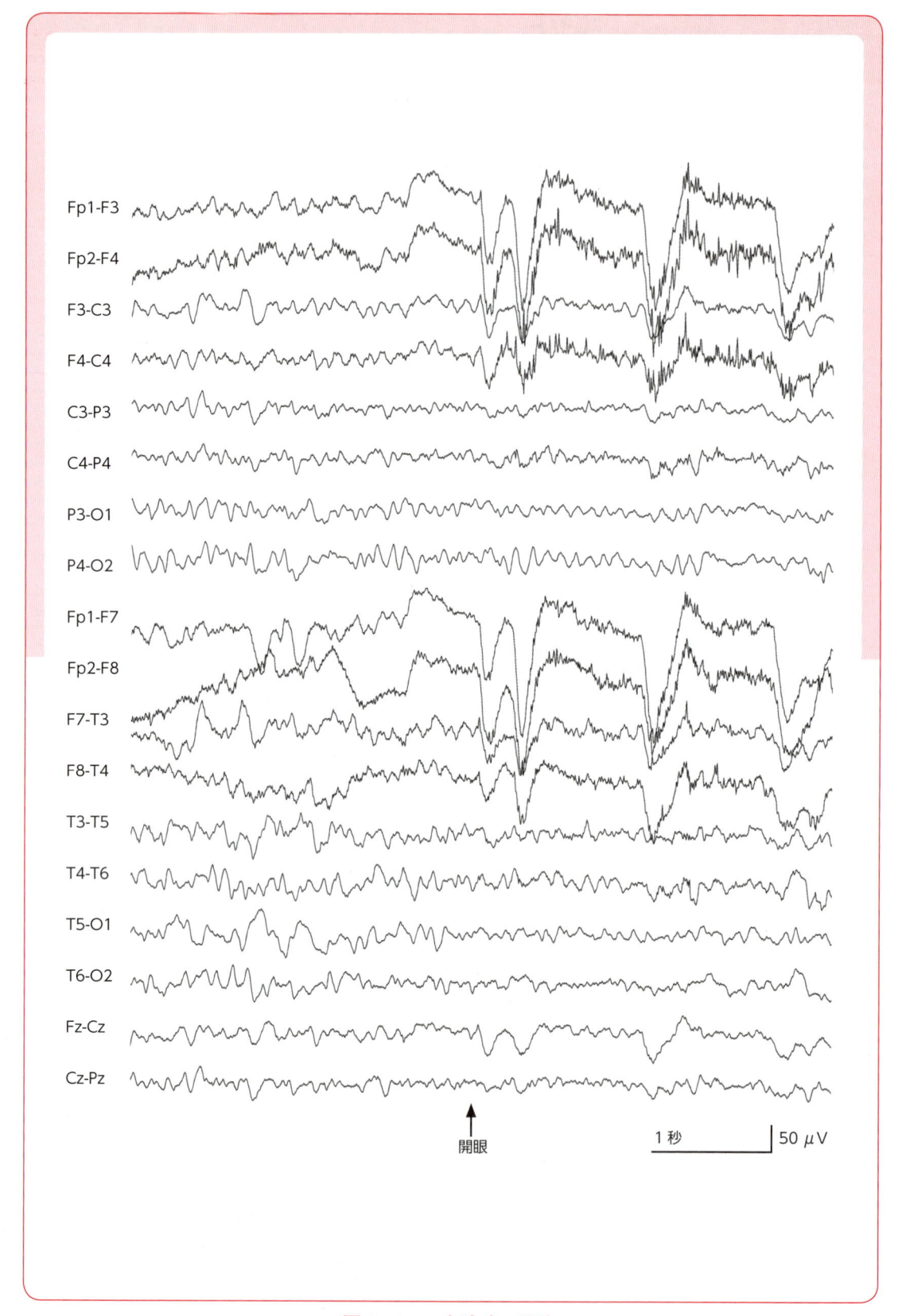

図 2-19-1　来院時の脳波

中等振幅の 8〜9 Hz の後頭部優位の優位律動を認めるが，組織化は不良である．開眼に対しても反応性が不良である．

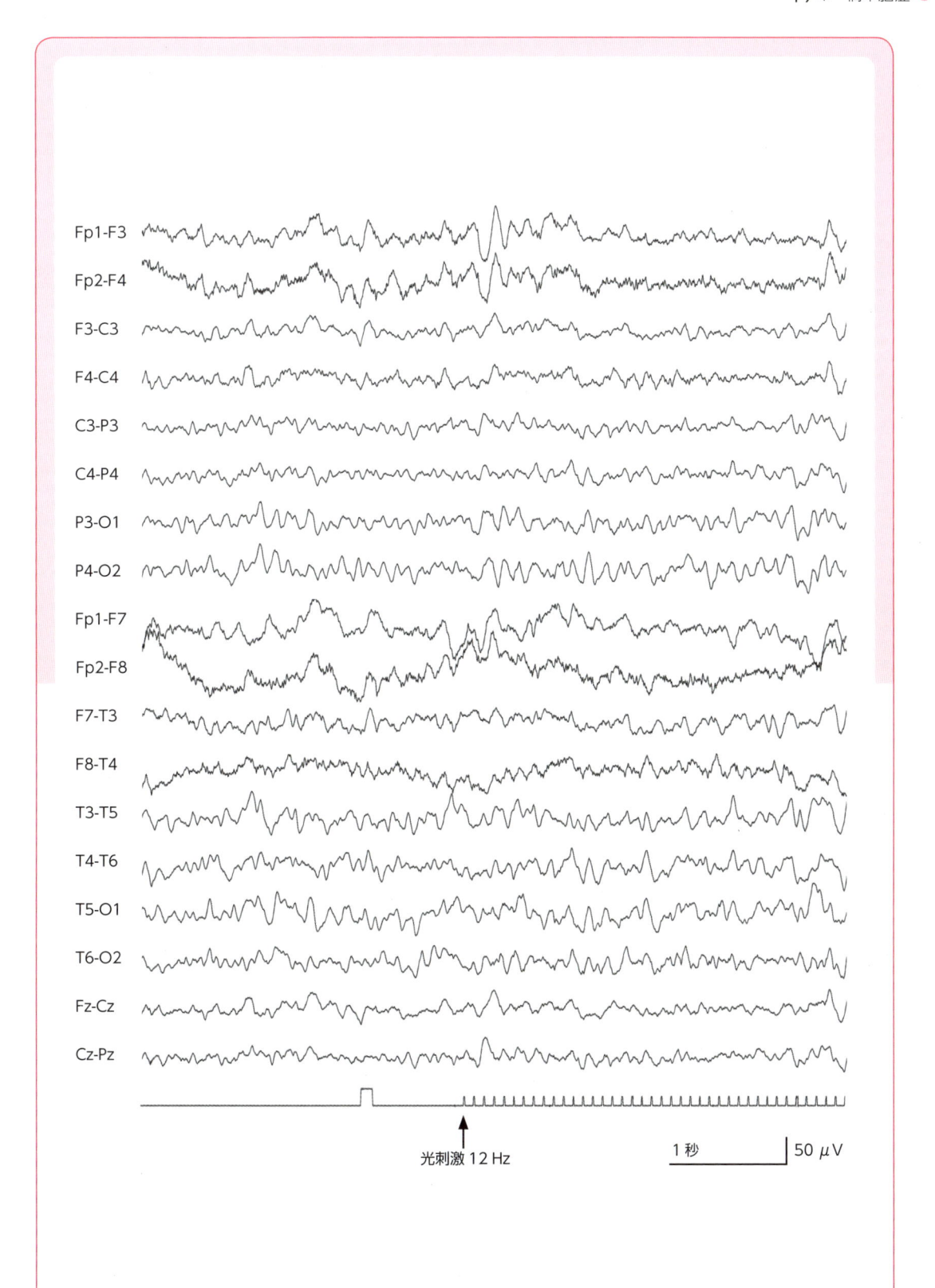

図 2-19-2　来院時の脳波

優位律動は，光刺激に対しても反応性が不良である．

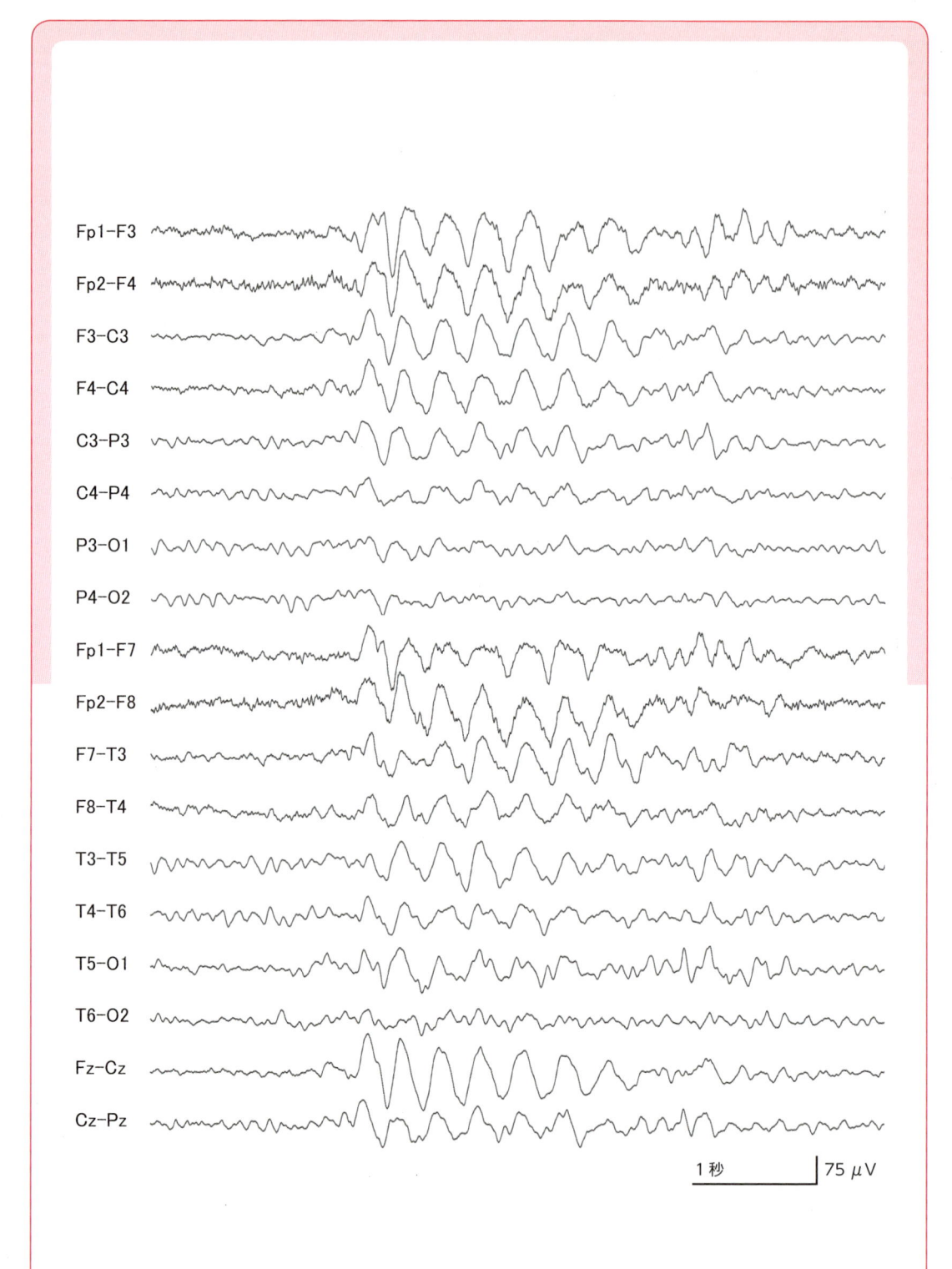

図 2-19-3　来院時の脳波

前頭部優位に両側同期性のδ活動が頻回に間欠的に出現する．高振幅のため，感度を下げての記録波形．過呼吸でこの高振幅δ活動（FIRDA）は増加した．

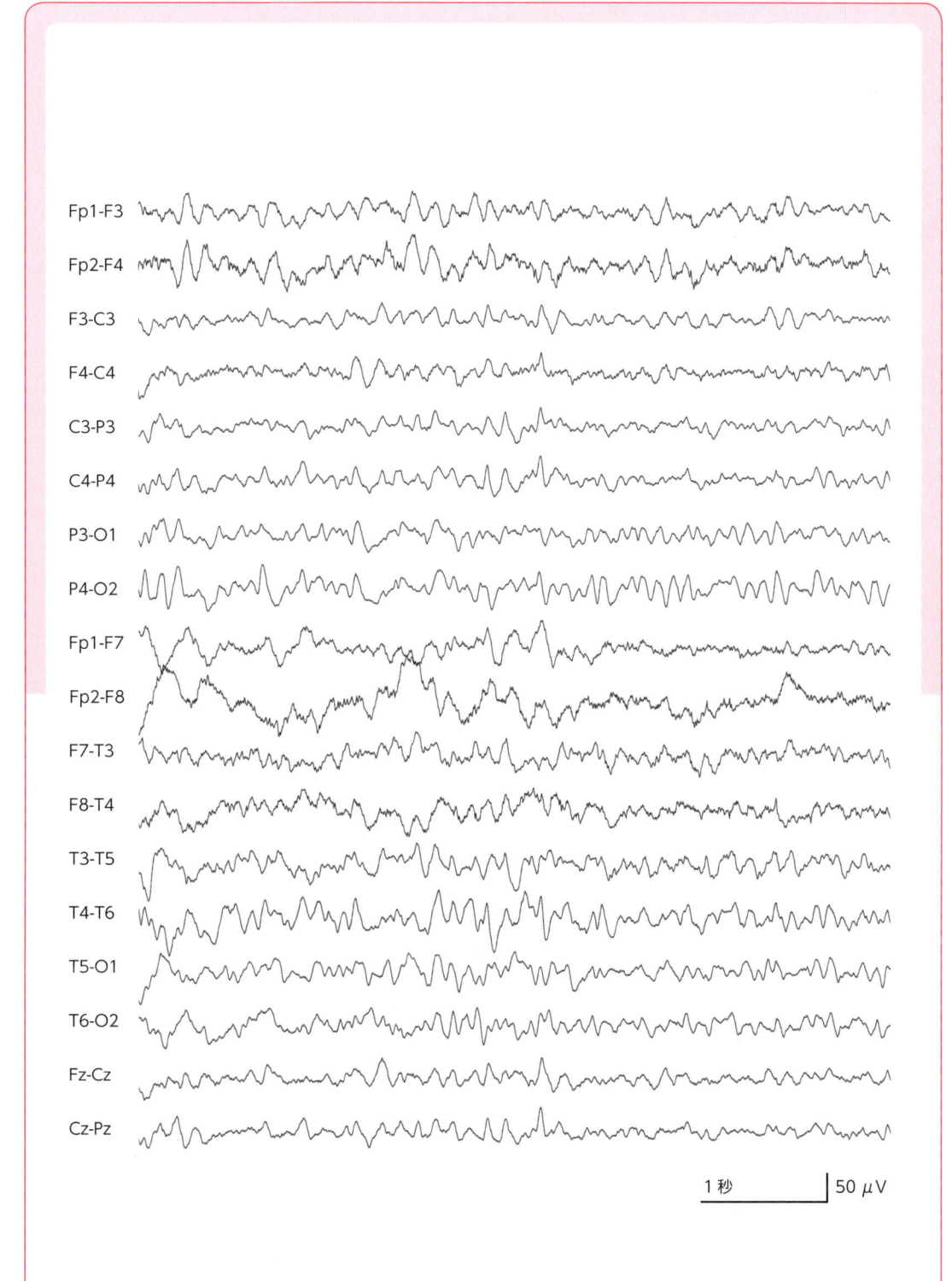

Fp1-F3
Fp2-F4
F3-C3
F4-C4
C3-P3
C4-P4
P3-O1
P4-O2
Fp1-F7
Fp2-F8
F7-T3
F8-T4
T3-T5
T4-T6
T5-O1
T6-O2
Fz-Cz
Cz-Pz

1秒　　　50 μV

図 2-19-4　来院時の脳波

非突発性異常として，頻回に前頭部優位の中〜高振幅の律動性 θ 活動（6〜7 Hz）を認める．過呼吸でこの律動性 θ は増強された．

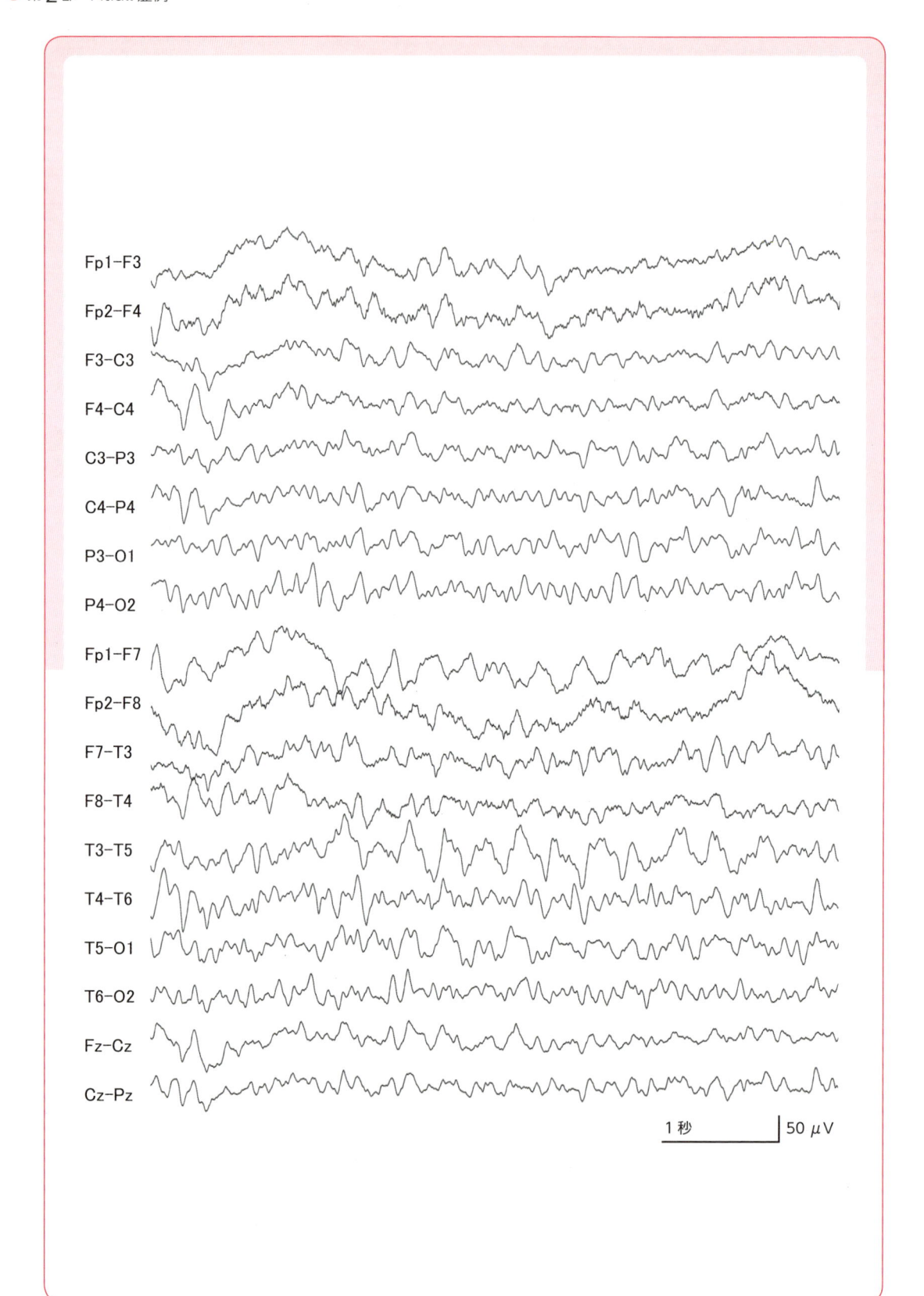

図 2-19-5　来院時の脳波

左優位で，左右側頭部に独立して間欠性の高振幅δ活動を認める．過呼吸でこの側頭部高振幅δ活動は増加した．

文献に学ぶ①：Laurent C, et al: Steroid-responsive encephalopathy associated with autoimmune thyroiditis（SREAT）: Characteristics, treatment and outcome in 251 cases from the literature. Autoimmun Rev 15: 1129-1133, 2016.

要旨：

研究背景：自己免疫性甲状腺炎に伴うステロイド反応性脳症 steroid-responsive encephalopathy and associated autoimmune thyroiditis（SREAT）は，脳症と抗甲状腺抗体で特徴づけられる．SREAT の臨床症状，予後，治療に関してシステマティックレビューを行った.

方法：2015 年までの文献検索を行った．選択基準は，抗甲状腺抗体に伴う説明しにくい脳症である.

結果：251 例（中央値 52 歳［18〜86 歳］，73% 女性，80 例［32%］は甲状腺炎が先行）．症状は，けいれん（n=117; 47%），昏迷（n=115; 46%），構音障害（n=91; 37%），記憶障害（n=107; 43%），歩行障害（n=67; 27%），被害妄想（n=61; 25%）であった．28 例（11%）は進行性の記憶障害，26 例（10%）は弧発性の精神疾患であった．血清では，34% で抗 TPO 抗体陽性，7% は抗 TG 抗体陽性で，69% は両方陽性であった．TSH レベルは大体正常であった（2 UI/mL ［0.001〜205］．CSF では 10/53 例（19%）で抗 TPO 抗体陽性，抗 TG 抗体は 2/53 例（4%），28 例（53%）で両方が陽性であった．脳波所見は，82% が異常で，脳症に矛盾しないびまん性の徐波化（70%）あるいはてんかん性異常（14%）であった．第一選択治療は，ステロイドで 193 例に使われ，他の免疫抑制剤は 10 例であった．12ヵ月（中央値）の経過観察［0.2〜110ヵ月］で，91% の患者は完全寛解ないし部分的な反応を示した．その抗体値は，抗 TPO 抗体が 347 UI/mL ［0〜825,000]），抗 TG 抗体が 110 UI/mL ［0〜50,892]）であった．経過観察中，40 例（16%）は少なくとも 1 回の再発が起こった．再発は初期に昏睡状態を呈した患者に多かった．抗 TG 抗体のみの陽性例は，比較的予後が良かった.

結論：原因不明の脳症では SREAT を疑い，早急にステロイド治療を考慮すべきである.

文献に学ぶ②：Schäuble B, et al: EEG findings in steroid-responsive encephalopathy associated with autoimmune thyroiditis. Clin Neurophysiol 114: 32-37, 2003.

要旨：

目的：Hashimoto 甲状腺炎によるステロイド反応性脳症の脳波所見を解析する.

方法：17 例（M:F=5:12，27〜84 歳）の 51 回の脳波記録と臨床症状をレビューした.

結果：全例で軽度〜重度の全般性徐波化を認め，これは脳症に対応する臨床重症度と相関した．他の所見として三相波，てんかん性異常，光筋原反応，光突発反応を認めた．経過を追えた 13 例の脳波では，徐波化が 7 名，正常化が 6 名であった．8 例ではミオクローヌスを認めたが，脳波との関連はなかった．脳波と臨床症状はステロイド治療で改善した．脳症が再燃すると，脳波には対応する異常が見られた.

結論：ステロイド反応性橋本脳症の脳波所見は，主に徐波化であり，これは脳症の重症度と相関する．病気の臨床経過と脳波所見は平行しており，脳波所見が改善すると臨床症状は軽くなり，脳波所見が悪化すると症状も悪化する.

意義：脳波はステロイド反応性橋本脳症の中枢神経障害の程度を反映するので，評価と経過観察に役立つ．さらに，臨床経過が良好か悪化の判定や他の脳症との鑑別にも有用である.

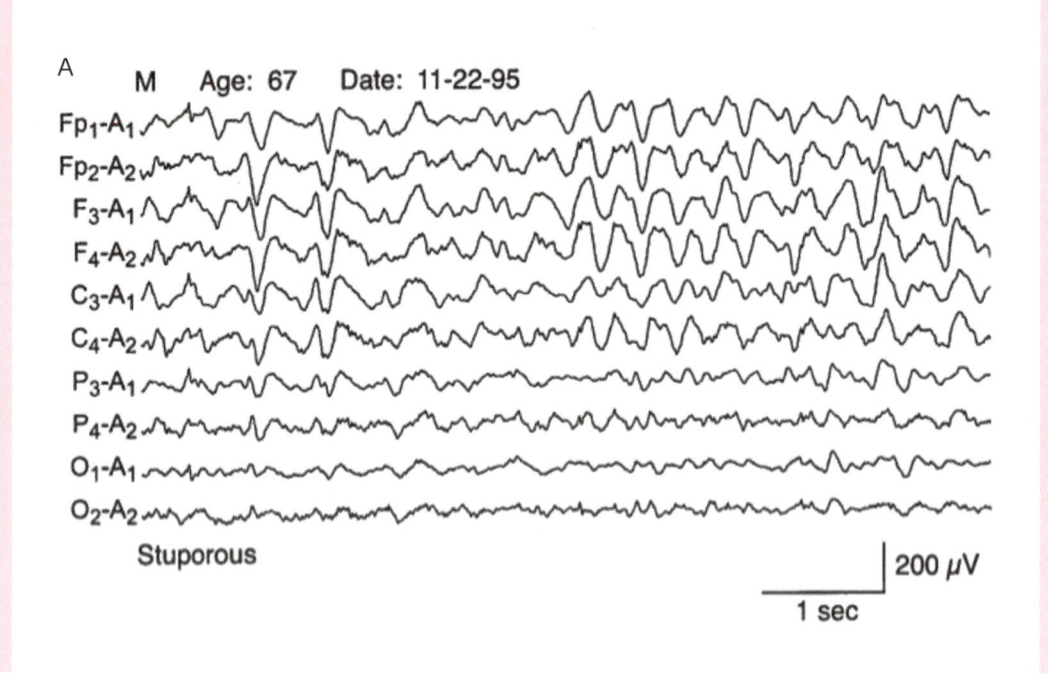

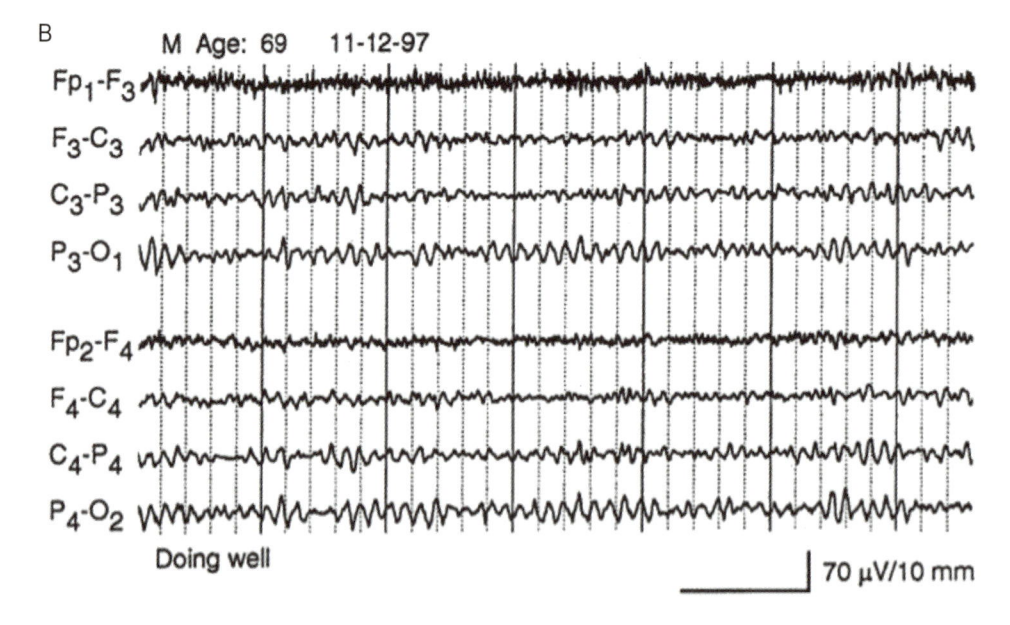

図 2-19-6　橋本脳症の脳波

A：67歳，男性．三相波を認める．B：2年後の脳波で，正常化している．

（Schäuble B, et al: EEG findings in steroid-responsive encephalopathy associated with autoimmune thyroiditis. Clin Neurophysiol 114: 32-37, 2003 より）

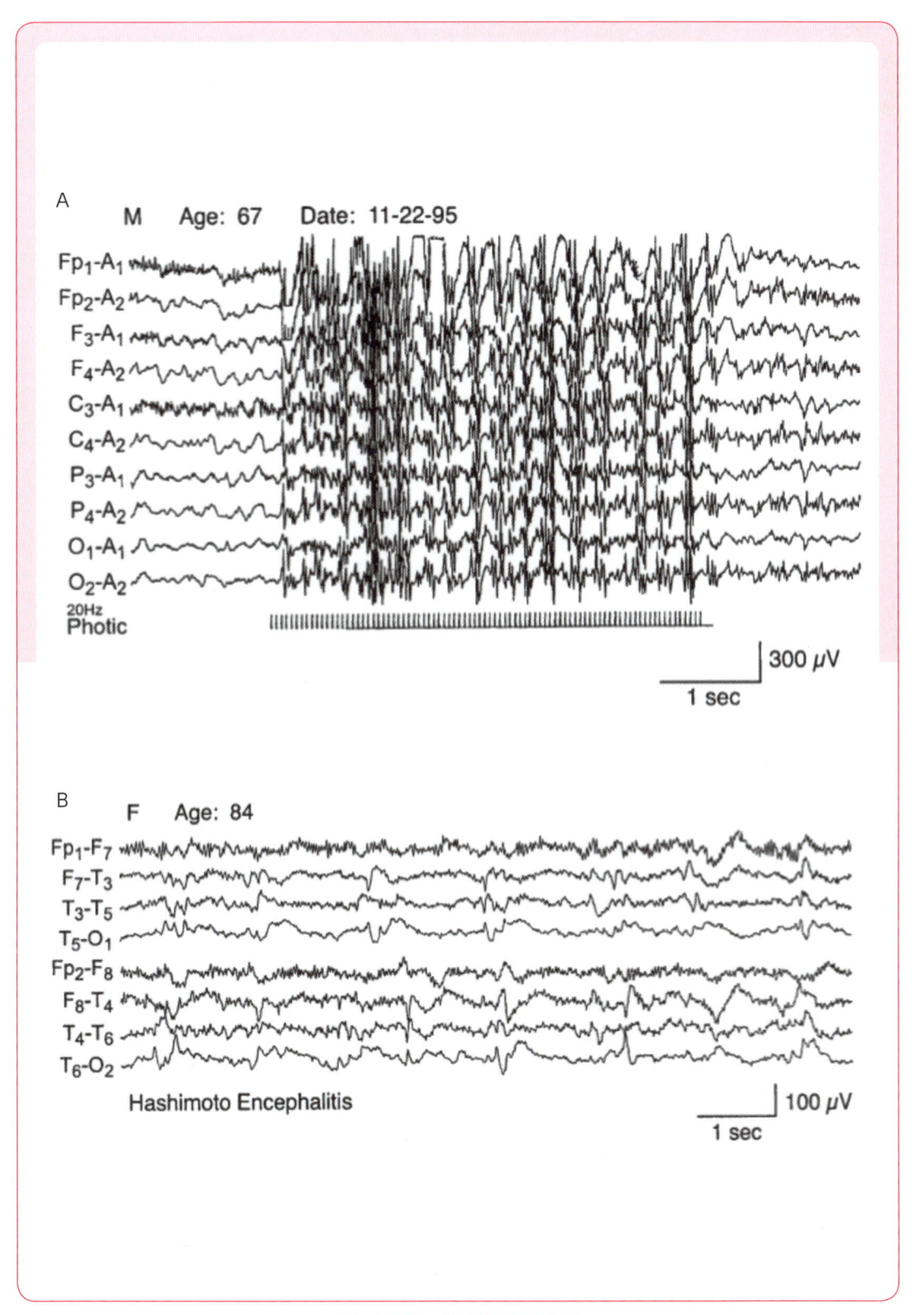

図 2-19-7　橋本脳症の脳波

A：67 歳，男性．光筋原反応．B：84 歳，女性．BiPLEDs を認める．
（Schäuble B, et al: EEG findings in steroid-responsive encephalopathy associated with autoimmune thyroiditis. Clin Neurophysiol 114: 32-37, 2003 より）

20章 全般性周期性放電 generalized periodic discharges

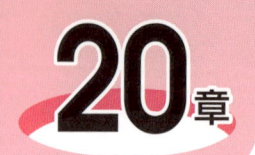

> **症例** 83歳，男性
>
> **現病歴** X年7月11日，慢性腎不全で透析を行っている患者でけいれん，意識障害を認めるとのことでコンサルトを受けた．
>
> **現症** 意識障害は JCS200 で，けいれんは認めないが，上肢にミオクローヌスと粗大振戦を認めた．翌朝の採血にて，血中尿素窒素（BUN）71 mg/dL（8〜22），Cr 12.44 mg/dL（0.6〜1.1），K 8.2 mEq（3.6〜4.9），Ca 11.6 mg/dL（8.7〜10.3）を認めた．アンモニアは未計測．内シャント狭窄による再循環で透析効率が低下していたのが原因と考えられ，ダブルルーメン留置にて透析再開．意識レベル改善し，6日後の脳波（X年7月17日）も改善した．X年10月30日，再び意識レベルが低下したためコンサルトされた．意識障害は JSC200，同日の採血にて，BUN 38 mg/dL（8〜22），Cr 7.61 mg/dL（0.6〜1.1），K 6.6 mEq（3.6〜4.9），Ca 7.4 mg/dL（8.7〜10.3）を認めた．翌朝アンモニアの計測を追加すると，316 μg/dL（<75）と高アンモニア血症も認めた．
>
> **脳波** 7月11日：背景脳波では優位律動認めず，反応性のない全般性周期性放電を認める（図 2-20-1,2）．光駆動も認めない．高度異常で，全般性脳機能障害，経過からは代謝性脳症が疑われる．
>
> 7月17日：背景脳波では低振幅7〜10 Hz の優位律動を認めるが，組織化不良で反応性も悪い（図 2-20-3）．非突発性異常として，しばしば全般性中等振幅不規則徐波，全般性中等振幅律動性θ波が間欠性に出現する（図 2-20-4）．光駆動左右差なし．過呼吸変化なし．中等度異常で，全般性脳機能障害を示唆する所見．
>
> 10月30日：7月11日と同様の所見．
>
> **注** 1回目の脳波時にも高アンモニア血症があったかもしれないが，アンモニア値は計測していない．

テーマ：代謝性脳症

症例に学ぶ：代謝性脳障害については，第3部 脳波トリビア（40：周期性脳波パターンの特徴と病因〈p.181〉，41：三相波の命名〈p.182〉）を参照してください．脳にびまん性の機能異常をきたした病態を広く脳症（encephalopathy）と言います．脳症で認められる脳の機能異常は，原因は何であれ，脳のエネルギー代謝の障害によって生じます．さまざまな病因によって起こる脳症は，広義の代謝性脳症という概念でくくることができます．脳症での脳波異常は多くは非特異的で，病因を確定する根拠とはなりません．しかし，重症度の判定や予後の推定をするための価値ある情報を提供してくれます．脳波では脳症の重症度に応じて，優位律動の徐波化，間欠性あるいは持続性δ活動，三相波，周期性放電，群発・抑制交代などを認め，最重度の場合には大脳電気的無活動（平坦脳波）となります．脳波は，無酸素脳症や肝性脳症では特に重症度の判定に有用です．亜急性硬化性全脳炎や Creutzfeldt–Jakob 病では，疾患にかなり特異的かつ特徴ある周期性放電が認められます．

解説：本例は，けいれん，意識障害を認めるとのことでコンサルトを受けました．血液生化学検査の結果や脳波所見から，代謝性脳障害と診断しました．

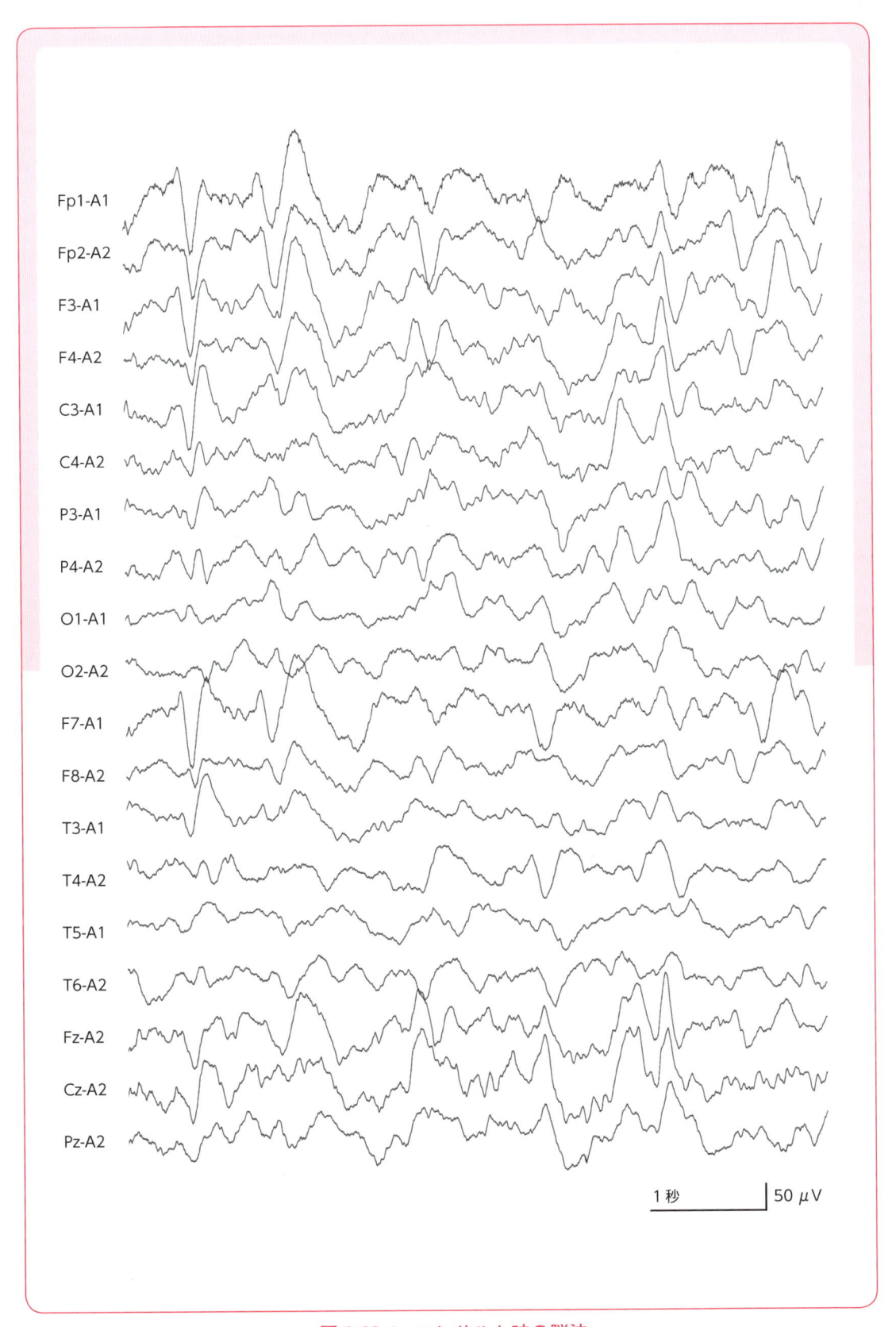

図 2-20-1　コンサルト時の脳波

背景脳波では優位律動認めず，反応性のない周期性放電を認める．一部三相波も出現している．開眼や光刺激でも反応しない．

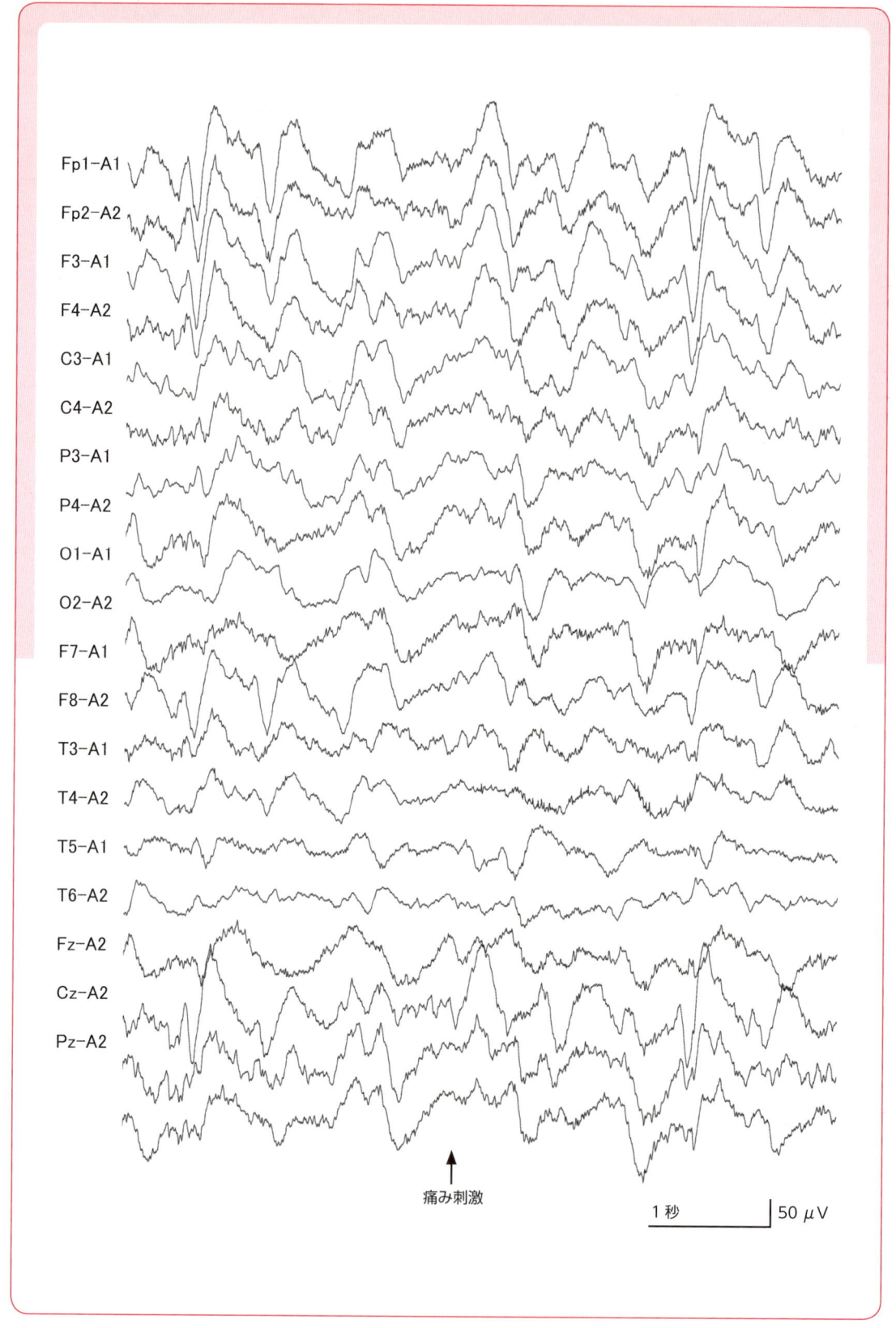

図 2-20-2 コンサルト時の脳波

痛み刺激を与えても，高振幅徐波は反応しない．

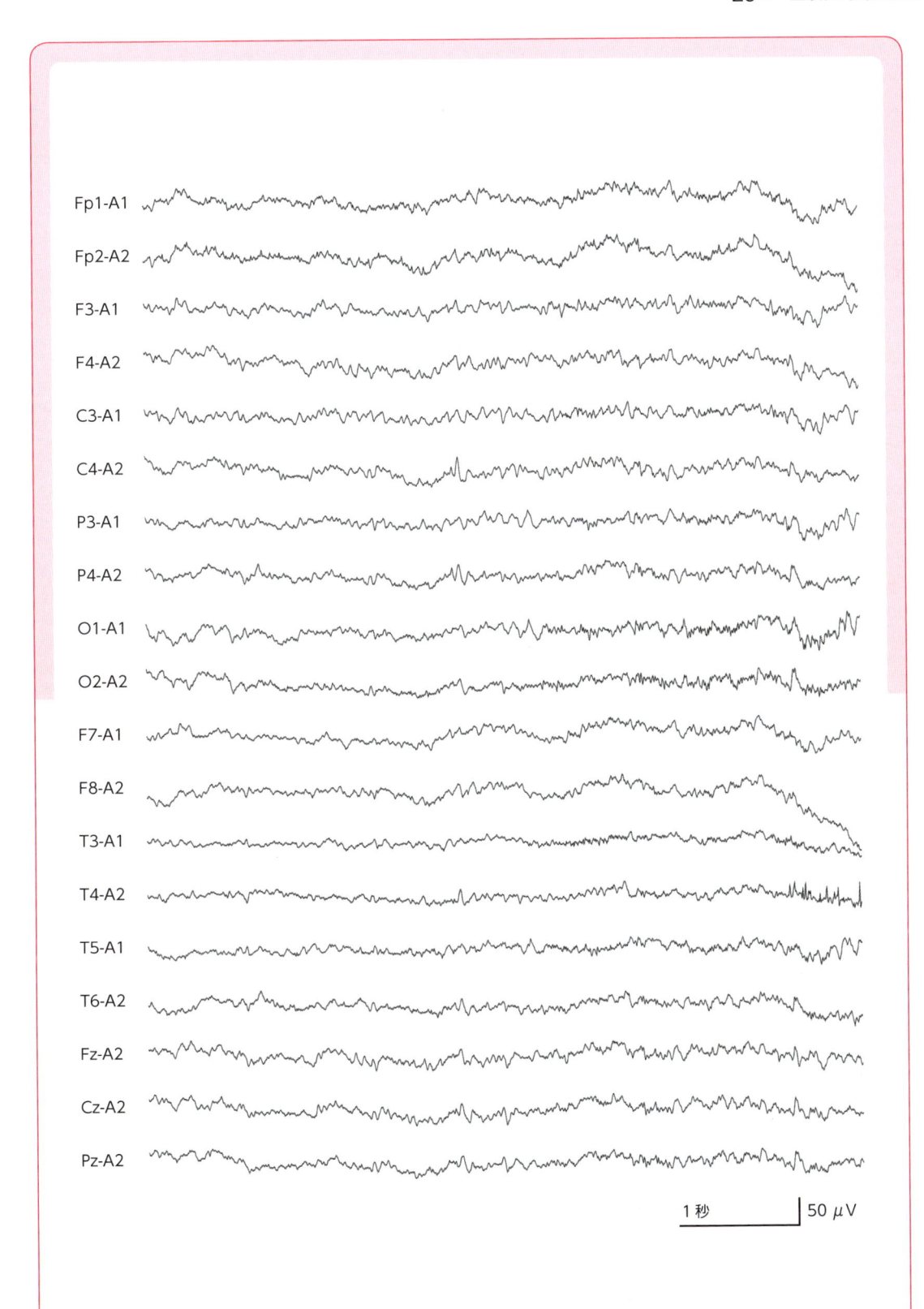

図 2-20-3　6日後の脳波

背景脳波では低振幅 7～10 Hz の優位律動を認めるが，組織化不良で反応性も悪い．速波（11～17 Hz）も重畳している．

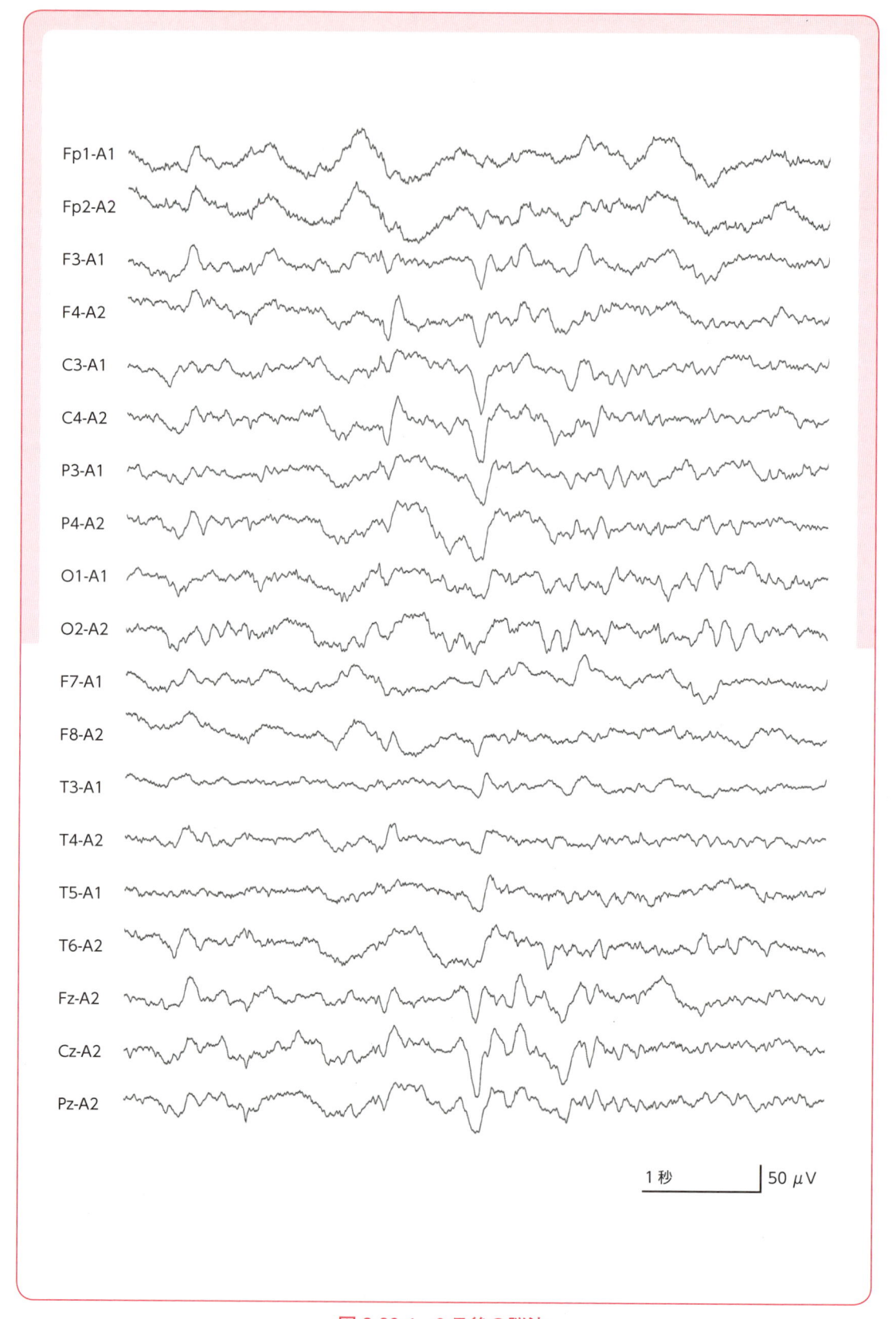

Fp1-A1

Fp2-A2

F3-A1

F4-A2

C3-A1

C4-A2

P3-A1

P4-A2

O1-A1

O2-A2

F7-A1

F8-A2

T3-A1

T4-A2

T5-A1

T6-A2

Fz-A2

Cz-A2

Pz-A2

1秒　　　　　50 μV

図 2-20-4　6日後の脳波

非突発性異常として，しばしば全般性中等振幅不規則徐波，全般性中等振幅律動性 θ 波が間欠性に出現する．

尿毒症の脳波所見

　臨床的に精神症状が出現するまでは正常脳波です．軽症では背景活動の徐波化があり，中等症になると奇異性覚醒反応がよくみられます．20%に三相波が出現し，BUN濃度と一部相関があります．まれにてんかん型活動（不規則棘徐波複合，多棘徐波複合など）がみられます．光刺激による光突発反応もみられます．ミオクローヌスも出現しますが，脳波では発作波を伴いません．

● 参考文献

Markand ON: Electroencephalography in diffuse encephalopathies. J Clin Neurophysiol 1: 357-407, 1984.

第3部

脳波トリビア

　トリビアとは「雑学的な事柄や知識，豆知識」を指します．ハンス ベルガーが1929年にヒトの脳波を初めて報告して以来，先人達が種々の脳波上の発見をしてきました．この章で扱う内容は，そういった脳波のエポックメーキング的な事項を取り上げました．雑学ではなく脳波の臨床的意義を知る上で，基本的かつ重要な知識を分かりやすく解説しました．つまり，今，広く認識されている脳波の特徴的な波形やその生理学的意義を掘り下げてみました．

　基本のコンセプトは，初出のオリジナルペーパーを原典として，その論文が言わんとするエッセンスとしての図を引用し，論文の要旨を訳しました．必要に応じて，著者注として補足を加えました．オリジナルペーパーの中には，古くて入手できないもの，ドイツ語やフランス語で書いてあり，論文の中身を正確に把握できないものもありました．そういった文献は引用するに留まりましたが，代わりにそれに関するまとまった総説を引用して，原典の香りを残しました．また，ある概念を生じさせた先駆的な仕事も取り上げました．

　温故知新といいますが，アナログ脳波計で記録された古き時代の脳波の論文は，デジタル脳波計で記録された脳波とは異なる奥の深さがあります．先人達の慧眼，解析の工夫などを味わっていただくことが，本部の狙いです．

α波とβ波の発見

原著 Berger H: Über das Elektrenkephalogramm des Menschen. Arch Psychiat Nervenkr, 87: 527-570, 1929.（注：Berger はヒトの脳波に関する論文を 14 本出版しました．Berger の原著はドイツ語のため，山口の総説を参考にして 14 本の内容を簡潔にまとめました）．

総説 山口成良：Hans Berger のヒトの脳波の発見とその後の脳波学の発展 ― Hans Berger の年代記も含めて―精神経誌, 110: 134-143, 2008.

要旨 第 1 報（1929 年）は，ヒトの脳波についての世界最初の報告で，平均 90 ms の持続をもつ大きな波（第 1 級）と平均 35 ms の持続をもつ小さな波（第 2 級）を区別した．この硬膜上および頭皮上から誘導した活動電流の曲線を Elektrenkephalogramm（脳波）と呼ぶことを提唱した．第 2 報（1930 年）では，第 1 級の波を α 波，第 2 級の波を β 波と名付け，Elektrenkephalogramm を EEG と略称することを提案した（図 3-1）．また，感覚刺激による α 減衰を報告している．第 3 報（1931 年）では，計算による α 減衰や，クロロホルム麻酔時の脳波で α 波の消失と低電位化を観察している．第 4 報（1932 年）では，てんかん大発作直後の脳波が平坦化していることを報告した．第 5 報（1932 年）では，てんかん患者の脳波の徐波化と，生後 10 日，35 日，6 ヵ月目の脳波を呈示している．第 6 報（1933 年）では，α 波は大脳皮質のあらゆるところから起源するが，両側半球の大脳皮質の活動の調整は，視床に由来すると考察した．第 7 報（1933 年）では，てんかん欠神発作時の脳波を記録しているが，装置の性能が低いためか徐波のみが記録され，棘波は記録されなかった．第 8 報（1933 年）では，エビパンなどのバルビツール系麻酔薬で脳波が徐波化することを報じた．第 9 報（1934 年）は，てんかん患者の過呼吸賦活で徐波化を呈することを観察した．第 10 報（1935 年）では，盲目のヒトには Berger 律動はみられないという Adrian と Matthews の論文（1934 年）に反論した．盲目のヒトの α 律動を証明し，Adrian らが提唱した Berger 律動よりも，EEG という命名に固執したいと主張した．第 11 報（1936 年）では，進行麻痺患者のマラリア療法前後の脳波を比較した．第 12 報（1937 年）では，失語症患者，そう病患者の脳波に 50 Hz の交流雑音が混入しているのを，20 ms の β 波と誤って解釈している．第 13 報（1937 年）では，前報の交流雑音を間違って解釈したことを訂正した．第 14 報（1938 年）では，α 波は大脳皮質の深層から，β 波は大脳皮質の浅層から起源すると考察している．

文献① Kane N, Acharya J, Benickzy S, et al: A revised glossary of terms most commonly used by clinical electroencephalographers and updated proposal for the report format of the EEG findings. Revision 2017. Clin Neurophysiol Pract 2: 170-185, 2017.

解説 近年，出版された世界臨床神経生理連合（IFCN）の脳波用語集です．その中で，α 波，β 波は次のように定義されています．

　α 律動は，覚醒時に後頭部優位に出現する律動でその周波数は 8〜13 Hz である．振幅は個人差があるが，成人では大体 50 μV 以下である．小児ではそれより大きい．安静閉眼，心身がリラックスしたとき，精神活動の少ないときによくみられる．注意を向けたとき，特に視覚的・精神的努力で抑制もしくは減衰する．これらの分布，周波数，反応性を有する活動を「α 律動」

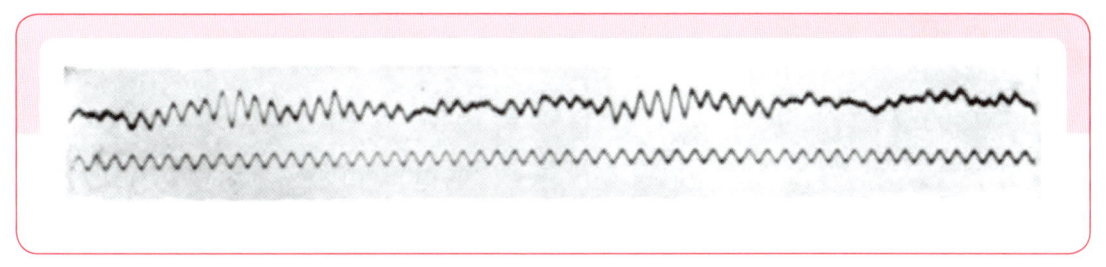

図 3-1　息子 Klaus の 15 歳時の頭皮上脳波

上は鉛板電極で記録した後頭部から前頭部との双極導出による脳波である．下のタイマーは 1/10 秒を示し，アーチファクトではないことを証明している．

（Berger H: Über das Elektrenkephalogramm des Menschen. Arch Psychiat Nervenkr, 87: 527-570, 1929 より）

と呼び，それ以外の活動で分布や反応性が異なる活動，例えば，Mu 律動，α昏睡などは「α帯域の活動」と呼んで区別する．同義語は後頭部優位律動である．

　β律動は，14〜30 Hz（波の持続時間は 33〜72 ms）の波である．覚醒時に前頭 - 中心部優位に記録されるのが特徴である．振幅は変動するが，大体 30 μV 以下である．他の部位に顕著ないしびまん性に出現するときは，薬物性（例えばアルコール，バルビツレート，ベンゾジアゼピン，静脈麻酔薬など）である．

文献② Markand ON: Alpha rhythms. J Clin Neurophysiol 7: 163-189, 1990.

解説 α波の正常所見（歴史，定義，特徴，発達・老化，発生源など）と病的過程におけるα波の異常所見が簡潔にまとめられています．

α波の異常所見

1. 両側α波の周波数低下（成人で < 8.5 Hz）：びまん性脳障害
2. 一側性のα波周波数低下（周波数が 1 Hz 以上異なる）：その部の半球性機能低下
3. 一側性のα波の反応性低下（Bancaud 現象）：その部の半球性機能低下

文献③ Kozelka JW, Pedley TA: Beta and mu rhythms. J Clin Neurophysiol 7: 191-207, 1990.

解説 β波の正常所見（歴史，定義，特徴など）と病的過程におけるβ波の異常所見が簡潔にまとめられています．また，Mu 律動にも触れています．

β波の異常所見

1. 全般性，両側性の高振幅β波：薬物速波
2. 一側性のβ活動の消失：皮質機能の低下，慢性硬膜下血腫など
3. 一側性のβ活動の増加：breach リズム

❷ δ波の発見

原著 Walter WG, Camb MA: The location of cerebral tumours by electro-encephalography. Lancet 228: 305-308, 1936.

要旨 脳腫瘍7例で脳波を記録した．テント下や深部にある腫瘍（小脳腫瘍2例，第8脳神経腫瘍1例）では，局所性脳波異常は認めなかった．テント上にある4例では，徐波（3〜4 Hz，振幅は最大で100μV）が出現し，皮質自体の障害を示唆した（図3-2）．腫瘍から直接記録した脳波では電気的活動はなかったので，腫瘍から出現しているとは考えにくい．"pressure waves（頭蓋内圧亢進による徐波）"や"anaesthesia waves（麻酔薬による徐波）"との類似性から，何らかの皮質機能の異常を捉えている可能性が高い．腫瘍近傍のこの徐波の性質が解明されるまでは，これを"δ waves"（δ波）と呼びたい．δ波は，腫瘍による皮質への圧排や栄養的な問題と関連しているかもしれない．δ波とα波の違いは，前者が感覚刺激や精神活動に全く影響されないことである．α波と異なり，生理的な安静状態とは異なる機序で発生している．δ波は必ずしも腫瘍の局在性を示しているわけではないので，この脳波は診断的な価値をもつのではなく，臨床症状やレントゲン写真などの検査に対する補完的手段と考えなければならない．

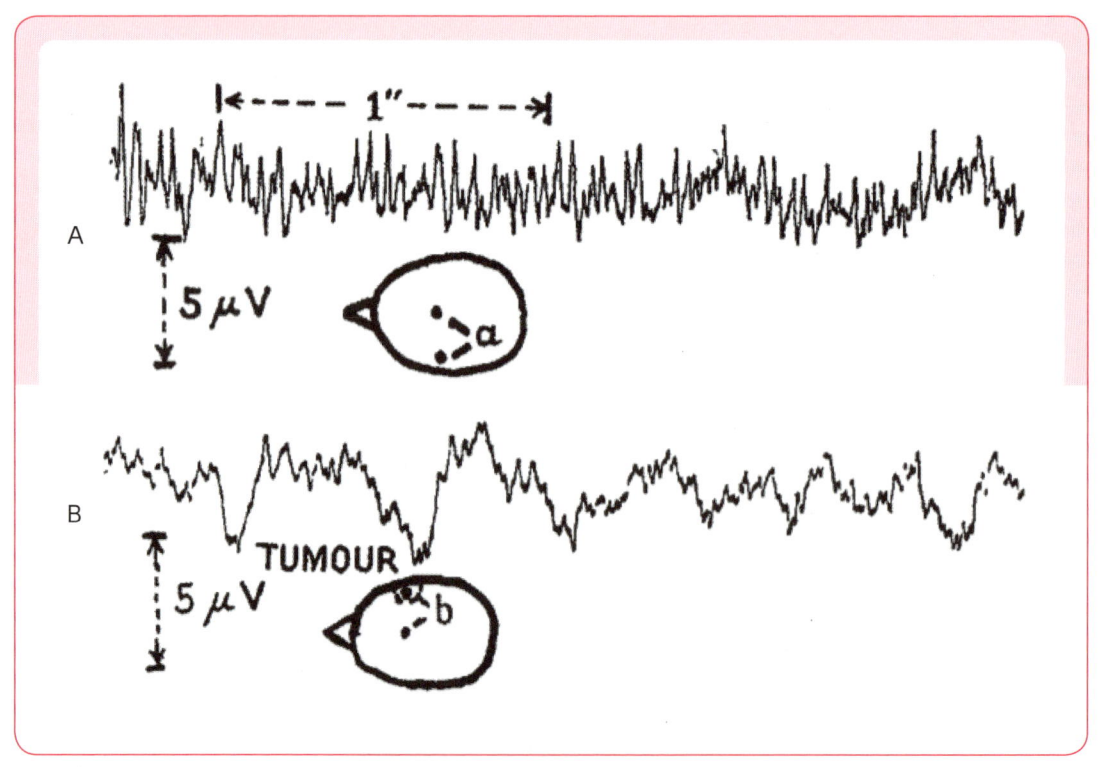

図3-2　脳波で初めて脳腫瘍の局在が示唆された1例

A：健側（左）の前頭部では25 Hz程度のβ波が持続的に出現している．
B：患側ではδ波が出現し，小さくてやや不規則なβ波が重畳している．

（Walter WG, Camb MA: The location of cerebral tumours by electro-encephalography. Lancet 228: 305-308, 1936 より）

θ波の発見

原著 Walter WG, Dovey VJ: Electro-encephalography in cases of sub-cortical tumour. J Neurol Neurosurg Psychiatry 7: 57-65, 1944.

要旨 皮質下構造にまでおよぶ脳腫瘍症例において脳波を用いて特殊な自動解析と正確な局在診断を行った．31 例において術後あるいは剖検で腫瘍の部位と拡がりを確認した．深部に向かって浸潤した腫瘍ではδ波（1〜3 Hz）が出現し，その近傍あるいは頭頂 - 側頭部では約 6 Hz の活動を認めた（図 3-3）．深部腫瘍で皮質に浸潤した腫瘍では，その上の皮質あるいは頭頂 - 側頭部で約 6 Hz の波が主であった．小さなδ波が腫瘍の上あるいは頭蓋内圧上昇による効果としてみられた．皮質に影響しない腫瘍では，約 6 Hz の活動のみが異常所見であった．これは頭頂 - 側頭部に多くみられたが，しばしば自動解析でのみα律動から識別できた．約 6 Hz の活動が非常に広汎な分布を示すときは，視床や基底核の障害がみられた．頭頂 - 側頭部の約 6 Hz の活動は，大脳基底核が障害される他の病気や睡眠などの生理的な条件でみられる律動と同じであり，サルの実験的基底核病変と類似していた．約 6 Hz の活動を "theta" 律動と名付けたい．また，この律動は，睡眠，幼児や小児の脳あるいは隔絶された頭頂 - 側頭皮質の特徴である．

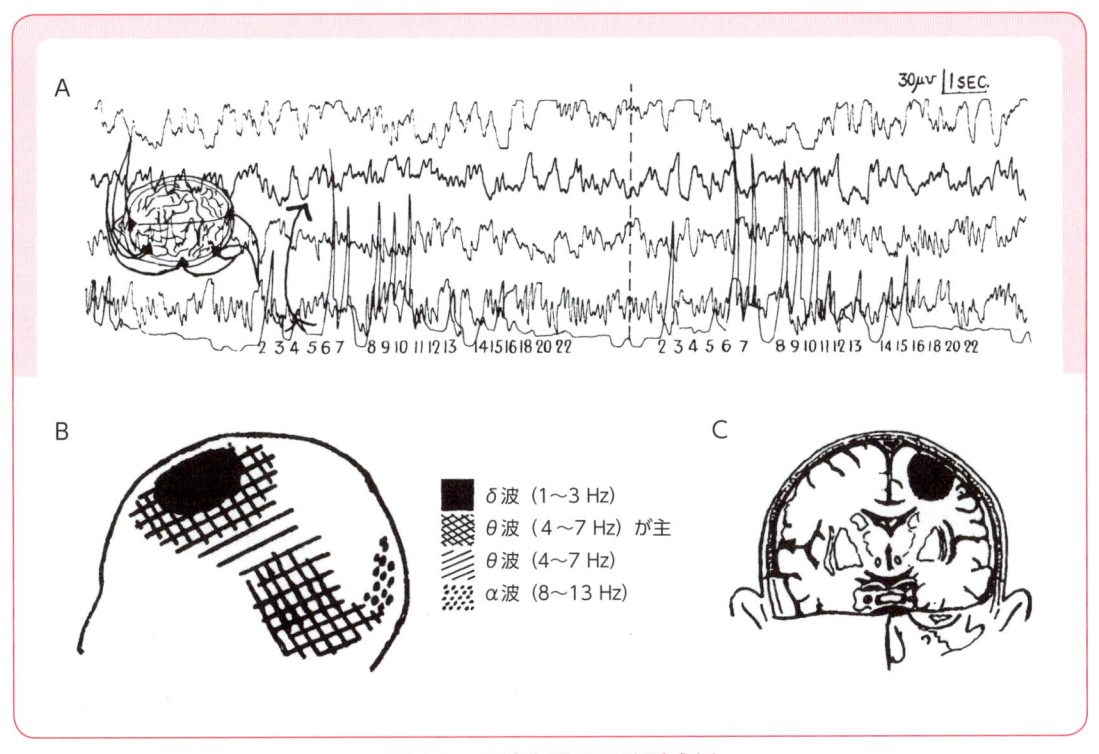

図 3-3　θ波を認めた脳腫瘍例

A：患側（左）の前頭部〜後頭部にかけての双極導出記録．最下段にある数字は周波数分析（10 秒）の結果で，δ，θ，α波が記録されていることがわかる．
B：種々の脳波律動の分布．α波が後頭部には出現している．腫瘍近傍にはδ，θ が記録されている．
C：腫瘍の局在と進展度．原著の図 1c，図 6，図 7 を一つの図に作図し直した．
（Walter WG, Dovey VJ: Electro-encephalography in cases of sub-cortical tumour. J Neurol Neurosurg Psychiatry 7: 57-65, 1944 より）

間欠性律動性δ波 intermittent rhythmic delta activity（IRDA）の発見

4

原著 Cobb WA: Rhythmic slow discharges in the electroencephalogram. J Neurol Neurosurg Psychiatry 8: 65-78, 1945.

要旨 1,316例の脳波を以下の3点から精査した．1）律動性徐波（上限が4 Hz），2）すべての種類の棘徐波複合，3）8 Hz以下の徐波に対する開眼による抑制あるいは閉眼による増強．その結果，71例の"律動性δ"では1例を除き，視覚刺激に反応した．その内訳は特発性てんかん26例，脳腫瘍20例，脳膿瘍1例，頭部外傷17例，分類不能7例であった．若年成人でIRDAがよくみられた（図3-4）．棘徐波複合は変動性が大きいため，単純なδ波とそれとを線引きするのは難しかった．IRDAは両側同期性で前頭部に多かったが，後頭部優位のこともあった．器質性疾患では病巣に対応する側のIRDAあるいは両側同期性かつ後頭部優位であったが，どちらも視覚刺激に反応した．器質性IRDAとてんかん性IRDAでは，波形の共通性はみられたが，相関はなかった．同様に外傷性IRDAとの関連もなかった．てんかん性IRDAは連続性に乏しく，より突発的に出現した．

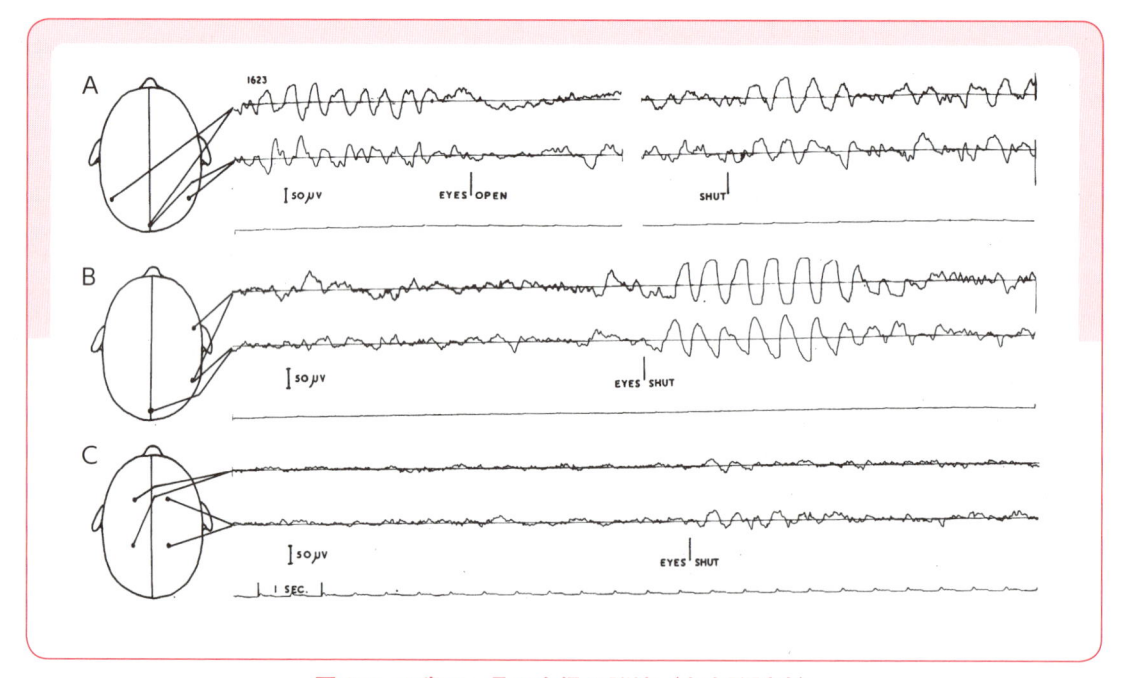

図3-4　9歳6ヵ月の女児の脳波（左小脳腫瘍）

A：術前の脳波．律動性δ波は左優位で，開眼により抑制された．
B：術後8日目の脳波．右側でδ波出現．
C：術後23日目の脳波．δ活動は閉眼時にのみ出現．振幅は左側で低い．
　　　（Cobb WA: Rhythmic slow discharges in the electroencephalogram. J Neurol Neurosurg Psychiatry 8: 65-78, 1945 より）

IRDA のその後の展開

　IRDA は優位に出現する部位によって，FIRDA，TIRDA，OIRDA に分けられます．この３つの脳波所見の意義は下記の通りです．

文献① Brigo F: Intermittent rhythmic delta activity patterns. Epilepsy Behav 20: 254-256, 2011.

要約 Intermittent rhythmic delta activity (IRDA) は Cobb により 1945 年に報告された．IRDA はその分布から frontal (FIRDA)，temporal (TIRDA)，occipital (OIRDA) に分類される．TIRDA は同側の病理（側頭葉てんかん）との関連がある．OIRDA は小児でみられ，てんかんと関連が深いが，それ以外の病態でも報告されている．FIRDA は非特異的脳波パターンであり，成人で記録される．

文献② Accola EA, Kaplan PW, Maeder-Ingvar M, et al: Clinical correlates of frontal intermittent rhythmic delta activity (FIRDA). Clin Neurophysiol, 122: 27-31, 2011.

要約 FIRDA の前向き研究を行った．３ヵ月で 559 例の脳波が記録され，そのうち 36 例に FIRDA を認めた．ときに健常人でも過呼吸中に記録された．中毒性 - 代謝性脳障害でよく観察され，非対称性の FIRDA では器質的異常が示唆された．てんかんとは関係がなかった．

文献③ Normand MM, Wszolek ZK, Klass DW: Temporal intermittent rhythmic delta activity in electroencephalograms. J Clin Neurophysiol 12: 280-284, 1995.

要約 1990 年 5 月 1 日から 1 年間でメイヨー・クリニックで 12,298 例の脳波が記録された．27 例の 33 回の脳波記録で，複雑部分発作との強い関連を認めた．TIRDA はてんかん原性を示す所見である．

文献④ Gullapalli D, Fountain NB: Clinical correlation of occipital intermittent rhythmic delta activity. J Clin Neurophysiol 20: 35-41, 2003.

要約 77 例の OIRDA を解析した．18 歳以下で観察され，全般てんかんあるいは部分てんかんで認めた．急性脳症では認められなかった．FIRDA とは異なる臨床的意義をもつ．

5 持続性多形性δ活動

IRDAではない非律動性δ活動のうち，限局性に持続的に出現するものと間欠的に出現するものがあります．それらの病的意義はかなり明確です（表3-1）．持続性多形性δ活動 persistent polymorphous delta activity（PPDA）は，限局性の病変，すなわち皮質に近い白質病巣を示唆します．PPDAは，比較的高振幅な多形性のδ活動で，FIRDAとは異なり刺激に対して反応性に乏しいのが特徴です．MRIでも病変が検出できます．一方，間欠的に出現する徐波は，たとえ局所的であっても，小病変かMRIでの所見に乏しいことが多いようです．

参考文献 Schaul N: Pathogenesis and significance of abnormal nonepileptiform rhythms in the EEG. J Clin Neurophysiol 7: 229-248, 1990.

要約 非てんかん性脳波異常の病態生理に関する現在までの知見をまとめた．局所性および全般性徐波，背景活動の異常，徐波バーストについて考察した．40年間蓄積された臨床的，実験的データから多形性徐波は大脳皮質の錐体層レベルで発生し，皮質下構造との部分的求心路遮断の状態が原因である．一側の背景活動の変化は視床の機能異常，両側性の間欠性徐波異常は視床皮質回路と皮質の病態が絡みあって起こる．

表3-1に脳波所見と病巣の大きさ，場所，種類（白質 vs. 灰白質，高密度 vs. 低密度），圧排効果との関係をまとめた．局所性徐波の電場，振幅，周波数は，病変の大きさ，密度あるいは圧排効果を区別できなかった．これは，局所性徐波が意義がないということではなく，局所性δ活動は局所性θ活動より障害がより強いとはいえないということである．この原則は徐波の分布や振幅にも当てはまる．しかしながら，反応性や持続性（持続性 vs. 間欠性）は障害の程度とかなり相関する．持続性の徐波はかなり重度な障害を示唆するが，間欠性徐波は小病変か圧排効果がないことを意味する．反応性のある徐波は，ないものよりも障害の程度が軽い．

表3-1 局所性／片側性脳波所見と急性半球性（脳卒中）病変との関連

脳波所見	重要な関連がある解剖学的所見
局所性徐波	
持続性	圧排効果＋，深部病変＋
間欠性	圧排効果±，深部病変±
反応性	
非反応性局所性徐波	中-高度病変（4cm以上），圧排効果＋
反応性局所性徐波	小病変，深部障害±，圧排効果±
優位律動	
同側の優位律動異常	深部病変＋，圧排効果＋
同側の優位律動正常	小病変，深部障害±，圧排効果±

圧排効果：占拠性病変による正中偏位ないし脳室の偏位と変形
深部病変：大脳基底核ないし視床障害（n=54）

Mu rhythm の発見

原著 Chatrian GE, Petersen MC, Lazarte JA: The blocking of the rolandic wicket rhythm and some central changes related to movement. Electroenceph Clin Neurophysiol 11: 497-510, 1959.

要旨 最近の 500 例の脳波を解析したところ, ローランド領域にウィケット律動（rolandic wicket, (仏語で rhythme en arceau)）を 18 名で認めた（図 3-5）. 受動的動きや反射的動きがウィケット律動を抑制し, 対側優位であった. 自発的運動でも抑制を認めた. 反対側の抑制の始まりは, 筋収縮に先行した. 命令に応じた運動でも抑制された. ウィケット律動は, 覚醒度が高い状態で, ローランド領域に限局していた. 触覚刺激も対側優位かつ両側性の抑制を生じた. 視覚ならびに精神活動は後頭部 α 波を減じ, ウィケット律動をある程度誘発したが, ある程度の注意レベルが必要であった. ウィケット律動の抑制現象の機序を考察した.

参考文献 Kozelka JW, Pedley TA: Beta and mu rhythms. J Clin Neurophysiol 7: 191-207, 1990.

要約 Jasper と Andrews は, 前中心部にある α 律動が, 触覚刺激や動きで抑制されたことから, この前中心部の α 律動と後頭部の α 律動を区別し, 独立した活動と結論した（1938 年）. Gastaut ら（1952 年）は, "rhythm rolandique en arceau"（著者注 : en arceau は馬具の一種の鐙で, 形が似ている）と名付けた. 1966 年, IFCN 委員会は, ギリシャ文字の μ から Mu 律動と呼ぶことを提唱し, その後この用語が使われている. Mu 律動の周波数は 7〜12 Hz である. 開眼により影響されないが, 触覚刺激, 受動的・随意的運動, 反射的動きで減弱する. この減衰は, 運動の計画や遂行の間に生じ, 実際の運動より前に起こる. この現象は刺激や動きの同側より対側

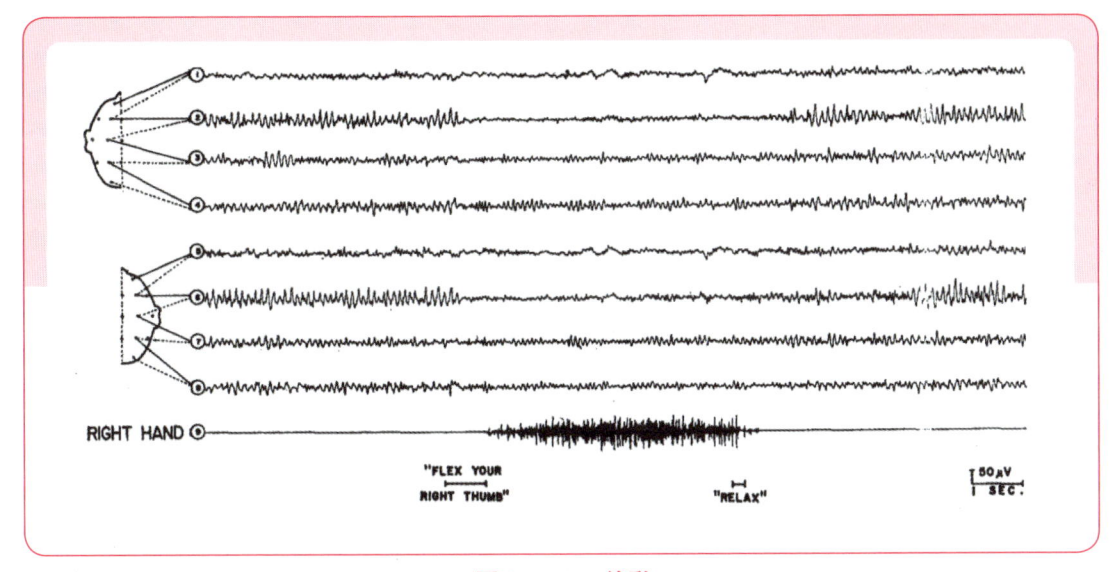

図 3-5　Mu 律動

"右の母指を曲げなさい" と命令すると, ウィケット律動は, 消失する. 母指球から筋電図を記録した. 筋収縮より前の口頭命令により, この律動は消失し, 筋が弛緩すると出現する.

（Chatrian GE, Petersen MC, Lazarte JA: The blocking of the rolandic wicket rhythm and some central changes related to movement. Electroenceph Clin Neurophysiol 11: 497-510, 1959 より）

優位である．1976年以前の文献レビューでは，健常者もしくは患者における発生率は0～34.4％とかなり幅がある．Gastautら（1952年）は，Mu律動はローランド領域における神経細胞の過活動状態から生じるとし，脳腫瘍や局所性病変との関連を考えた．いろんな疾患との関連もいわれているが，確定したものはない（著者注：現在，病的意義があるというよりは，正常パターンと考えられている）．

7 breach rhythm の発見

原著 Cobb WA, Guiloff RJ, Cast J: Breach rhythm: The EEG related to skull defects. Electroenceph Clin Neurophysiol 47: 251-271, 1979.

要旨 X線写真で骨欠損と電極の場所にほぼ対応がある33例における89件の脳波を解析した．うち10例は骨置換の前あるいは10日以内の記録であった．一側の後頭部あるいは前頭部の骨欠損により，それぞれα波と前頭部速波の振幅の増大を認めた（図3-6）．この増強は最大で3倍以下であった．異常所見がみられた電極は骨欠損部ではなくその近傍の電極であったので，発生源に電極が近いということだけでは説明できない．骨欠損がC3（C4）ないしT3（T4）を含むもしくは近傍にある21例の解析では，6～11HzのMu律動様（通常は，それより速い速波成分）

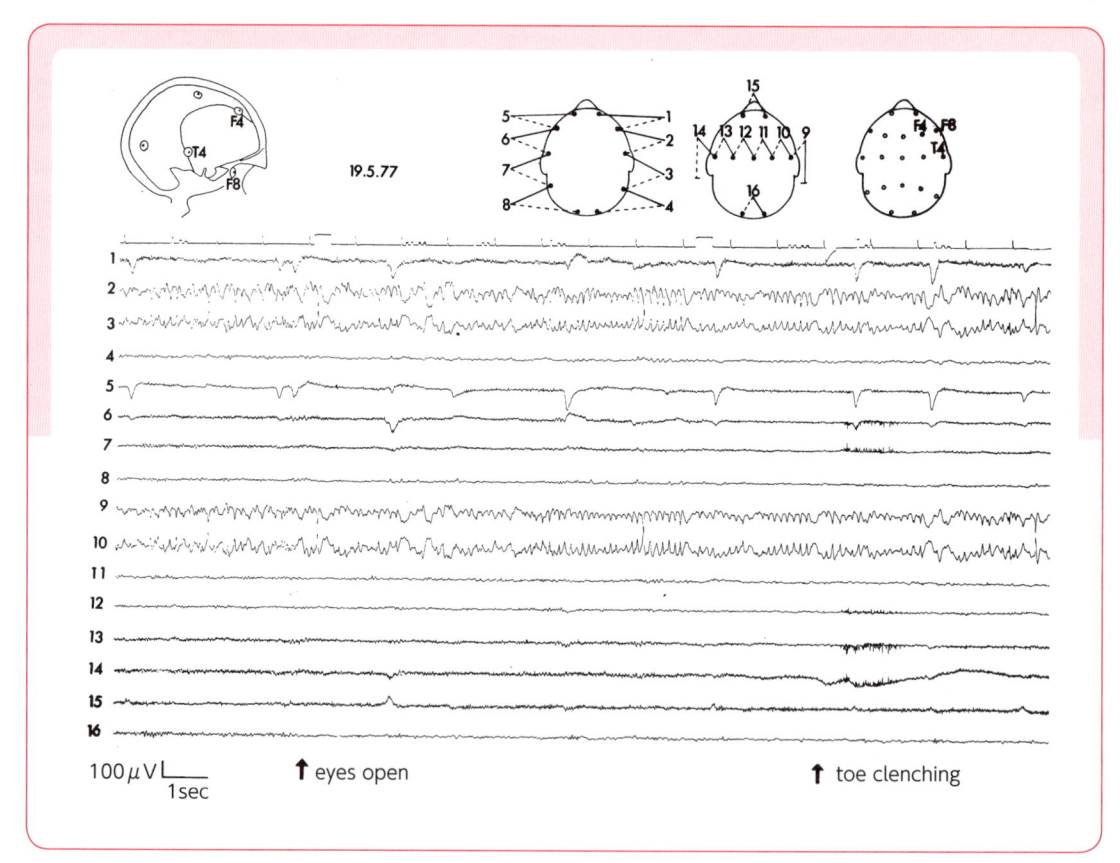

図3-6 breach rhythm

55歳，男性．T4電極のbreach rhythm（BR）で，13ヵ月前に右蝶形骨縁髄膜腫摘出を受けた．骨置換術前の脳波である．T4は骨欠損の後縁にあり，7.5Hz程度のやや高振幅の陰性電位がある．ときにスパイクや速波を混じ，多くの徐波を伴う．このBRは，開眼，手や足の動き，触覚刺激には反応しない．F4は骨欠損部であり，F8はそれに近いが，これらの活動を認めない．

の非常に鋭い波が出現した．C3（C4）では手を握ると消失し，T3（T4）では反応がなかった．両者ともスパイク様の陰性位相をもつ波が出現し，かつ真のスパイクや反応性のある徐波も散見された．この複雑さから，Mu ないし Mu 律動様というよりは breach rhythm（BR）と呼びたい．骨置換例では，3 例で中心部の BR は消失したが，残りは残存し，α 波や速波の非対称性は改善しなかった．バーホールや開頭用ノコギリによる欠損例では残存した．BR は，2 例を除き正常の Mu 律動の増強ではなかった．結論として，BR はスパイク様であってもてんかんとは関係なく，腫瘍の再発でもない．

|参考文献| Brigo F, Cicero R, Fiaschi A, et al: The breach rhythm. Clin Neurophysiol 122: 2116-2120, 2011.

|要旨| BR は開頭術後の脳波で記録される伝導性の低い骨による減衰を受けない高振幅の生理的波形であるが，ときにスパイク様，かつ不規則な波形から発作間欠期の異常放電と間違われる．BR を「てんかん原性」と呼ばずに慎重な判読を心がけることが肝要である．BR の特徴は，1）スパイクの後の徐波がない，2）他の領域に伝播しない，3）BR は覚醒時に顕著で，睡眠時には減衰もしくは消失する．一方，てんかん突発波は睡眠時に顕著となる，4）Mu や後頭部 α の増大と似ているので反応性をチェックする．反応性があれば BR の可能性がある．ただし，反応がなくても生理的な活動がある，5）真のてんかん波は，周波数や振幅が変動する，6）側頭部に骨欠損があると wicket spikes が目立つ，7）位相逆転があるから異常ととってはいけない．これは，極性と局在を示すだけの所見である．

8 small sharp spikes（小鋭棘波）

|原著| White JC, Langsto JW, Pedley TA: Benign epileptiform transients of sleep. Classification of the small sharp spike controversy. Neurology 27: 1061-1068, 1977.

|要旨| 24 時間断眠した 120 例の健常人において脳波を記録した．睡眠 1～2 期において，24％にてんかん型一過波を認めた（図 3-7）．単相性もしくは 2 相性の棘波で，鋭波や局所性徐波を伴わなかった．弧発性もしくは独立性に両側半球に出現し，前側頭部領域に多くみられた．同様の条件で記録された外来での 599 連続例において 20％に同様の棘波を認めた．これらの睡眠時にみられるてんかん型一過波は，"small sharp spikes" と呼ばれているが，正常所見であり，けいれん発作患者の評価には診断的価値はないと結論した．

|参考文献| Klass DW, Westmoreland BF: Nonepileptogenic epileptiform elecroencephalographic activity. Ann Neurol 18: 627-635 1985.

|ポイント| "SSS" の特徴は，振幅は 50 μV 以下であり，持続は 50 ms 以下である．てんかん発作波のように反復性律動性に連発することはないし，臨床症状を伴わない．また，背景活動に影響を及ぼさないし，後続する徐波を伴わない．

|著者注| 別名，benign epileptiform transients of sleep（BETS）とも呼ばれます．
"針のように尖った" 棘波と形容され，かつ棘波の上行脚よりも下行脚のほうが急峻です．覚醒

時や深睡眠期には出現しない，左右交互に出現することもある，などが通常のてんかん棘波と異なる点です．

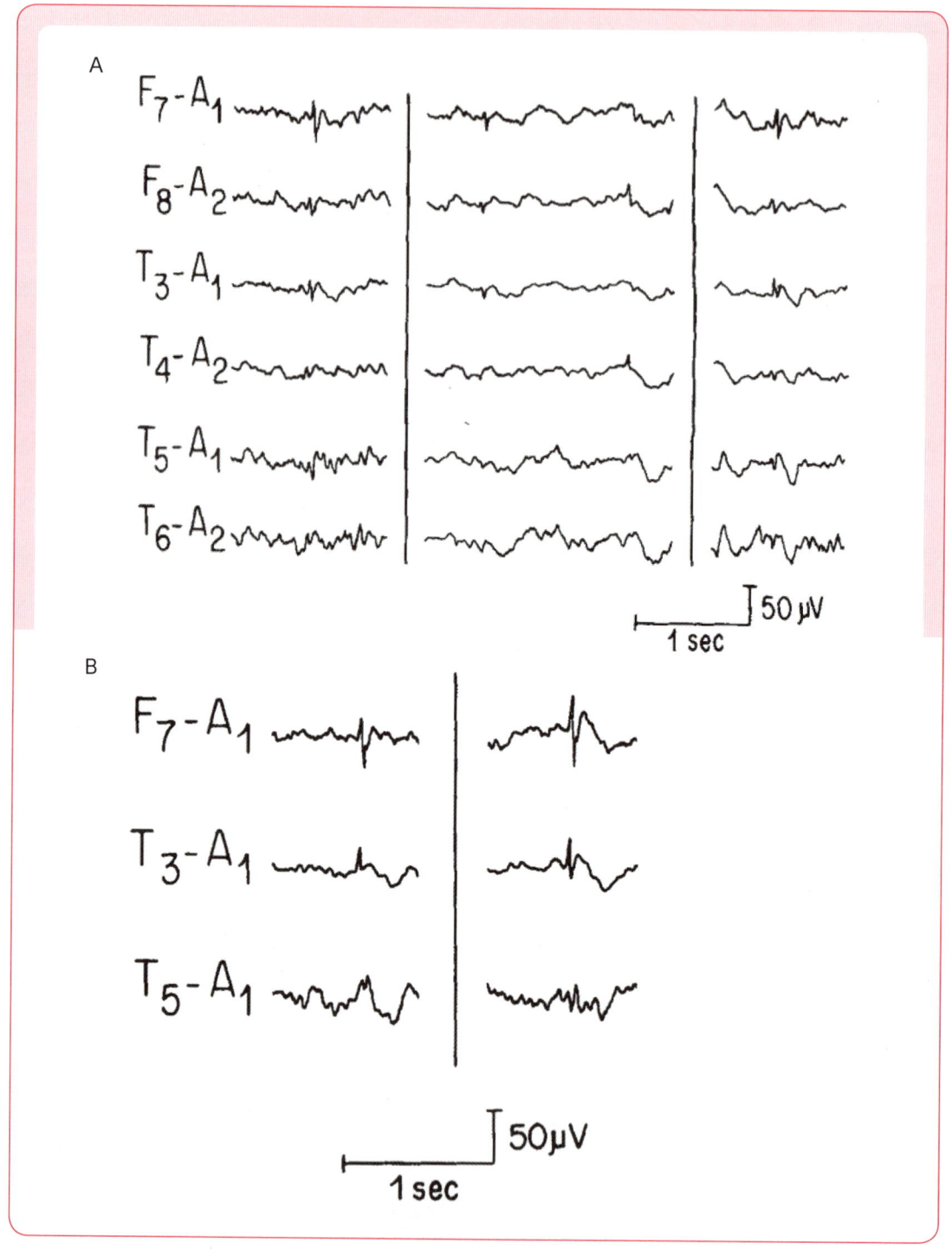

図3-7 small sharp spikes

A：65歳．女性．睡眠脳波で，SSS が出現している．
B：33歳の患者で，孤発性の SSS を睡眠時に認める．A よりも拡大して表示し，その詳細がわかるようにした．

（Klass DW, Westmoreland BF: Nonepileptogenic epileptiform elecroencephalographic activity. Ann Neurol 18: 627-635 1985 より）

wicket spikes（ウィケット棘波）の発見

原著 Reiher J, Lebel M: Wicket spikes: Clinical correlates of a previously undescribed EEG pattern. Can J Neurol Sci 4: 39-47, 1977.

要旨 1969年〜1975年までの4,458例の覚醒・睡眠脳波を解析したところ，wicket spikesを39例に認めた（図3-8）．覚醒・睡眠時にみられ，ほぼ成人に限られていた．間欠的に連発するかやや持続性で，アーチ状を呈し，ミュー律動に似ているが，孤発性のこともある．1個のみ前・中

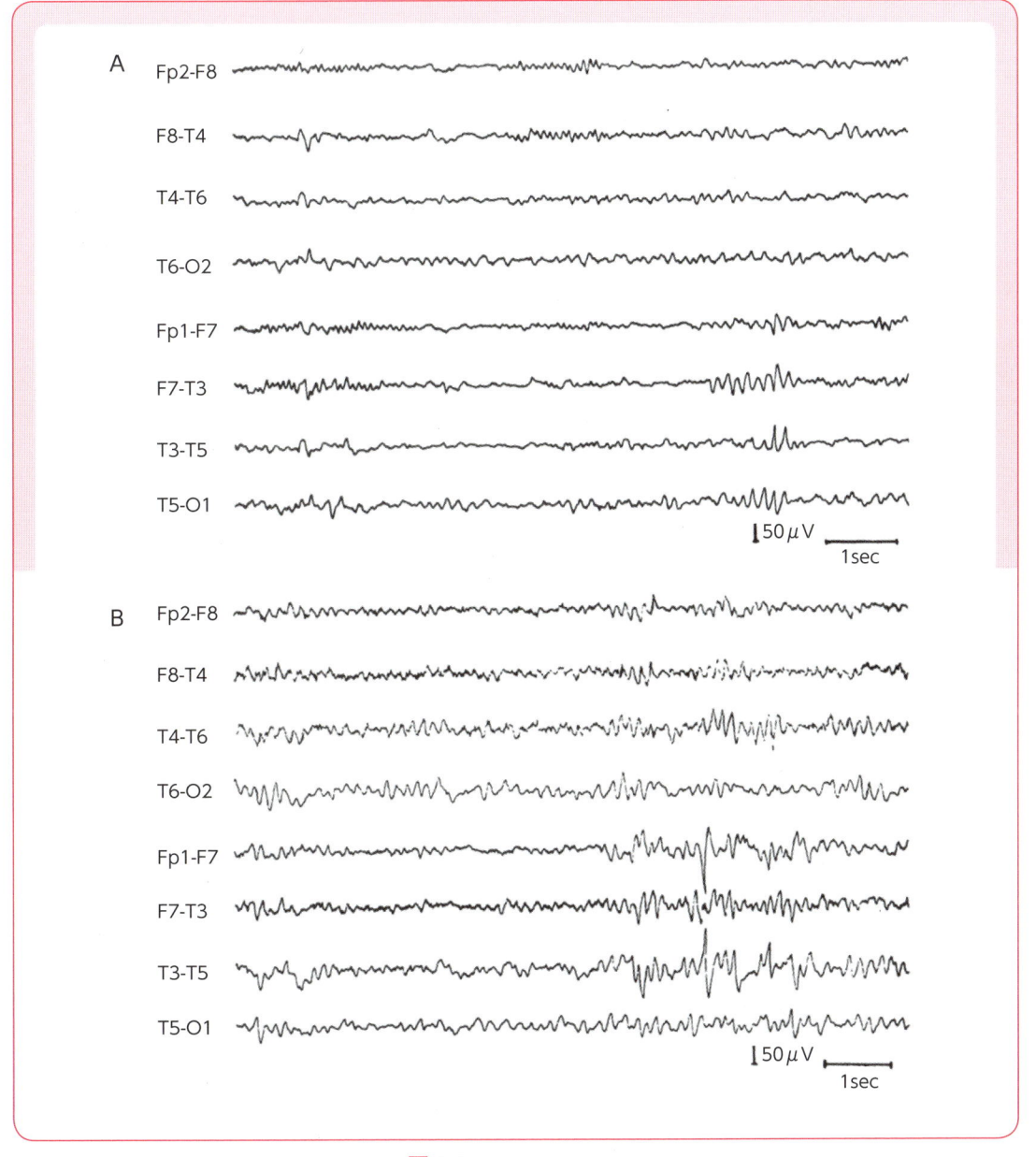

図3-8 wicket spikes

A：睡眠脳波で，左側頭部にクラスターしている．
B：F7, T3に著明で，連発している．

（Reiher J, Lebel M: Wicket spikes: Clinical correlates of a previously undescribed EEG pattern. Can J Neurol Sci 4: 39-47, 1977 より）

側頭部にみられるときは，振幅が 60〜210 μV の表面陰性電位であり，その持続や形から，側頭葉の棘波と見誤ることがある．wicket spikes は発作間欠期のてんかん異常ではなく，てんかんあるいは特異的な症状に関連しないことが注意すべき点である．

著者注 "wicket" とは西洋のくぐり門に似たアーチ状の波形です．徐波が後続しない，背景活動の変化がないのが特徴です．

⑩ 14 & 6 Hz positive spikes(14 & 6 Hz 陽性棘波)の発見

原著 Gibbs FA, Gibbs EL: Fourteen and six per second positive spikes. Electroenceph Clin Neurophysiol 15: 553-558, 1963.

要旨 "14 & 6 Hz positive spikes" に関する文献レビューを行った．この脳波パターンはよくみられ，診断的価値が高いと考えられた．頻度，年齢との関係，臨床と脳波の相関を，本パターンが観察された 5,000 例以上の解析を呈示し，議論した．

参考文献 Westmoreland BF.: Epileptiform electroencephalographic patterns. Mayo Clin Proc 71: 501-511, 1996.

要約 "14 & 6 Hz positive spikes" は（図 3-9），良性脳波パターンである．14 Hz ないし 6〜7 Hz の律動性連発で，アーチ状の波形である．0.5〜1 秒持続する．耳朶基準では表面陽性のため，

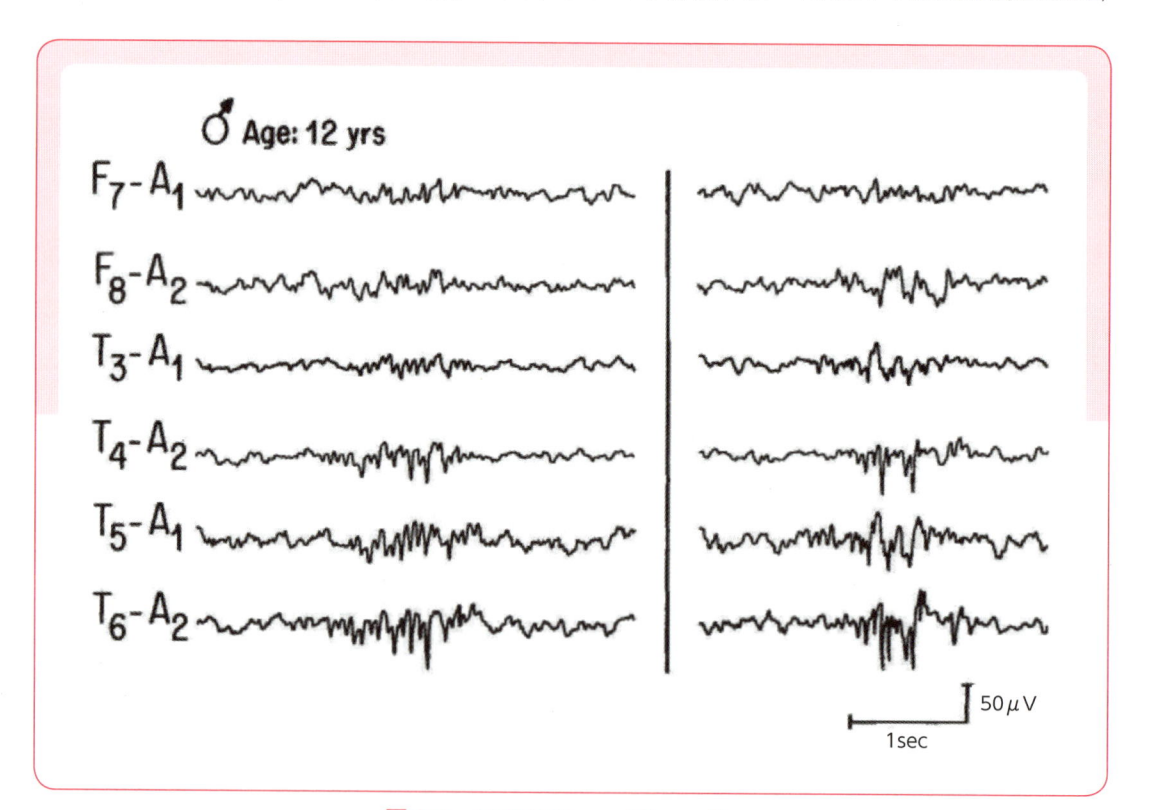

図 3-9　14 & 6 Hz positive spikes

"14 & 6 Hz positive spikes" の脳波サンプル．

（Westmoreland BF.: Epileptiform electroencephalographic patterns. Mayo Clin Proc 71: 501-511, 1996 より）

陽性棘波と呼ばれる．健常者の 20〜60 ％に出現する．好発年齢は，12〜20 歳でウトウト状態もしくは軽睡眠期にみられる．後側頭部あるいは頭頂部最大である．ときに，両側性に独立してみられたり，片側優位のこともある．

著者注 Gibbs & Gibbs が Neurology（1951 年）にてんかんとの関係（視床ないし視床下部）を示唆しました．現在，てんかんとの関係は否定的で，良性パターンとされています．

11 6 Hz spike and wave（6 Hz 棘徐波）

原著 Hughes JR: Two forms of the 6/sec spike and wave complex. Electroenceph clin Neurophysiol 48: 535-550, 1980.

要旨 30 年間（61,467 例）で 1,550 例（2.5 ％）の患者において，6 Hz spike and wave を認めた（図 3-10）．その内の 839 例において臨床と脳波の相関をコンピュータ解析した．4 つの対照群（各群 500 例）を設けた．その内訳は，1)脳波ファイルをランダムに抽出，2)正常脳波，3)徐波のみの異常，4)棘波異常のみであった．実験群では，白人女性が多く，11〜15 歳にピークを認めた．主要な臨床症状は，けいれん（53 ％），自律神経症状（51 ％）と心因的な訴え（24 ％）であり，けいれん発作群を除く対照群とは有意に異なっていた．けいれん発作は，全般性の運動発作であり，自律神経症状は，頭痛，めまい，失神，心因性症状は主に行動異常であった．予想された通り，頭部外傷が 25 ％以上にみられた．分布は前頭部ないし後頭部が多かった．コンピュータ解析により 2 つのパターンがあることが判明した．1)WHAM 型は，覚醒時（waking），高振幅（high amplitude），前頭部優位（anterior），男性（male）に多い．2)FOLD 型は，女性（female），後頭部優位（occipital），低振幅（low amplitude），ウトウト状態（drowsy）でみられた．WHAM 型は，けいれん発作の患者でみられ，FOLD 型は自律神経症状や心因性愁訴と関連していた．

著者注 "6 Hz spike and wave" は "phantom（まぼろし）spike and wave" と呼ばれています．その理由は，棘波の振幅が小さくて目立たないためです．Klass と Westmoreland（1985）によれば，"6 Hz spike and wave" は，1〜2 秒しか持続せず，4 秒以上続くことはまれです．臨床症状は伴いません．若年成人でよくみられます．てんかんとの関係には異論があり，彼らは正常亜型と考えています．良性の "6 Hz spike and wave" は，ウトウト状態で出現し，睡眠中には消失します．もし，てんかん原性があれば，睡眠に依存して，頻度が増えます．

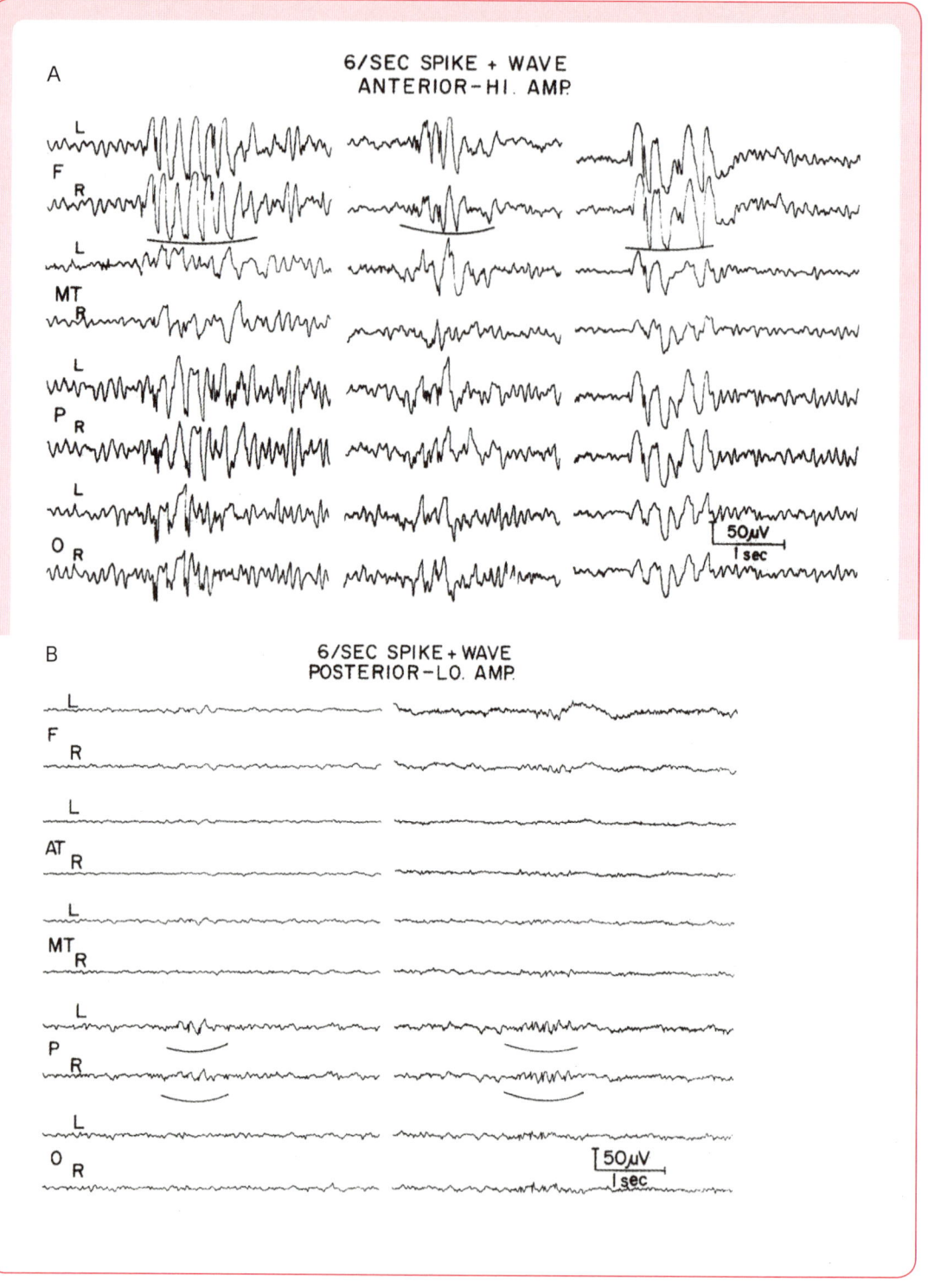

図 3-10　6 Hz spike and wave

A：典型的な前頭部優位の WHAM を呈した3例.
B：低振幅で頭頂後頭部優位の FOLD を呈した2例.　A, B とも耳朶基準で 10-20 法に準じて電極を配置している.

　　(Hughes JR: Two forms of the 6/sec spike and wave complex. Electroenceph clin Neurophysiol 48: 535-550, 1980 より)

⑫ subclinical rhythmic EEG discharges of adults(SREDA)の発見

原著 Westmoreland BF, Klass DW: A distinctive rhythmic EEG discharge of adults. Electroenceph Clin Neurophysiol 51: 186-191, 1981.

要旨 4〜7 Hz で鋭い輪郭をもつ反復性の波形からなるまれな一過性の脳波パターンを 42〜80 歳の 65 名の患者で認めた．頭頂部や側頭部に優位に分布し，臨床症状の変化はなかった．特徴は，正弦波様の θ 波ないし単相性の鋭い輪郭をもつ反復性の波が突然出現し，律動性 θ となる．持続は 40〜80 秒であり，突然終了する（図 3-11）．このパターンは潜在性の脳波発作パターンに似ていたが，臨床的なけいれん発作とは関連がなかった．このパターンに特有な臨床症状はなく，その発生源も明らかではないが，良性脳波パターンであり，診断的意義はないと思われた．

SREDAのその後 Westmoreland と Klass（1997 年）は，SREDA を認めた 108 例（男 49 例，女 59 例，35〜89 歳）の詳細な検討を行った．19 例は非典型的な脳波パターンを呈した．典型的な SREDA は，非拡延性の θ 律動が頭頂部や後側頭部に最大の広汎性分布を示す．数秒〜1 分程度持続し臨床症状はない．まれなパターンとして δ 帯域やノッチのある波形，前頭部優位やより局所性の分布を呈することがあった．睡眠時にも出現する．典型的パターンと非典型的パターンを

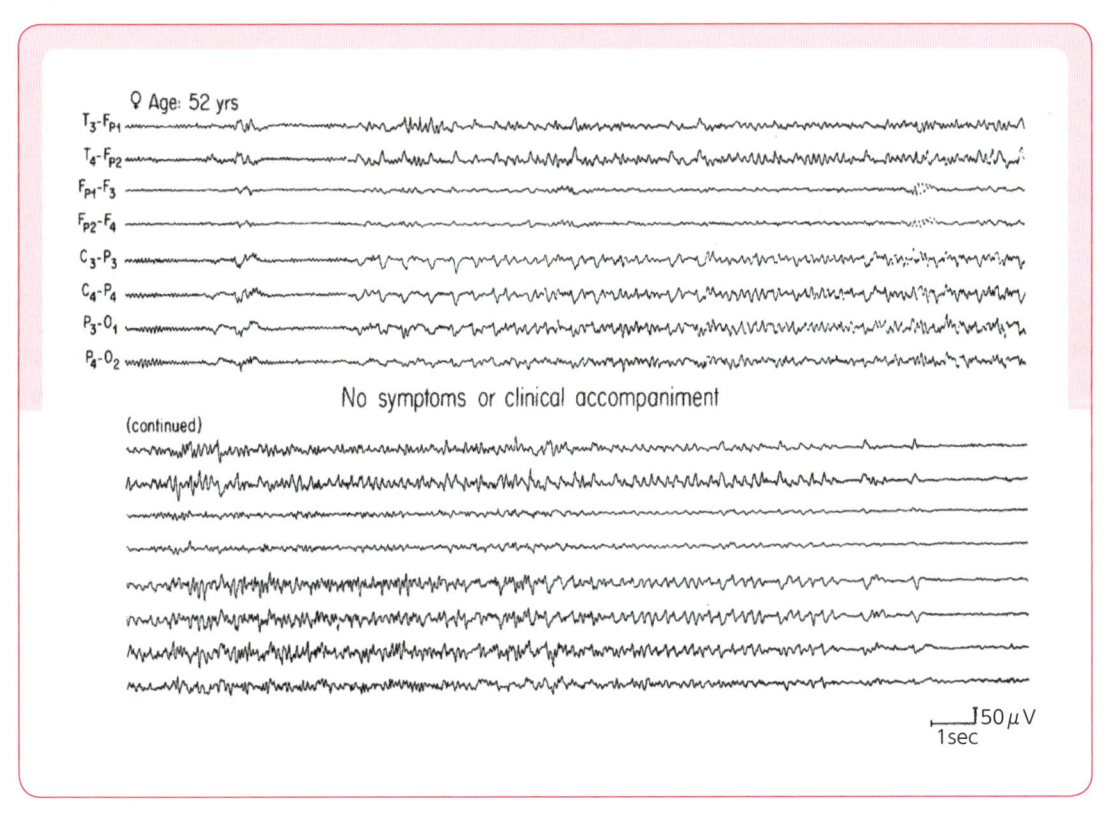

図 3-11　SREDA

SREDA の脳波サンプル．52 歳女性，頭痛で紹介された．覚醒時に，突然高振幅の徐波が出現し，数秒後に，反復性の鋭波に置き換わり，次第に持続性の律動性 θ 波パターンとなる（上段）．この θ 律動は，突然終わる（下段）．このとき，臨床症状はなく，他の随伴症状もなかった．

（Westmoreland BF, Klass DW: A distinctive rhythmic EEG discharge of adults. Electroenceph Clin Neurophysiol 51: 186-191, 1981 より）

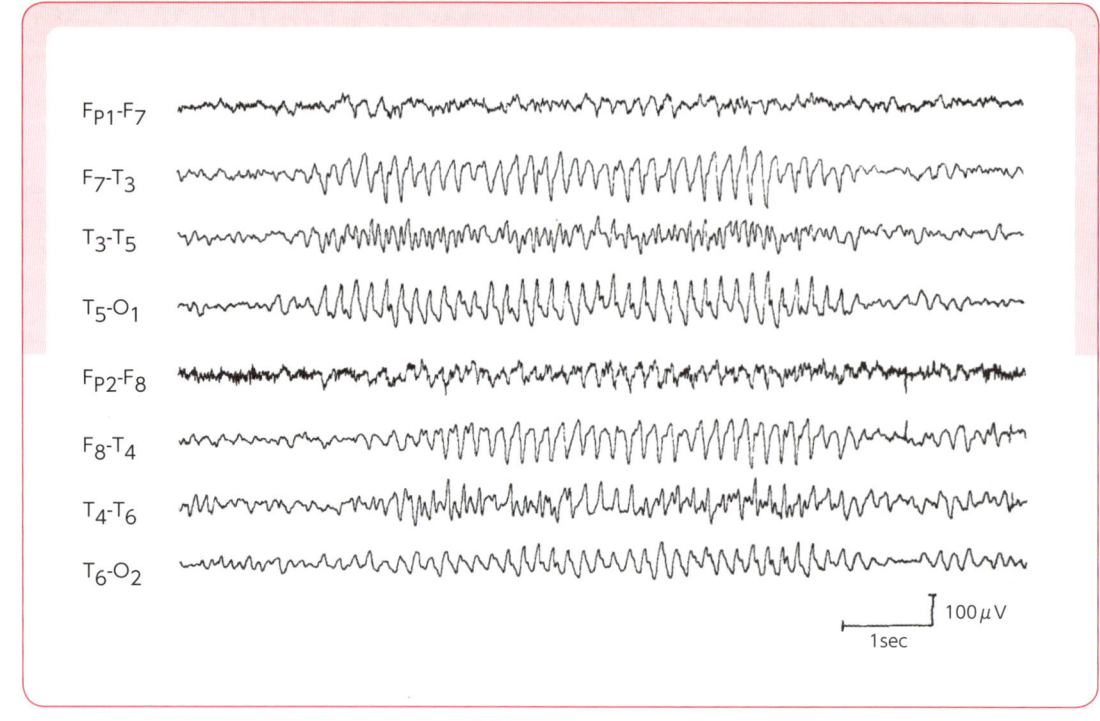

図 3-12 RMTD

RMTD の脳波サンプル. 10 歳女児. ウトウト状態で出現.

(Klass DW, Westmoreland BF: Nonepileptogenic epileptiform elecroencephalographic activity. Ann Neurol 18: 627-635, 1985 より)

呈する患者での臨床症状には差がなかった.

13 rhythmic mid-temporal theta of drowsiness （RMTD）

原著 Klass DW, Westmoreland BF: Nonepileptogenic epileptiform elecroencephalographic activity. Ann Neurol 18: 627-635, 1985.

要約 RMTD は psychomotor variant とも呼ばれていたが，てんかん原性はない．ウトウト状態で出現する律動性のノッチのある波形で，5〜6 Hz である（図 3-12）．中側頭部で最大であり，5〜15 秒続くが，拡延せず，波及もしない．片側性あるいは両側性である．若年者に多い．軽睡眠期になると消失する点が，てんかん発作波との違いである．

14 正常亜型の出現頻度

原著 Santoshkumar B, Chong JJ, Blume WT, et al: Prevalence of benign epileptiform variants. Clin Neurophysiol 120: 856-861, 2009.

要旨 波形はてんかん型であるが非てんかん性である，良性てんかん型亜型 benign epileptiform variants （BEV）の頻度を過去 35 年に渡る脳波記録から検討した.

方法：後方視的に 1972 年 1 月から 2007 年 12 月 31 日までの，35,249 例の外来脳波（カナ

表3-2 代表的な論文を基にした正常亜型の出現頻度

著者 (出版年)	患者数	研究期間 (年)	脳波記録時の 患者の状態	SSS (%)	WS (%)	14 & 16Hz PS (%)	phantom (%)	RMTD (%)	SREDA (%)
Gibbs ら (1963)	50,000	不明	覚醒, ウトウ ト, 睡眠	—	—	—	—	0.5	—
Lombroso ら (1966)	155 名のコ ントロール (13〜15 歳)	不明	覚醒, 睡眠	—	—	58	—	—	—
White ら (1977)	599	2	24 時間断眠, 鼻咽頭電極	20	—	—	—	—	—
Reiher & Lebel (1977)	4,458	6	覚醒, 睡眠	—	0.8	—	—	—	—
Hughes (1980)	61,467	30	覚醒, ウトウ ト, 睡眠	—	—	—	2.5	—	—
Westmoreland & Klass (1977)	108	16	覚醒, 睡眠	—	—	—	—	—	0.04
Radhakrishnan ら (1999)	1,778	2	覚醒, ウトウ ト, 睡眠	8.16	0.96	5.68	2.76	0.79	—
Santoshkumar ら (2009)	35,249	35	覚醒, ウトウ ト, 睡眠	1.9	0.04	0.52	1.02	0.12	0.07

SSS：Small sharp spikes, WS：Wicket spikes, 14 & 16 Hz PS：14 & 16 Hz positive spikes, phantom：6 Hz spike-and-waves,
RMTD：rhythmic mid-temporal discharges, SREDA：subclinical rhythmic electrographic discharge of adults.

ダ, ロンドン健康科学センター) を解析した.

結果：BEV は 1,183 例 (3.4 %) に認められた. SSS (1.85 %), wicket spikes (0.03 %), 14 & 6 Hz 陽性棘波 (0.52 %), 6 Hz 棘徐波 (1.02 %), RMTD (0.12 %), SREDA (0.07 %) であった.

結論：他の国の文献的な報告に比べて, カナダ人の BEV の頻度は低かった (表 3-2).

意義：BEV は比較的まれな所見である. 焦点性てんかんスパイクや全般性棘徐波とは異なり, BEV はてんかん発生を予想させる所見ではない. BEV を正しく同定することが, 誤診断や不要な検査を避けることにつながる.

⑮ 皮質脳波と頭皮上脳波の関係

原著 Cooper R, Winter AL, Crow HJ, et al: Comparison of subcortical, cortical and scalp activity using chronically indwelling electrodes in man. Electroenceph Clin Neurophysiol 18: 217-228, 1965.

要旨 硬膜下電極と頭皮上脳波記録を比較すると, 皮質活動が広汎に同期した場合にのみ, 頭皮上脳波が記録される. 限局した皮質活動は 5000:1 で減衰するが, 広汎に同期した活動では, 2:1 となる. 実験モデルでは 6 cm^2 の同期的活動があれば頭皮上脳波が記録される. 皮質内記録では容積伝導が少ないため, 深部にある脳活動のダイポール推定は頭皮上からは困難である (図 3-13).

参考文献 Geisler CD, Gerstein GL: The surface EEG in relation to its sources. Electroencephalogr Clin Neurophysiol 13: 927-934, 1961.

要旨 筆者らは，数理モデルを用いて均一な容積伝導をもつ球体における単一ダイポールに対する異なる伝導性をもつ層構造が与える減衰効果を検討した（図 3-14A, B）．サルでは，クリック音に対する誘発反応を記録したが，減衰効果があり，皮質の上にある層の伝導性による "smearing（不

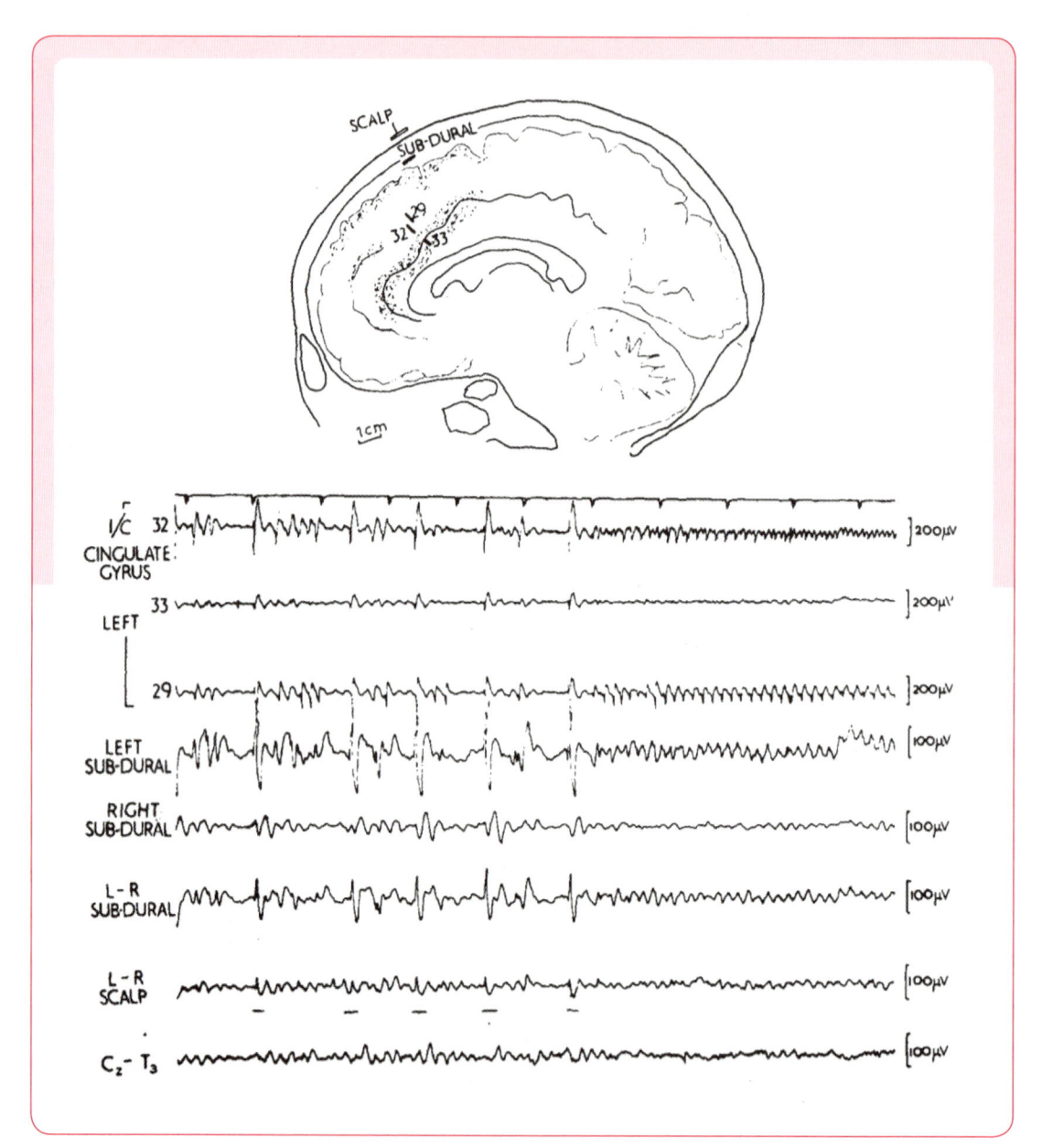

図 3-13 頭皮上脳波と皮質下電位の対比

双極電気刺激（32（−），33（＋）電極）により誘発された頭皮上および皮質下電極（上段）で記録された帯状回の後発射（1 チャンネル）．この後発射は比較的拡がりがある．異なる感度で記録されていることに注意．4 チャンネル目の電極は，刺激電極より 30 mm 上に位置する．7 チャンネル目の頭皮上脳波（F3，F4 より 3 cm 後方で双極導出）では，硬膜下電極の直上にあるにも関わらず，硬膜下電極の電位（6 チャンネル）の 1/3 である．8 チャンネル目の頭蓋頂電極（Cz-T3）では電位はほとんど記録されない．

（Cooper R, Winter AL, Crow HJ, et al: Comparison of subcortical, cortical and scalp activity using chronically indwelling electrodes in man. Electroenceph Clin Neurophysiol 18: 217-228, 1965 より）

鮮明化）"効果を認めた．伝導性がより高いとその減衰効果は強く，数理モデルの結果と一致した．軟膜を露出した小さな領域での反応が最も強い影響を受け，いくつもの層構造があると，実際的には記録できないことが示された（図 3-14C）．

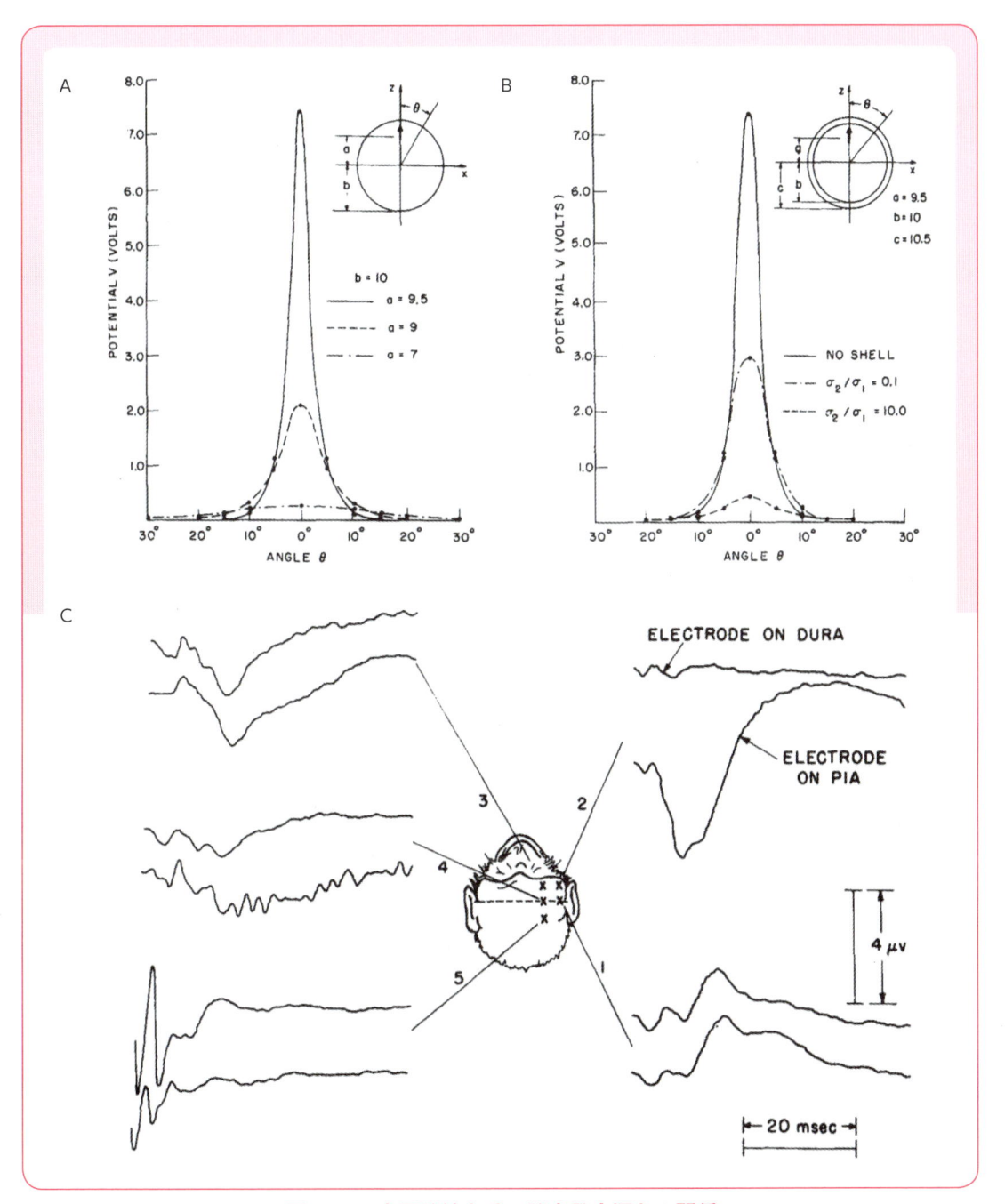

図 3-14　表面脳波とその脳内発生源との関係

半径 b の均一な容積導体球における球体表面でのダイポールの電位（**A**）．a は球の中心からの距離，θ は z 軸に対するダイポールの向きを示す．角度と中心からの距離で，電位が変わり，直角（θ =0）のとき最大となる．内層（伝導性 σ₁）と外層（σ₂）から成る容積導体球における外層表面でのダイポールの電位（**B**）．σ₂/ σ₁ の比が高いと電位は著明に小さくなる．サルの聴覚誘発電位記録（**C**）．基準電極を後頭部の硬膜に置いて 5ヵ所から記録した．各電極の 2 つの波形は，上が硬膜上，下が軟膜上での記録．電極 2 において軟膜電位が著明に大きい．

（Geisler CD, Gerstein GL: The surface EEG in relation to its sources. Electroencephalogr Clin Neurophysiol 13: 927-934, 1961 より）

16 覚醒・睡眠中枢の発見

原著 von Economo C: Sleep as a problem of localization. J Nerv Ment Di 71: 249-259, 1930.

要約 von Economo は，第一次大戦前後に流行した嗜眠性脳炎患者の研究で，覚醒中枢は脳幹上部から中脳水道と第三脳室後部までの灰白質に，睡眠中枢は視床下部吻側部にあると提唱した（図 3-15）.

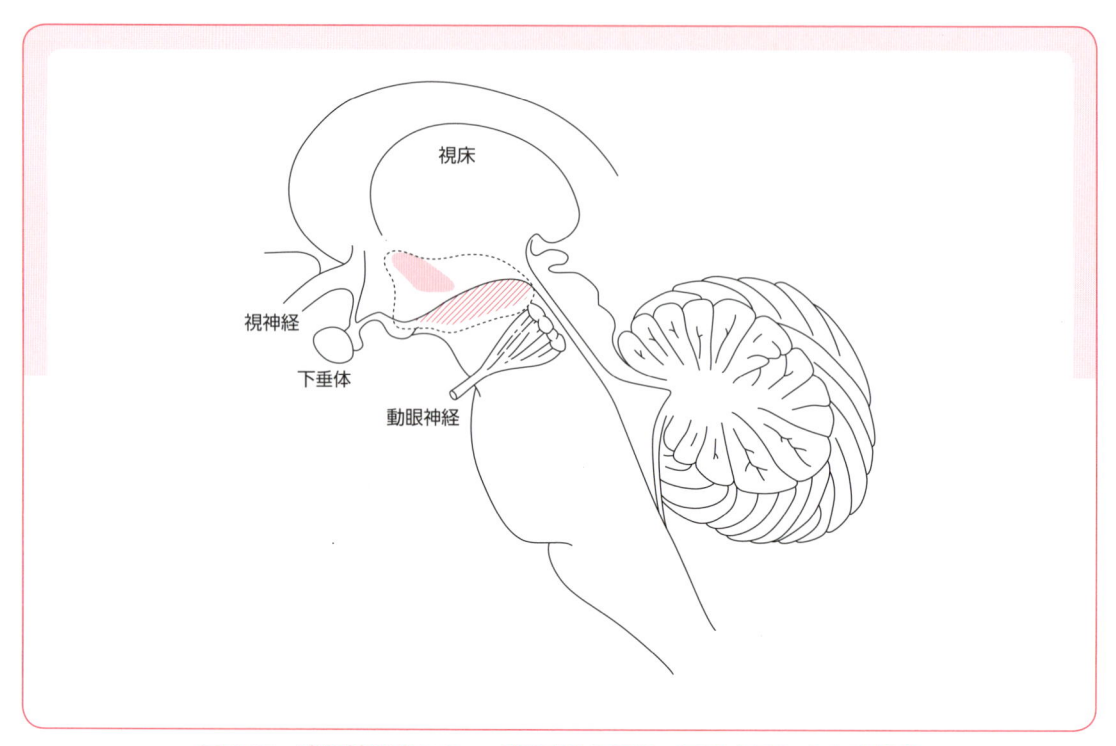

図 3-15　嗜眠性脳炎において遷延性の過眠・不眠を呈した病変部位

視床下部前部（色部分）は遷延性の不眠，脳幹と間脳の接合部（斜線部）の病変は，遷延性の過眠を呈した（von Economo, 1930 年より作成）.

（von Economo C: Sleep as a problem of localization. J Nerv Ment Di 71: 249-259, 1930 より）

17 上行性網様体賦活系の発見

原著 Moruzzi G, Magoun HW: Brain stem reticular formation and activation of the EEG. Electroenceph clin Neurophysiol 1: 455-473, 1949.

要約 1949年にMoruzziとMagounは，ネコの中脳網様体に電気刺激を与えると脳波が脱同期化（覚醒化）すること，この部位を電気的に破壊すると昏睡状態に陥ることを発見した（図3-16）．脳幹網様体に覚醒中枢があり，覚醒状態の維持には，脳幹網様体の興奮が視床の非特殊核を経由して大脳皮質を広範に賦活することが不可欠であるという上行性網様体賦活系という概念を提唱した．

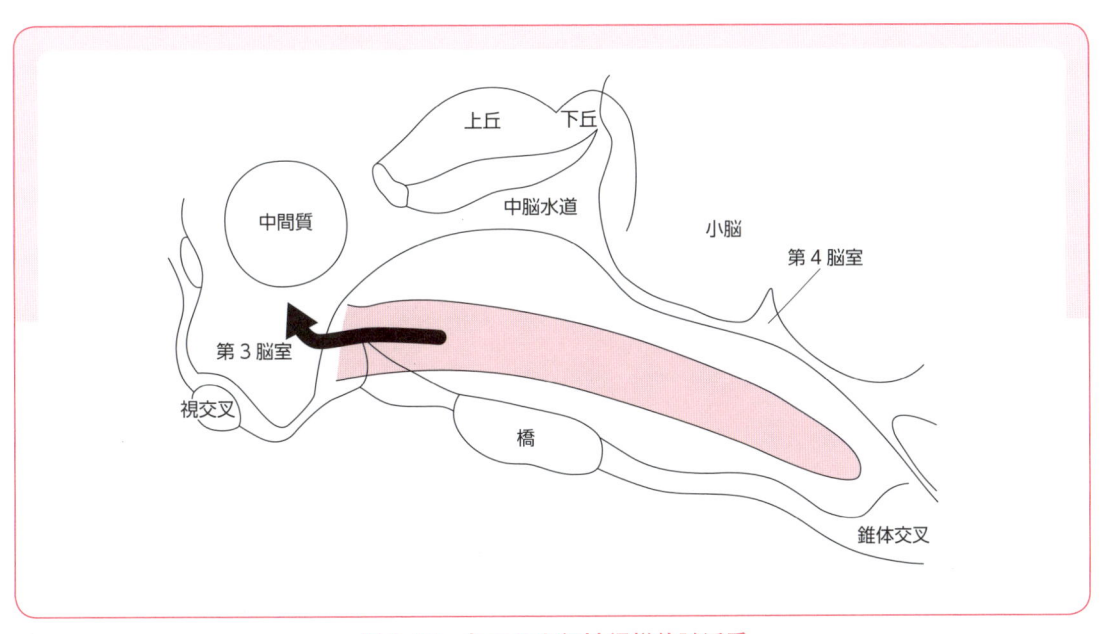

図 3-16　ネコの上行性網様体賦活系

矢状断正中部での上行性網様体賦活系の再構成図．色部分を電気刺激すると高振幅徐波が低振幅速波に置き換わる．この活動は広汎性視床投射システムを賦活し，覚醒の維持に重要である．

（Moruzzi G, Magoun HW: Brain stem reticular formation and activation of the EEG. Electroenceph clin Neurophysiol 1: 455-473, 1949 より）

18 睡眠紡錘波の発見

原著 Loomis AL, Harvey EN, Hobart G: Potential rhythms of the cerebral cortex during sleep. Science 81: 597-598, 1935.

要約 Loomis らは，睡眠中の脳波の特徴を報告し，睡眠紡錘波（sleep spindles）を初めて記載した（図 3-17）．

著者注 "紡錘波" と名付けた理由は，その波形が正に紡錘形をしているためであり，"1〜1.5 秒続く 14 Hz の波" と記載しています．

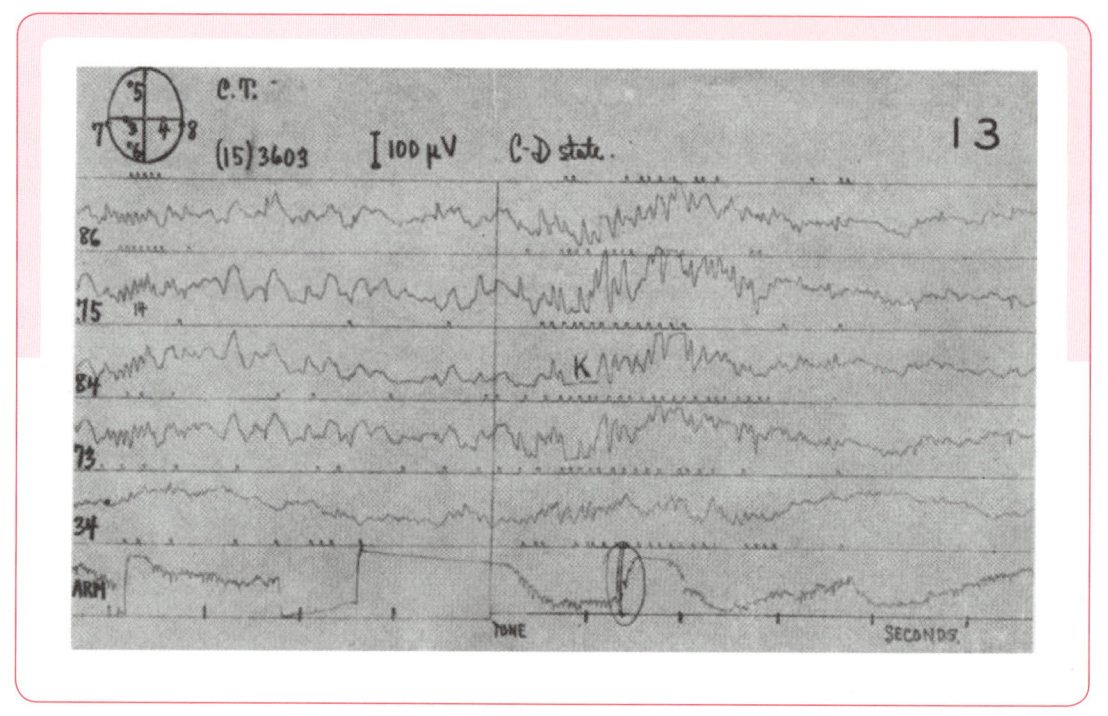

図 3-17 睡眠紡錘波

Loomis らの Science の論文では，図がなく 1938 年の K 複合を記載した論文から引用した（Loomis et al, 1938 年）．左端に spindle が記録されている．その後に 4 Hz の θ が続き（著者注：頭蓋頂鋭波と思われる），中央から右寄りに K 複合が見える．

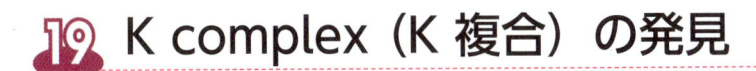 K complex（K 複合）の発見

原著 Loomis AL, Harvey EN, Hobart GA: Distribution of disturbance patterns in the human elecctroencephalogram, with special reference to sleep. J Neurophysiol 13(suppl): 413-430, 1938.

要約 Loomis らは，K complex（K 複合）の特徴を以下のように報告した（図 3-18）．睡眠中の音刺激で誘発される，50〜100μV の陰性波に 100μV くらいの陽性波が続き，持続は 750 ms くらいである．紡錘波を伴う．

著者注 その後の Rechtschaffen と Kales（1968 年）の分類では，睡眠 2 期に出現します．

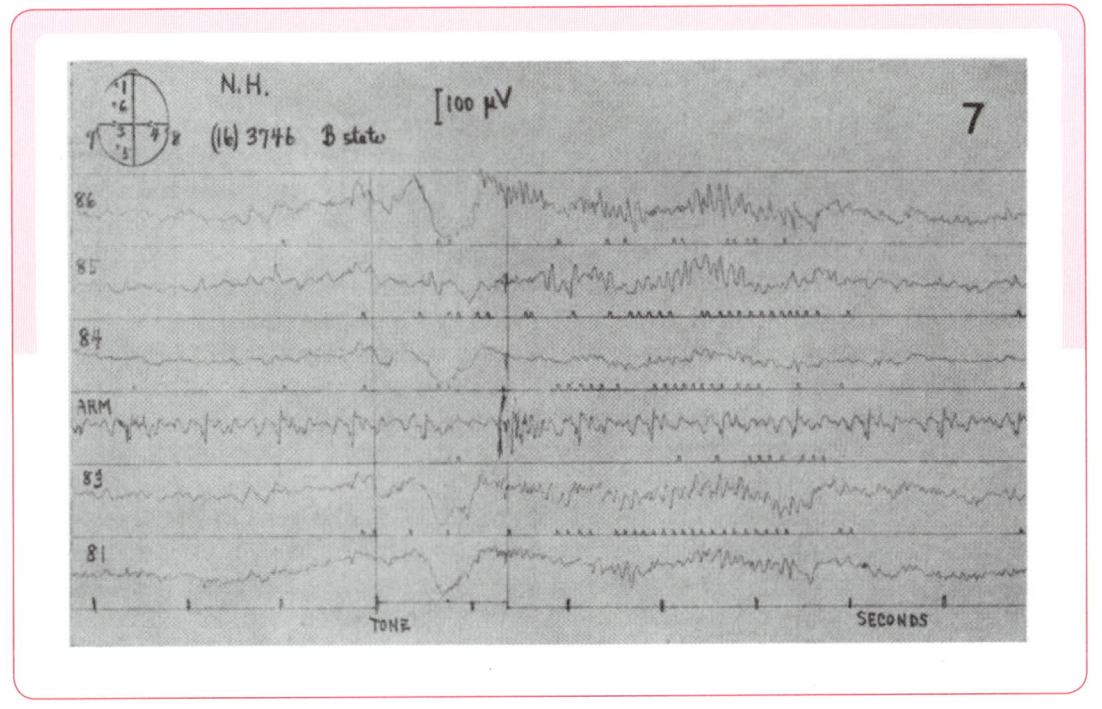

図 3-18 K 複合

音（TONE）を聞かせた後，K 複合が出現した．次に覚醒反応として α 波が出現している．

⑳ REM睡眠の発見

原著 Aserinsky E, Kleitman N: Regularly occurring periods of eye motility, and concomitant phenomena, during sleep. Science 118: 273-274, 1953.

要約 AserinskyとKleitmanは，夢に伴う急速眼球運動（"rapid"，"jerky"，"binocular symmetrical"）を報告した．その振幅は300〜400μVであり，1秒ほど持続した（図3-19）．眼球運動は寝付いてから平均3時間後に出現し，次は平均2時間後に出現した．3回目ないし4回目が出現するとき，その間隔は短くなり，覚醒前に出現した．持続は平均20分であった．一方，心拍数は増加した．前頭部の脳波は，低振幅（5〜30μV）で5〜8Hzであった．体動は眼球運動がないときのほうが多かった．

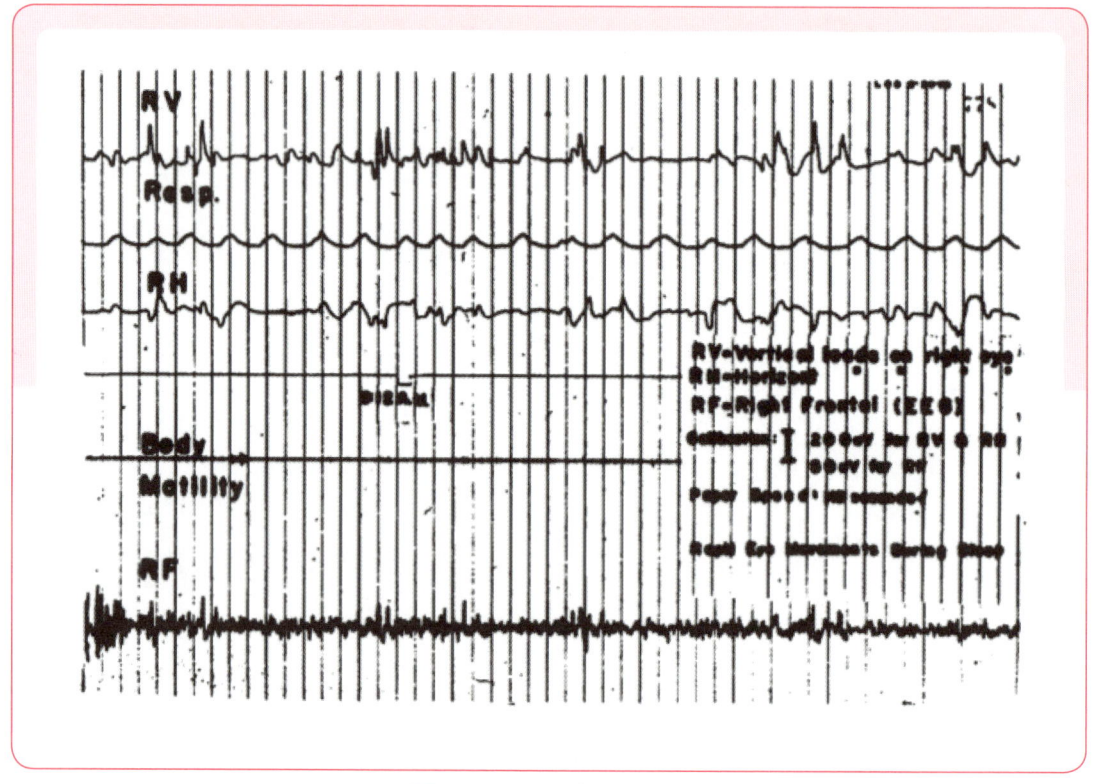

図3-19　レム睡眠の脳波

RV：右眼の垂直方向の動き，RH：右眼の水平方向の動き，RF：右前頭部の脳波，Resp.：呼吸，Body Motility：体動，較正信号：RVとRHは，200μV，RFは50μV，紙送り速度は10秒．
　（Aserinsky E, Kleitman N: Regularly occurring periods of eye motility, and concomitant phenomena, during sleep. Science 118: 273-274, 1953 より）

21 脳波による意識障害の重症度評価 [1, 2]

グレード1（正常もしくはほとんど正常）：

　背景活動はα波から構成される．散在性のθ波が混入することもある．

グレード2（軽度異常）：

　背景活動はθ波から構成され，それにα波やδ波が混じる．

グレード3（中等度異常）：

　背景活動は持続性の多形性δ波から構成され，それより速い周波数成分はほとんどみられない．脳波は変動性を示し，疼痛刺激に対して反応性がある．

グレード4（重度異常）：

　比較的低振幅（100 μV以下）のδ波が主体で，あらゆる刺激に反応しない．群発・抑制交代パターンを呈することもある．

グレード5（最重度異常）：

　ほぼ平坦か電気的無活動記録．

意識障害（脳症）の評価における脳波の有用性

1) 意識障害が心因性か器質性か鑑別できる．
2) 器質性の場合，てんかんなのか否かがわかる．
3) 臨床的に左右差が不明な昏睡患者において，半球性か焦点性かの情報を与える．
4) ヘルペス脳炎，亜急性硬化性全脳脳炎，Creutzfeldt-Jakob病を除いて，脳波変化は非特異的であり，脳症の原因を示唆することはほとんどない．
5) 昏睡状態が重度化すれば臨床的にその評価は難しいが，脳波は評価指標となる．

外的刺激の有用性

　種々の刺激による脳波の変化を観察することが大事です．検査技師は患者の状態を把握して，種々の外的刺激を与える必要があります．

1) 音刺激：背景脳波の変化などをみます．覚醒度が低下しているときに優位律動の出現を促す場合や徐波の反応性をみます．一般に刺激を加えると徐波は抑制されますが，徐波の反応性が低いとそれだけ病的障害が強いと判断されます．
2) 痛み刺激：重篤な意識障害では，背景活動に変化がみられません．軽い意識障害の時は奇異性覚醒反応（後述）がみられることがあります．これは，覚醒度が上がって本来なら徐波が抑制されるはずなのに，逆に増加する現象です．意識レベルの低下が軽く，意識内容の変容があるときなど，気をつけてみるとよく認められます．

● 参考文献

1) Hockaday JM, Potts F, Epstein E, et al: Electroencephalographic changes in acute cerebral anoxia from cardiac or respiratory arrest. Elcetroenceph Clin Neurophysiol 18: 575-586, 1965.
2) Markand ON: Electroencephalography in diffuse encephalopathies. J Clin Neurophysiol 1: 357-407, 1984.

22 昏睡時にみられる覚醒脳波パターンの発見

原著 Chatrian GE, White LE Jr, Shaw CM: EEG pattern resembling wakefulness in unresponsive decerebrate state following traumatic brain-stem infarct. Electroenceph Clin Neurophysiol 16: 285-289, 1964.

要旨 59歳，男性．大きな角材が当たって，脳底動脈の外傷性閉塞をきたした．橋と中脳下部の脳梗塞により，刺激に反応しない除脳固縮状態となったが，脳波は健常人でみられる覚醒パターンを認めた（図 3-20）．しかし，体性感覚や聴覚刺激でこの活動は，修飾されなかった．剖検所見では，橋の大部分と中脳被蓋の尾側端に梗塞があった．延髄はほぼ正常であった．この脳波の生理学的意味について考察した．

著者注 この論文以前にも健常人にみられる覚醒パターンが意識障害の患者でみられることは知られていました．この論文では，皮質脳波活動と意識の維持が独立していることを示しています．後の α，β 昏睡という概念の礎となりました．

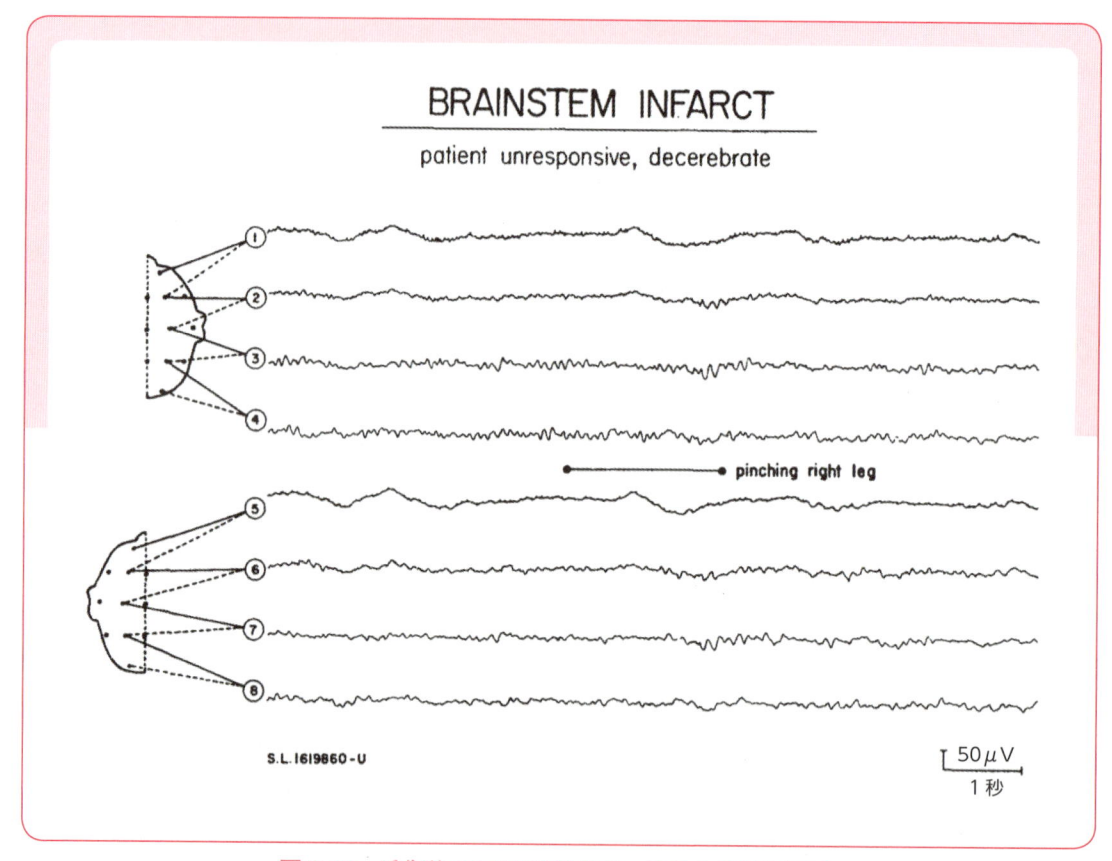

図 3-20　受傷後 6 日目の脳波で，この 8 日後に死亡

後頭部から前頭部にかけて 8～10 Hz で 10～35 μV 程度の α 波に似た活動が記録される．しかし，右足をつねっても反応しない．この所見以外に，5～7 Hz の律動性 θ や，前方ないし後方優位に 2～3 Hz の律動性 δ の群発も認めた．

（Chatrian GE, White LE Jr, Shaw CM: EEG pattern resembling wakefulness in unresponsive decerebrate state following traumatic brain-stem infarct. Electroenceph Clin Neurophysiol 16: 285-289, 1964 より）

㉓ 昏睡時にみられる睡眠脳波パターンの発見

原著 Chatrian GE, White LE Jr, Daly D: Electroencephalographic patterns resembling those of sleep in certain comatose states after injuries to the head. Electroenceph Clin Neurophysiol 15: 272-280, 1963.

要旨 11 例の患者が重度の頭部外傷直後に昏睡状態になった．その後，昏迷ないし半昏睡状態となり，睡眠パターンを呈した．14 Hz の紡錘波，頭蓋頂鋭波，K 複合を認めた（図 3-21）．全例，臨床的予後は良好であった．この脳波パターンは一過性かつ可逆性の機能的状態で中脳網様体の機能が撹乱された状態であると仮説を立てた．

著者注 この論文以前にも健常人にみられる睡眠パターンが意識障害の患者でみられることは知られていました．この論文は網様体賦活系との関係を初めて論じた点が画期的です．後の紡錘波昏睡という概念の基盤となりました．

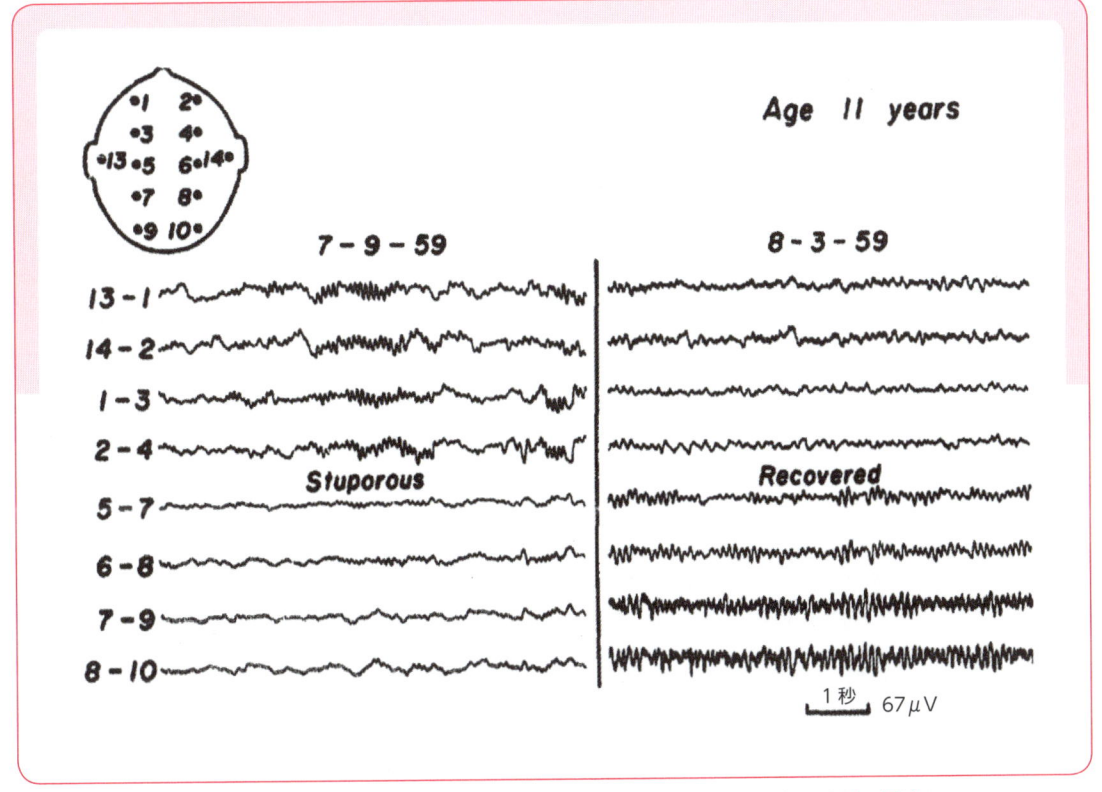

図 3-21　昏迷状態における紡錘波様活動（左）と退院時の脳波（右）

11 歳，女児．頭部外傷 2 日後の脳波（左）．患者は静かに眼を閉じ，痛み刺激に反応しない．瞳孔不同はないが，対光反射はない．深部腱反射は対称性で，足底反射は底屈する．27 日後の脳波（右）では，患者は覚醒し，神経学的所見に異常はなかった．

（Chatrian GE, White LE Jr, Daly D: Electroencephalographic patterns resembling those of sleep in certain comatose states after injuries to the head. Electroenceph Clin Neurophysiol 15: 272-280, 1963 より）

24 α昏睡の命名

原著 Westmoreland BF, Klass DW, Sharbrough FW, et al: Alpha-coma. Electroencephalographic, clinical, pathologic, and etiologic correlations. Arch Neurol 32: 713-718, 1975.

要旨 "α昏睡"とは，臨床的昏睡状態とα活動優位の正常覚醒脳波に似ている脳波パターンとの共存状態を指す．13例の臨床像，脳波と病理所見を再検討した．病態像から患者は2群に分けられた：8例は脳幹卒中で，他は心肺停止によるびまん性低酸素脳症であった．前者の脳波では，α活動は後方よりで波形が変動し，反応性も変化した（図3-22A）．また，この脳波所見は持続した．後者の脳波では，α活動は一過性であり，反応性に乏しかった（図3-22B）．両群とも生命予後は不良であった．

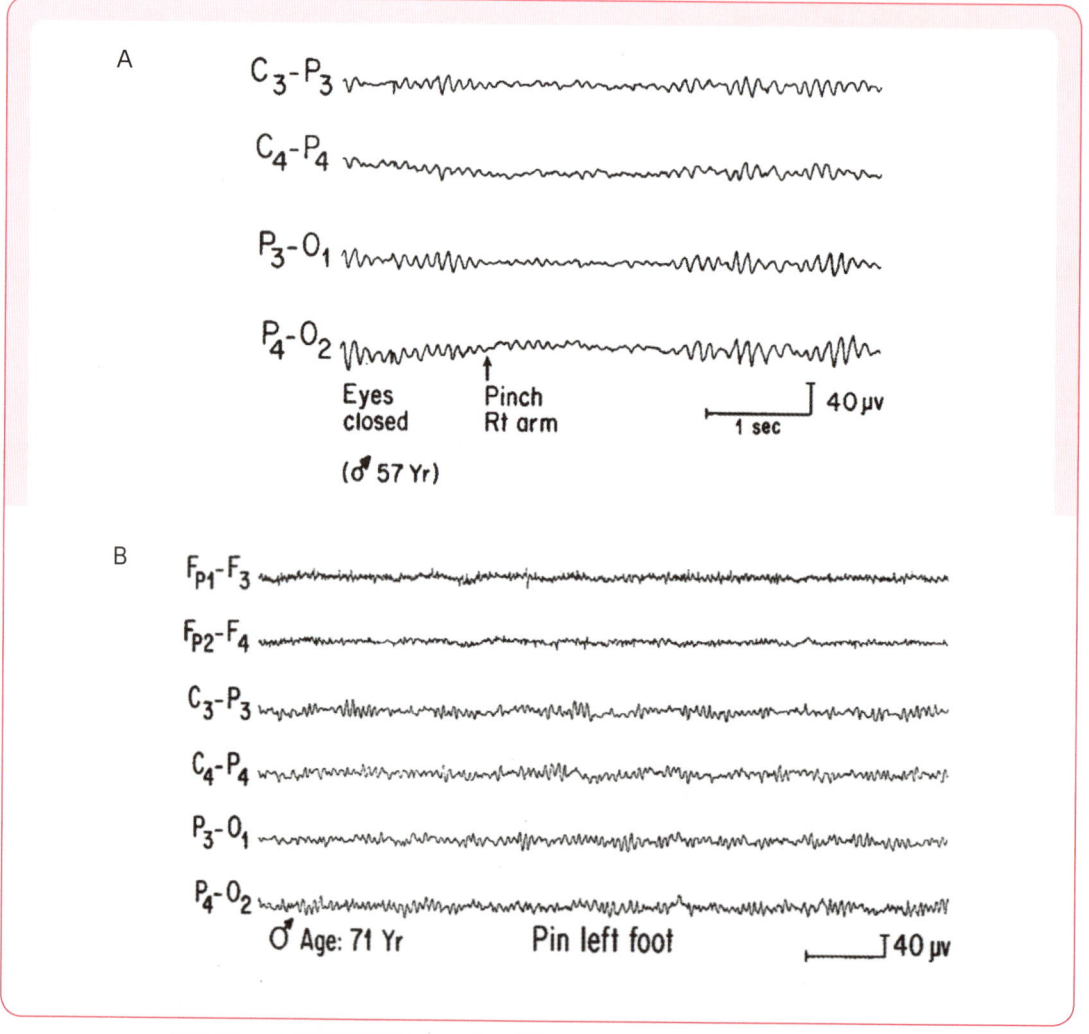

図3-22 Aは脳幹梗塞（57歳，男），Bは無酸素性脳症（71歳，男）

8〜9 Hzのα律動は痛み刺激に対して反応するが（**A**），11〜12 Hzのα律動は反応性が消失している（**B**）．

（Westmoreland BF, Klass DW, Sharbrough FW, et al: Alpha-coma. Electroencephalographic, clinical, pathologic, and etiologic correlations. Arch Neurol 32: 713-718, 1975 より）

25 β昏睡の命名

原著 Carroll WM, Mastaglia FL: Alpha and beta coma in drug intoxication uncomplicated by cerebral hypoxia. Electroenceph Clin Neurophysiol 46: 95-105, 1979.

要旨 低酸素状態のない薬物中毒による4例の昏睡ないし昏迷患者を報告した．3例はアルコール離脱症状の治療のため，クロメチアゾールを投与され，1例は自殺目的でニトラゼパムを大量服薬した．3例は"α昏睡"の基準を満たし，クロメチアゾールの1例は"β昏睡"（低周波数β）を呈し，刺激に無反応であった（図3-23）．全例，生命予後は良好で，後遺症もなかった．薬物中毒による"α昏睡"，"β昏睡"は予後良好であるといえる．

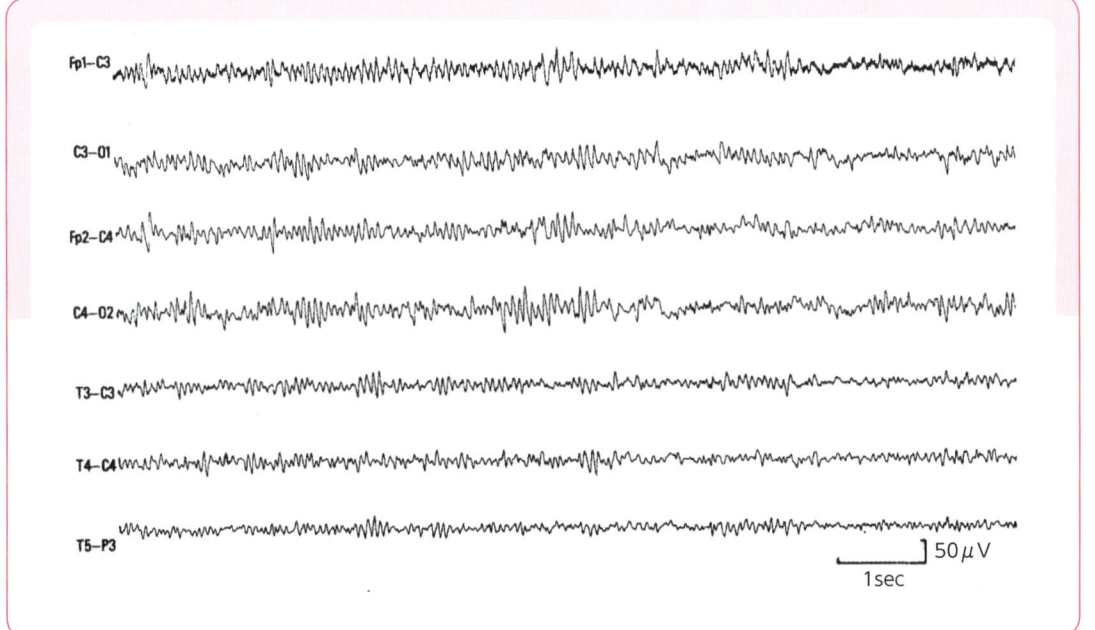

図 3-23　β昏睡の脳波

このβ波は，聴覚刺激や強制開眼で反応しなかった．

（Carroll WM, Mastaglia FL: Alpha and beta coma in drug intoxication uncomplicated by cerebral hypoxia. Electroenceph Clin Neurophysiol 46: 95-105, 1979 より）

26 θ昏睡の命名

原著 Synek VM, Synek BJ: Theta pattern coma, a variant of alpha pattern coma. Clin Electroencephalogr 15: 116-121, 1984.

要旨 予後不良の2例の昏睡患者において，5 Hzの無反応性のθ活動が優位であった（**図3-24**）．1例目は，重症脳挫傷によるテントヘルニアで，このパターンは電気的脳無活動となり，死亡した．2例目は急性呼吸不全による無酸素状態のエピソードがあり，2日後に死亡した．2回の脳波とも律動性の5〜6 Hzの活動が前方優位で認められた．無反応性のθ活動は，悪性の"α昏睡"の亜型と考えられた．

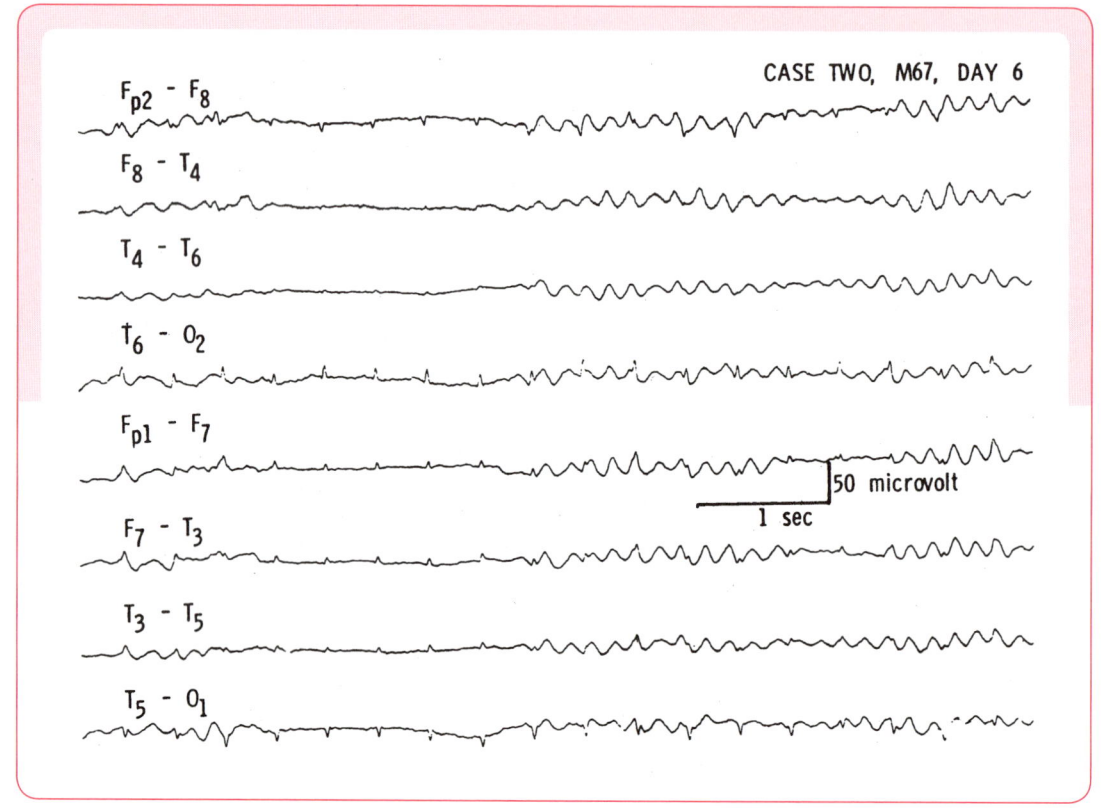

図3-24　2例目の脳波（67歳，男）

死亡8時間前の脳波で，15〜30μVで5 Hzの律動性θ活動が前方優位に出現する．外的刺激にこのθは反応性しない．1〜3秒続く両側性の脳活動低下も認めた．

（Synek VM, Synek BJ: Theta pattern coma, a variant of alpha pattern coma. Clin Electroencephalogr 15: 116-121, 1984 より）

27 紡錘波昏睡の命名

原著 Hansotia P, Gottschalk P, Green P, et al: Spindle coma: Incidence, clinicopathologic correlates, and prognostic value. Neurology 31: 83-87, 1981.

要旨 370例の昏睡患者を臨床的，脳波学的に検討した．5.7％に，"紡錘波昏睡"を認めた（図 3-25）．"紡錘波昏睡"は，頭部外傷，非外傷性頭蓋内出血，無酸素脳症，他の原因で起こった．意識レベル，瞳孔反応，眼球運動，呼吸パターン，筋トーヌスは，この脳波パターンの出現や予後と関係がなかった．剖検時，視床中心正中核，吻側脳幹に病変をしばしば認めたが，特徴的な病変部位はなかった．また，昏睡時の睡眠紡錘波は，予後とは無関係であった．

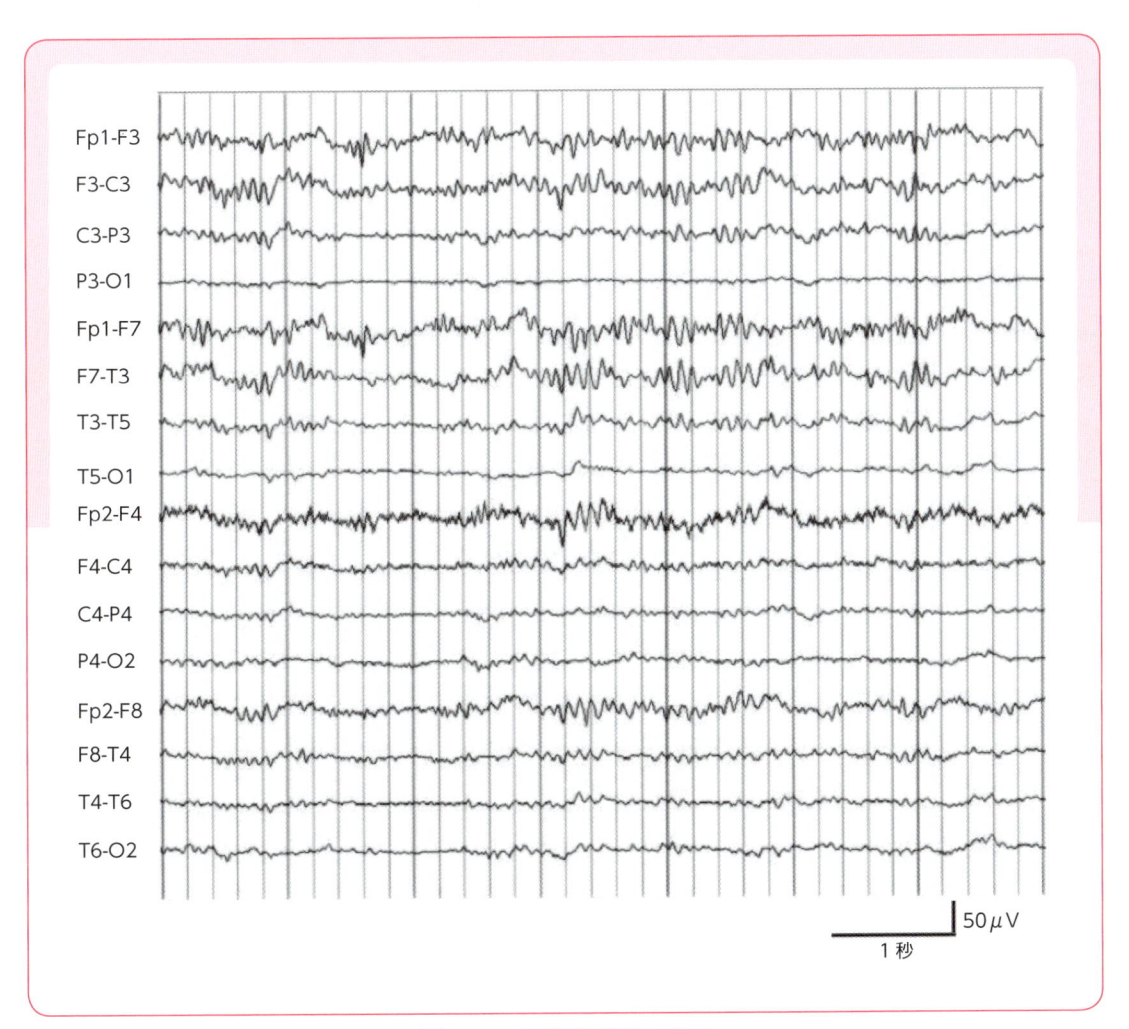

図 3-25 　紡錘波昏睡の脳波

紡錘波は，通常，両側同期性対称性であり，背景には θ，δ 活動もみられる．

（Sutter R, Kaplan PW: Electroencephalographic patterns in coma: When things slow down. Epileptologie 29: 201-209, 2012 より）

28 α，β，θ，紡錘波昏睡のまとめ

原著 Sutter R, Kaplan PW: Electroencephalographic patterns in coma: When things slow down. Epileptologie 29: 201-209, 2012.

著者注 Sutter と Kaplan は 4 種類の昏睡パターンの特徴，病因，予後を表3-3 のようにまとめた．器質的病変以外に薬物中毒で起こる場合があること，外的刺激に対する反応性をみることが重要です．

表3-3　α，β，θ，紡錘波昏睡の病因と予後

昏睡脳波パターン	病因	外的侵害刺激に対する脳波背景活動の反応性	予後
α昏睡			
よりびまん性	中毒（バルビツレート，ベンゾジアゼピン系薬物，抗うつ薬）	＋	良好
後頭部単律動性	脳幹病変，閉じ込め症候群	＋／－	不良
よりびまん性	低酸素 - 虚血性脳症	（＋）／－	不良
β昏睡			
α活動が混在	中毒ないし禁断症状（バルビツレート，ベンゾジアゼピン系薬物），重症甲状腺機能亢進症	＋／－	良好
活動が混在	脳幹病変	－	不良
θ昏睡	低酸素 - 虚血性病変，軽傷～中等度の代謝性脳症，重症感染症	（＋）／－	不良
紡錘波昏睡			
θ，δ活動に対称性の紡錘波群発	頭部外傷，脳出血，てんかん発症後，中毒	＋	良好
θ，δ活動に対称性の紡錘波群発	低酸素 - 虚血性病変，重症頭部外傷，広汎な脳出血	（＋）／－	不良

＋：あり，－：なし

㉙ 高振幅δ昏睡

原著 Husain AM: Electroencephalographic assessment of coma. J Clin Neurophysiol 23: 208-220, 2006.

要旨 持続性高振幅δ昏睡では，多形性の 1〜2 Hz の高振幅，非律動性δ活動が持続的に出現する（図3-26）．この活動は，IRDA や三相波よりも晩期に出現する．刺激にはまだ減衰する．皮質下白質の障害や代謝性脳症でみられる．初期の頃は，1〜2 Hz よりも速いが（典型的には遅いθ），昏睡状態が進行するにつれ，優位な周波数は遅くなり，刺激に対する反応性も低下する．IRDA や三相波よりも予後が悪い．

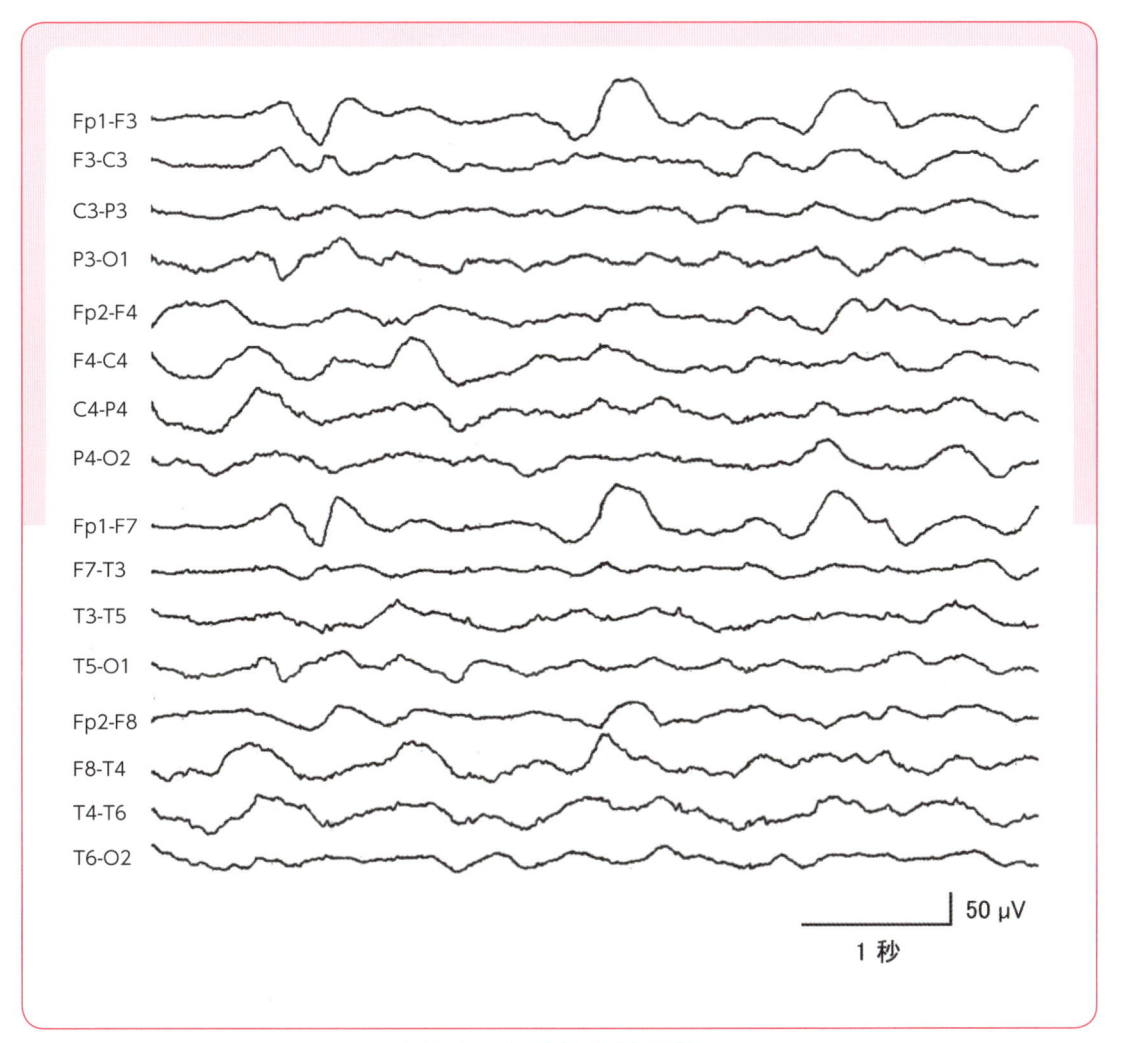

図 3-26 高振幅δ昏睡の脳波

高振幅多形性δ活動のサンプル．

（Husain AM: Electroencephalographic assessment of coma. J Clin Neurophysiol 23: 208-220, 2006 より）

30 低振幅δ昏睡

原著 Husain AM: Electroencephalographic assessment of coma. J Clin Neurophysiol 23: 208-220, 2006.

要旨 低振幅徐波（20μV以下）で，θおよびδ活動が優位である（図3-27）．このパターンは持続性で刺激に反応しない．広汎な皮質・皮質下の器質的障害をきたす無酸素脳症や重症頭部外傷でみられ，予後は不良である．低振幅活動は，健常人でもみられることがある．しかし，刺激に反応するし，θやδ以外にαやβがみられる．また，睡眠構築も保たれている．光刺激にも正常反応を示す．

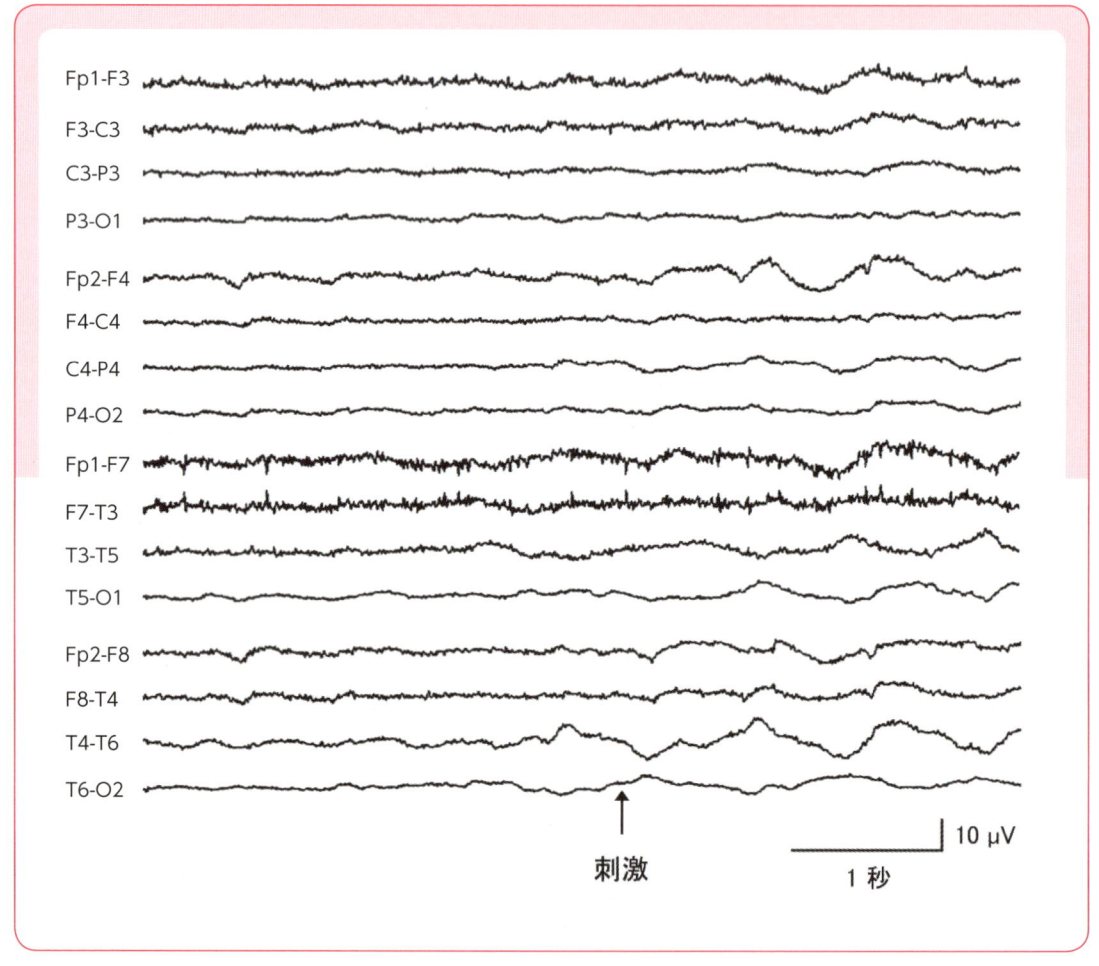

図3-27 低振幅δ昏睡の脳波

非反応性の低振幅δ活動のサンプル．感度が5倍に上がっていることに注意．刺激（矢印）を与えても反応しない（原文ママ．著者にはδ活動が増えた印象がある）．

(Husain AM: Electroencephalographic assessment of coma. J Clin Neurophysiol 23: 208-220, 2006 より)

31 バースト - サプレッションパターン burst-suppression pattern

原著 Kuroiwa Y, Celesia GG: Clinical significance of periodic EEG patterns. Arch Neurol 37: 15–20, 1980.

要旨 全般性および局所性周期性脳波パターンを呈した 62 例を検討した（図 3-28）．全般性の suppression-burst（SB）パターンや全般性周期性徐波複合 generalized periodic slow-wave complexes（GPSC）は，麻酔下，薬物中毒，無酸素 / 代謝性脳症でみられた．これらの病態を除くと，GPSC は SSPE か他の脳炎が原因であった．心肺停止後の昏睡患者における SB は予後不良であった．全般性の周期性三相波は，代謝性 / 無酸素性脳症でみられた．全般性の周期性鋭波は無酸素性脳症でみられた．PLEDs（26 例）は，24 例でけいれん発作を伴い，破壊性の器質性半球性病巣変を認めた．周期性脳波は正常な電気生理的活動の途絶を表し，皮質と皮質下構造の構造的，機能的障害を反映する．

著者注 ヒトで初めて SB が記録されたのは，前頭葉白質切截術（ロボトミー）時での硬膜外記録による脳波です（Henry CE, Scoville WB: Suppression-burst activity from isolated cerebral cortex in man. Electroenceph Clin Neurophysiol 4: 1-22, 1952）．急性に皮質と視床の連絡が切断されると SB が出現します．なお，SB は最近は burst-suppression と表記されます．

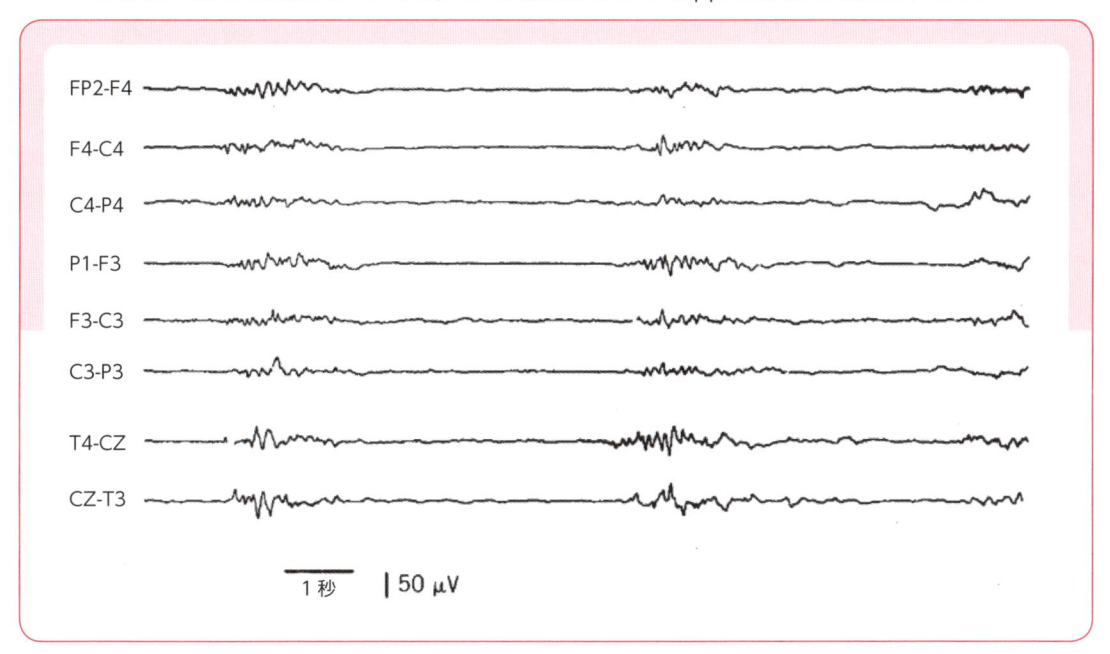

図 3-28　バースト - サプレッションパターンの脳波

60 歳女性．チオペンタール麻酔下で，左頸動脈内膜剥離術を受けた．回復せず死亡した．
（Kuroiwa Y, Celesia GG: Clinical significance of periodic EEG patterns. Arch Neurol 37: 15–20, 1980 より）

32 大脳電気的無活動 electrocerebral inactivity

原著 Kimura J, Gerber HW, McCormick WF: The isoelectric electroencephalogram. Significance in establishing death in patients maintained on mechanical respirators.

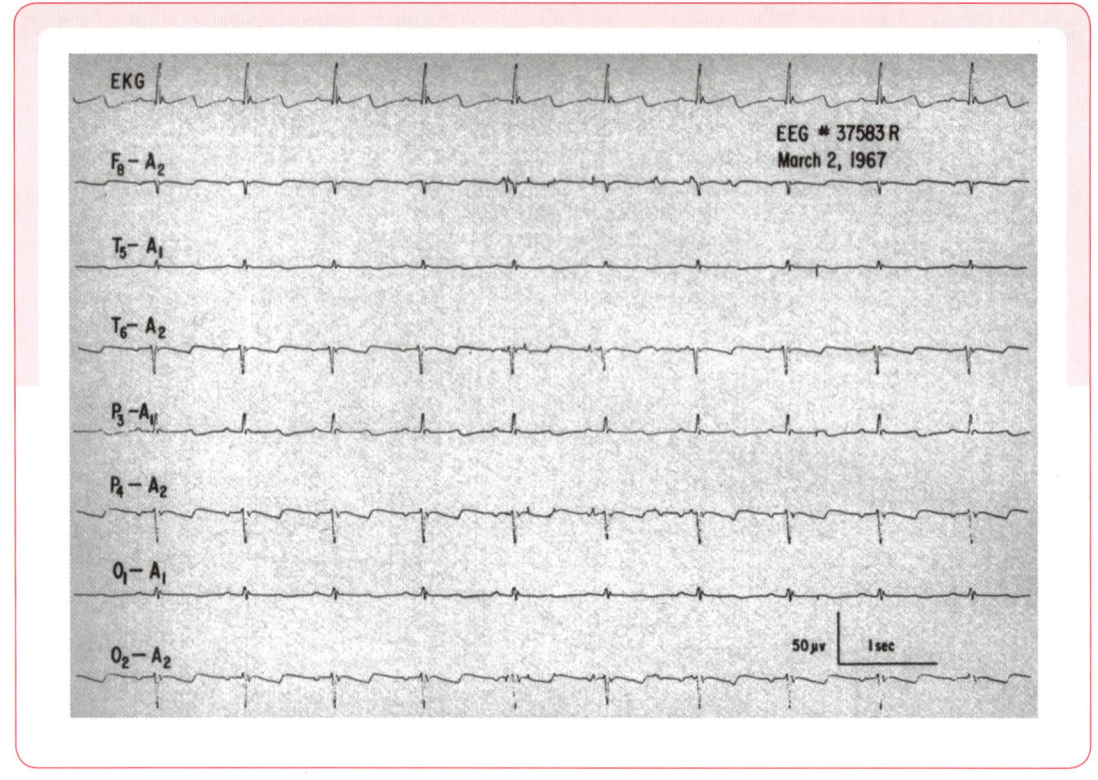

図 3-29 大脳電気的無活動

高感度で記録した isoelectric EEG.

（Kimura J, Gerber HW, McCormick WF: The isoelectric electroencephalogram. Significance in establishing death in patients maintained on mechanical respirators. Arch Intern Med 121: 511-517, 1968 より）

Arch Intern Med 121: 511-517, 1968.

要旨 過去 10 年で，25 名の患者において電気的大脳無活動（isoelectric EEG）を記録した（図3-29）．また，過去 3 年で剖検された 25 例のレスピレータ・ブレインの脳波（8/25）と病理所見をレビューした．レスピレータ・ブレインの脳波は isoelectric であった．病理所見は，7 例で脳浮腫，灰白質の出血性変色，著明な脳軟化，無酸素性壊死，ニューロンの自己融解であった．Isoelectric EEG は，最大感度にしても皮質電気活動が完全に消失した場合と定義される．適切な臨床環境でこの状態が 1 時間以上続けば脳死と判定される．

33 平坦脳波 flat EEG

原著 Kimura J, Gerber HW, McCormick WF: The isoelectric electroencephalogram. Significance in establishing death in patients maintained on mechanical respirators. Arch Intern Med 121: 511-517, 1968.

著者注 Kimura らは，平坦脳波という用語は使うべきではないと書いています．その理由は，次頁の図に示すように感度を上げると脳波が記録できる例があること（図3-30），また健常人でも平坦に見えることがあるからです．ECI を初めて記録したのは，Jouvet で（Diagnostic électro-sous-cortico-graphique de la mort du système nerveux central au cours de certains

comas. Electroenceph Clin Neurophysiol 11: 805-808, 1959），ECI の 4 例を報告していま
す．仏語なので，詳細は不明ですが，（図 3-31）に紹介しておきます．

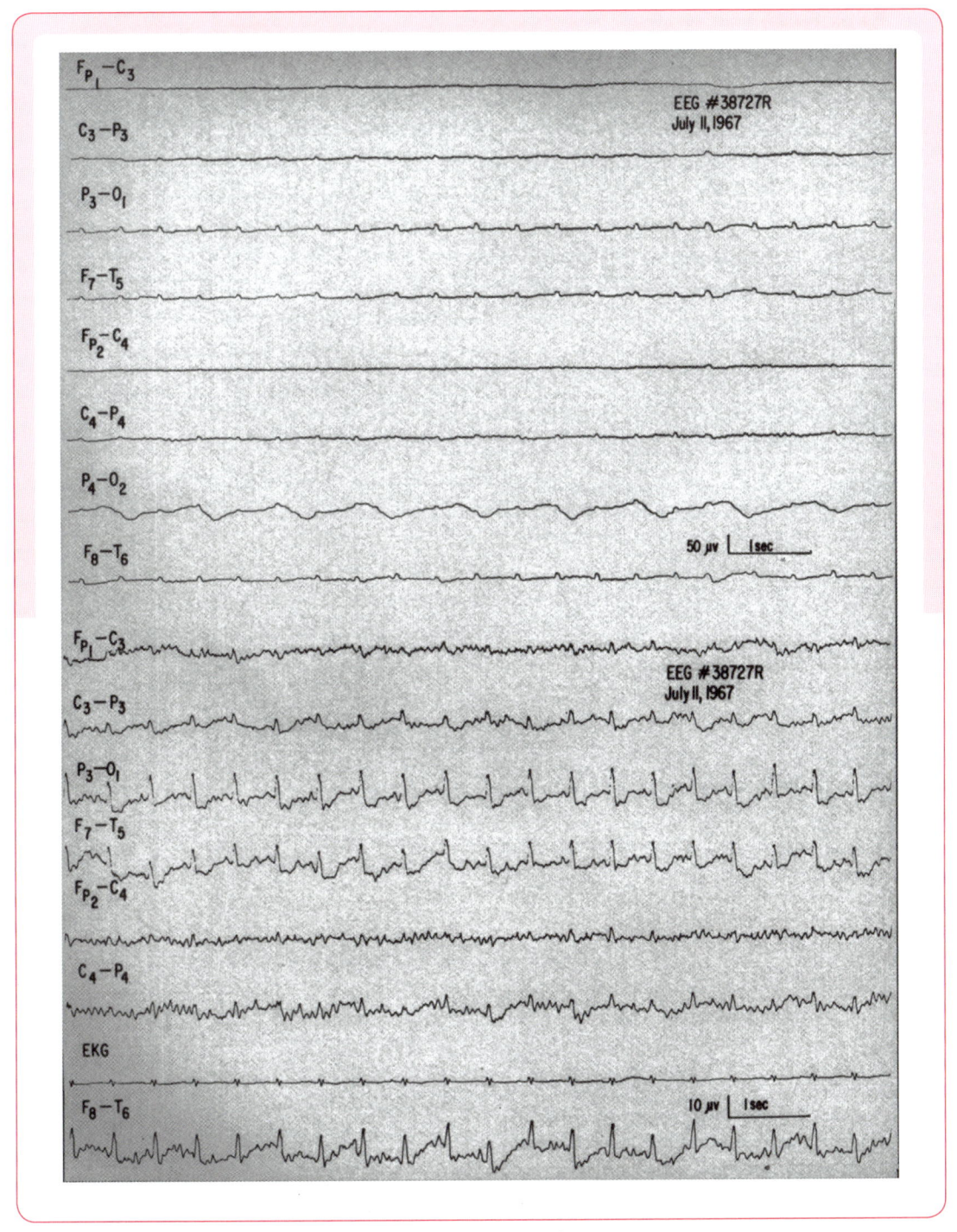

図 3-30　平坦脳波

心停止後の脳波．通常の感度（上段）で記録すると平坦だが，高感度で記録すると（下段），低振幅 12〜13 Hz の速波が記録される．
（Kimura J, Gerber HW, McCormick WF: The isoelectric electroencephalogram. Significance in establishing death in patients
maintained on mechanical respirators. Arch Intern Med 121: 511-517, 1968 より）

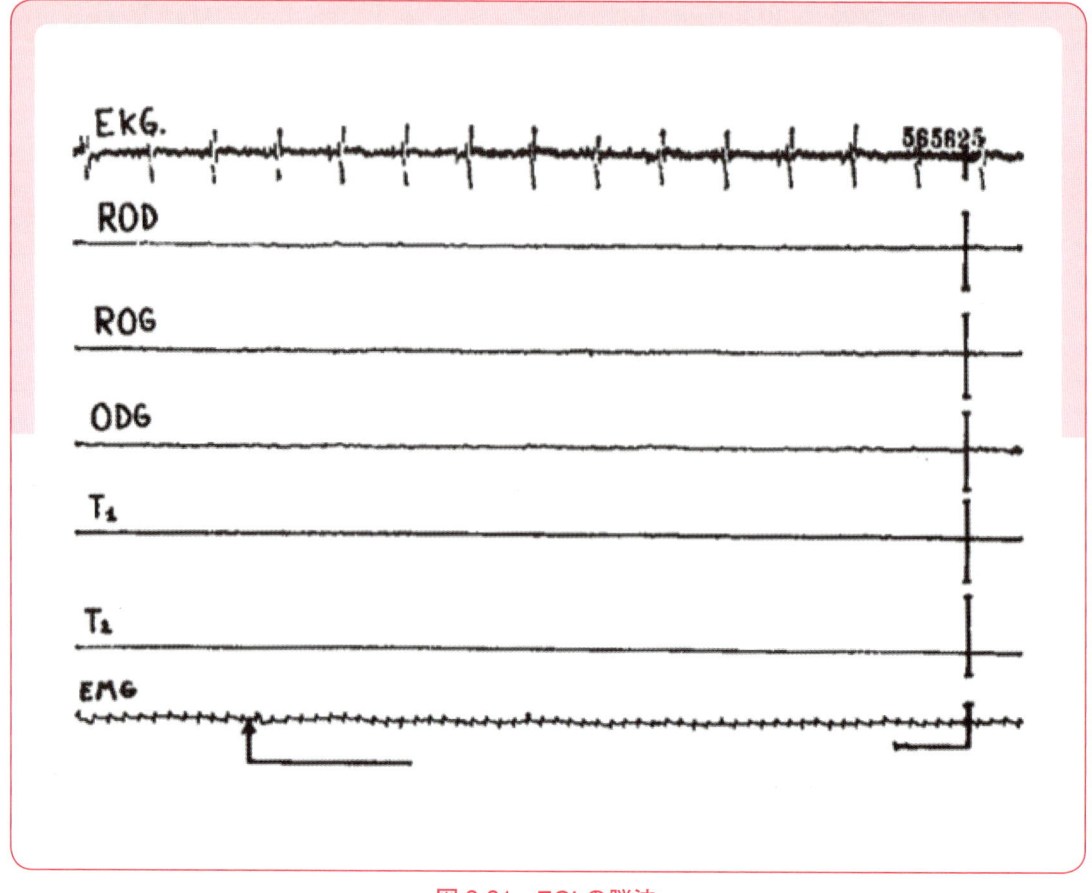

図 3-31　ECI の脳波

23 歳，男性．バイク事故による頭部外傷で，昏睡状態になり，無呼吸となった．侵害刺激（矢印）を与えても，脳波・筋電図は反応しない（Jouvet, 1960 年）．頭皮上脳波（ROD（右ローランド溝−後頭部），ROG（左ローランド溝−後頭部），ODG（左右後頭部））と視床記録（T1, T2），較正信号（1 秒，50 μ V）．

（Jouvet M: Diagnostic électro-sous-cortico-graphique de la mort du système nerveux central au cours de certains comas.
Electroenceph Clin Neurophysiol 11: 805-808, 1959 より）

奇異性覚醒反応の発見

原著 Schwartz MS, Scott DF: Pathological stimulus-related slow wave arousal responses in the EEG. Acta Neurol Scand 57: 300-304, 1978.

要旨 55 例の脳波において，聴覚ないし触覚刺激あるいは両方を与えると，遷延するδ活動を認めた（図 3-32）．このまれなパターンはウトウト状態から深昏睡状態でみられ，覚醒した患者では認められなかった．種々の病態でみられたが，頭部外傷が多かった．この脳波現象は 5 週以内に消失し，半数の患者は予後良好であった．

著者注 意識障害時の脳波検査で必ずみなければならないのは，外的刺激に対する反応性です．一般的に，外的刺激に対して反応性がある場合は，徐波が抑制されたり，背景活動が速波化します．この奇異性覚醒反応は，逆に徐波が増える現象です．この場合も，予後良好な場合があります．脳波がまったく反応しないのは，予後不良と考えて間違いありません．

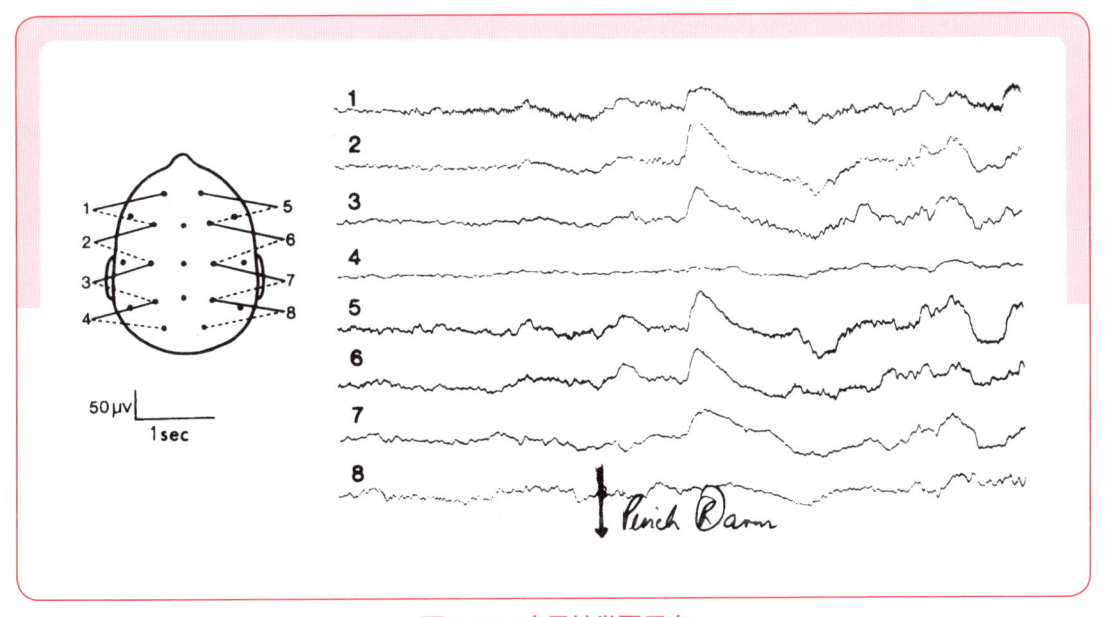

図 3-32 奇異性覚醒反応

右後頭葉出血をきたした 49 歳，女性の脳波．血腫は脳波記録 1 日前にドレナージされた．軽い昏迷状態で痛み刺激を右前腕に与える（矢印）とδ波が出現した．

（Schwartz MS, Scott DF: Pathological stimulus-related slow wave arousal responses in the EEG. Acta Neurol Scand 57: 300-304, 1978 より）

35 Cruetzfeldt-Jakob 病における periodic sharp wave complexes（PSWC）の発見

原著 Jones DP, Nevin S: Rapidly progressive cerebral degeneration (subacute vascular encephalopathy) with mental disorder, focal disturbances and myoclonic epilepsy. J Neurol Neurosurg Psychiatry 17: 148-159, 1954.

要旨 ミオクローヌスと進行する意識障害を主徴とする2例（60代）において，臨床的，脳波学的，病理学的検討を行った．脳波は，両側半球に反復性の鋭波が出現し（図3-33），病理所見との対応を考察した．2例とも発症後，15週以内に死亡した．大脳皮質の海綿状変性と，皮質ニューロンの消失，グリアの増生，大脳基底核の急性軟化を認めた．亜急性の血管性脳症を原因と考えた．しかし，このような脳波所見は，慢性脳血管障害では報告されていない．

著者注 日本では，periodic synchronous discharge（PSD）と形容されますが，欧米では，PSWCと呼ばれています（Wieser HG, Schindler K, Zumsteg D: EEG in Creutzfeldt-Jakob disease. Clin Neurophysiol 117: 935-951, 2006）.

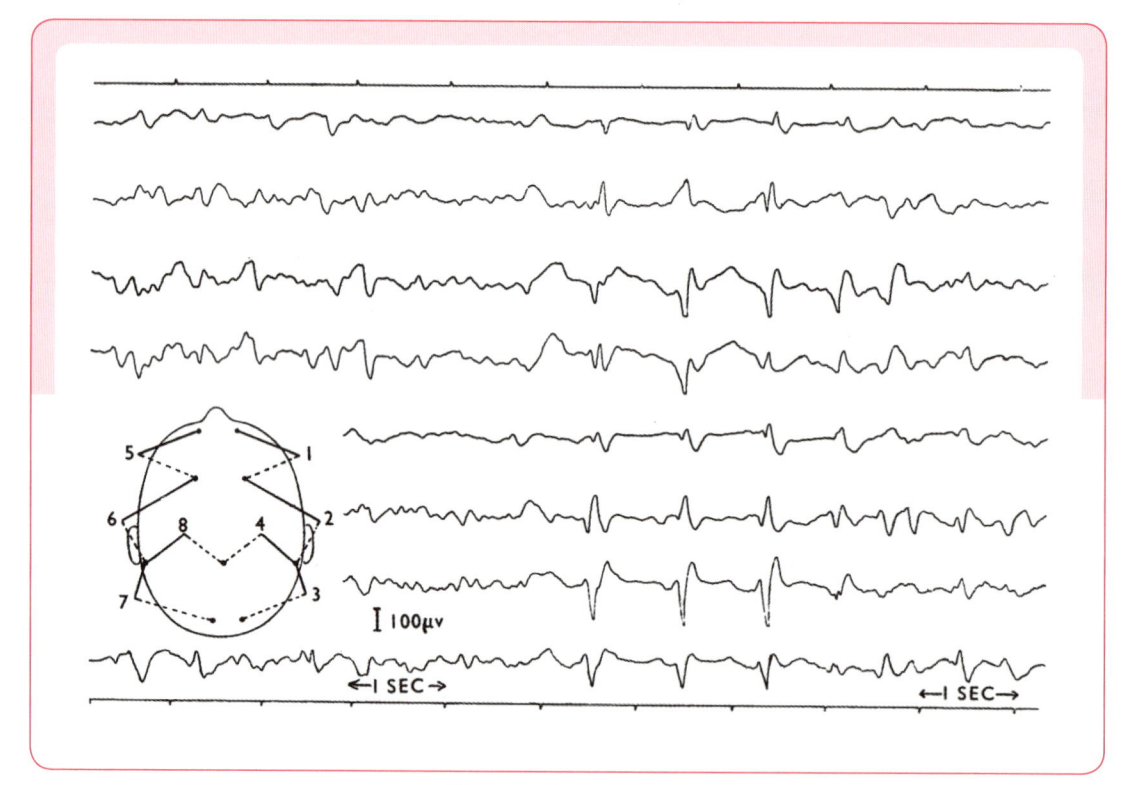

図 3-33　症例 1 の脳波

多相性の高振幅鋭波複合が同期的に周期的（約1秒）に出現している．ミオクローヌスとこの鋭波が同期することもあれば，ミオクローヌスがないときでも鋭波が出現する．

（Jones DP, Nevin S: Rapidly progressive cerebral degeneration (subacute vascular encephalopathy) with mental disorder, focal disturbances and myoclonic epilepsy. J Neurol Neurosurg Psychiatry 17: 148-159, 1954 より）

periodic lateralized epileptiform discharges (PLEDs) の命名

36

原著 Chatrian GE, Shaw CM, Leffman H: The significance of periodic lateralized epileptiform discharges in EEG: An electrographic, clinical and pathological study. Electroenceph Clin Neurophysiol 17: 177-193, 1964.

要旨 33 例で PLEDs が記録された（図 3-34）．典型例では鋭波が周期的ないし周期様に 1 秒間隔で出現し，その間は無活動であった．29 例にてんかん発作があり，7 例は持続部分てんかん，18 例は焦点性運動発作，4 例は精神発作，4 例は臨床的にてんかんの徴候はなかった．病因は，13 例が脳梗塞，7 例が最近の梗塞ないし焦点性てんかん，3 例が焦点性てんかん，8 例が転移性脳腫瘍もしくは神経膠芽腫，肺炎球菌性髄膜炎が 1 例，ワクチン接種後脳脊髄炎が 1 例であった．24 例には尿毒症，電解質異常，酸塩基平衡異常，肝障害（18 例）があり，また，既往としててんかんが 7 例，アルコール中毒が 12 例あった．焦点性てんかんとこれらの関係を考察した．多くの症例は経過は良好で，数日から数週で軽快した．死亡した 12 例のうち 6 例で剖検した．てんかん放電の源となった部位は，解剖学的病変から離れていた．この乖離は，皮質の興奮性が浮腫の中心から末梢にあることや代謝障害の周辺部にあるためである．病変部位と一般神経学的所見および脳波所見は相関した．

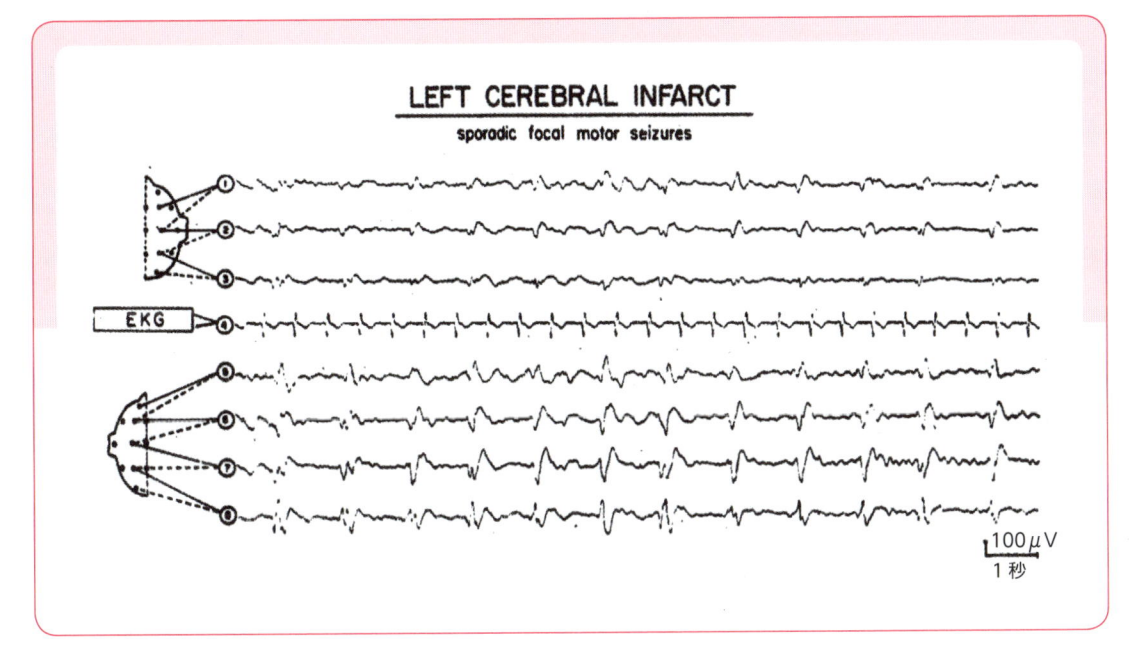

図 3-34　PLEDs

40 歳男性，慢性アルコール中毒，高血圧，尿毒症があり 6 ヵ月前に大発作を起こした．最近，左内頸動脈閉塞による左脳梗塞と気管支肺炎を起こし，右への頭部および眼球偏位を伴う右側のけいれんが 3 日間続いた．脳波は発病後 4 日に記録した．昏迷状態で，右の軽い片麻痺があった．BUN は 72 mg/dL，クレアチニンは 7 mg/dL，2 ヵ月後，軽い右麻痺を残して退院した．

（Chatrian GE, Shaw CM, Leffman H: The significance of periodic lateralized epileptiform discharges in EEG: An electrographic, clinical and pathological study. Electroenceph Clin Neurophysiol 17: 177-193, 1964 より）

㊲ PLEDs とヘルペス脳炎

[原著] Upton A, Gumpert J: Electroencephalography in diagnosis of herpes-simplex encephalitis. Lancet 1: 650-652, 1970.

[要旨] ヘルペス脳炎における脳波所見をレビューした．2病日から15病日の間に周期性パターンを呈した6例を検討した（図3-35）．広汎性の背景活動の徐波化に対して，急速に周期性パターンが出現し，臨床症状の改善なしに消退した．この所見は，ヘルペス脳炎の診断になると示唆された．

[著者注] 今でこそ，PLEDs といえば，ヘルペス脳炎といわれますが，Chatrian らが報告した時点では，重篤な脳血管障害や脳腫瘍が病因としては多かったのです．CT，MRI の出現により，これらの病気では脳波の重要性が低下し，ヘルペス脳炎に対する診断の有用性が強調されるようになったと思われます．

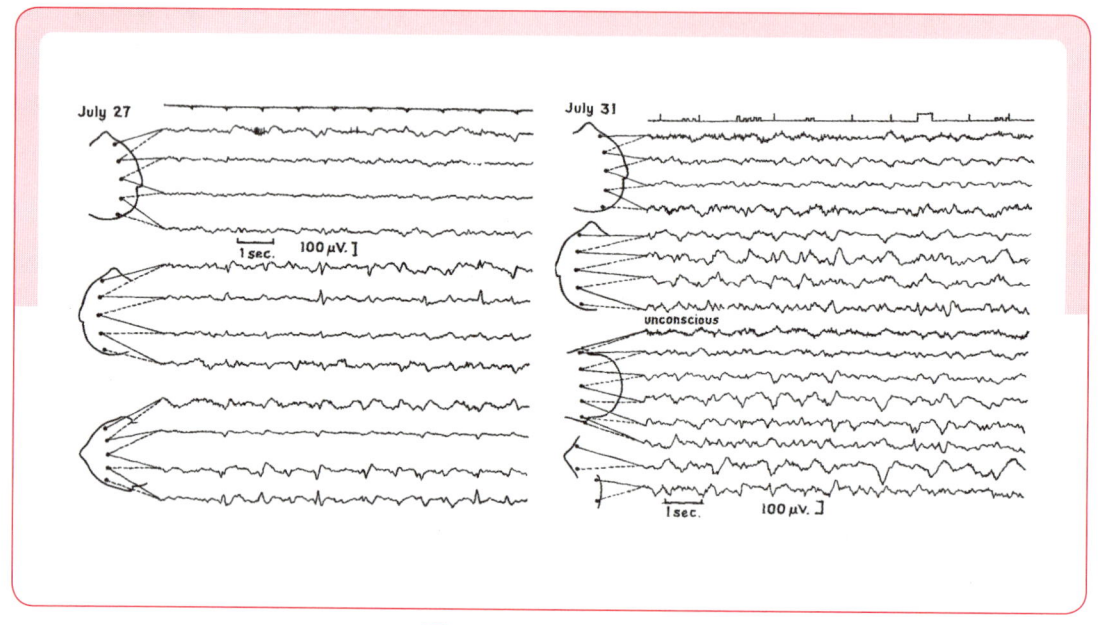

図 3-35　ヘルペス脳炎

ヘルペス脳炎で死亡が確認された60歳男性の脳波記録．7病日の脳波（左）は，全般性の背景活動異常に加えて，左前頭部・左前側頭部に約1秒周期で鋭波が出現している．12病日の脳波（右）は，徐波が増加し，左前側頭部の周期性鋭波は，1秒周期となっている．

　　（Upton A, Gumpert J: Electroencephalography in diagnosis of herpes-simplex encephalitis. Lancet 295: 650-652, 1970 より）

38 bilateral independent periodic lateralized epileptiform discharges (BIPLEDs) の命名

原著 de la Paz D, Brenner RP: Bilateral independent periodic lateralized epileptiform discharges. Clinical significance. Arch Neurol 38: 713-715, 1981.

要旨 BIPLEDs を認めた 18 例をレビューし（図 3-36），また，PLEDs を呈した 45 例と比較した．PLEDs の主因は最近の脳卒中（33 ％）であったが，BIPLEDs は無酸素脳症（28 ％）と中枢神経感染症（28 ％）であった．局在性の神経脱落症状，焦点性てんかんと CT 局所病変が PLEDs ではしばしばみられたが，BIPLEDs では昏睡状態（72 ％ vs 24 ％）であった．死亡率も BIPLEDs が高かった．

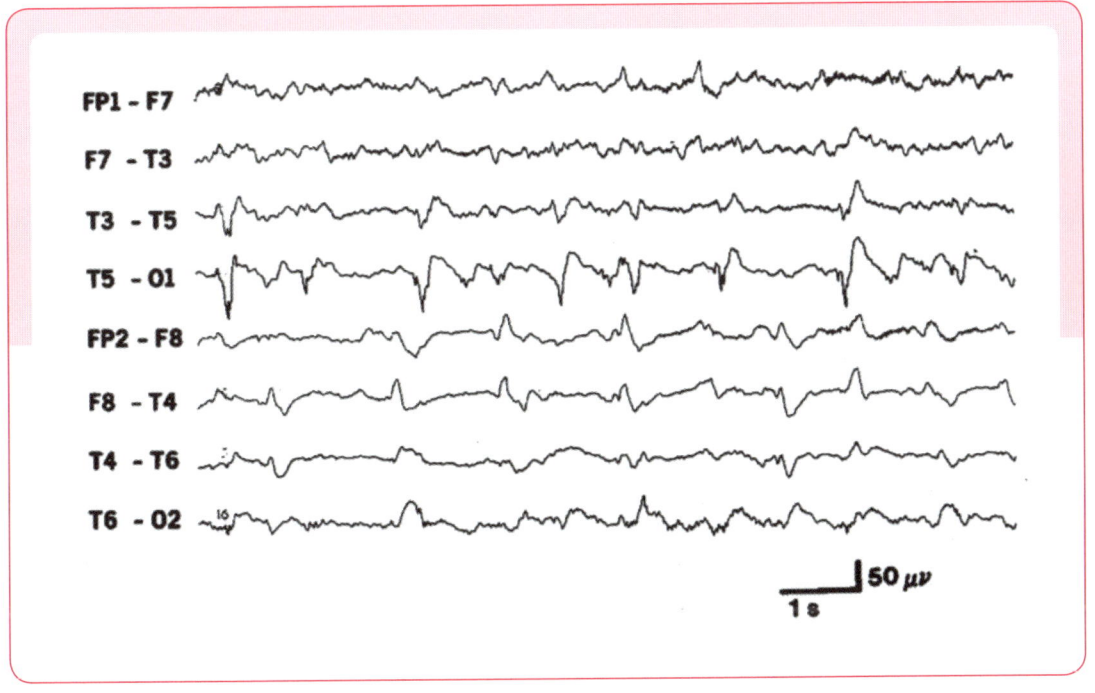

図 3-36　BIPLEDs

42 歳男性，BIPLEDs で，左は後方優位，右は前方優位に最大である．BIPLEDs は非同期的で波形，振幅，反復率，最大の場所が異なる．

（de la Paz D, Brenner RP: Bilateral independent periodic lateralized epileptiform discharges. Clinical significance. Arch Neurol 38: 713-715, 1981 より）

㊴ 亜急性硬化性全脳炎（SSPE）の脳波

原著 Cobb W, Hill D: Electroencephalogram in subacute progressive encephalitis. Brain 73: 392-404, 1950.

要旨 5例の亜急性進行性脳炎の脳波を報告した（図3-37）．全例ともこの病態の診断に特異的な所見を示した．この致死的疾患の脳波の特徴は，正常律動活動が進行性に消失し，高振幅徐波が出現し，次第に周期性となり8秒くらいの間隔となる．不随意運動が起こるときは，この徐波活動のエピソードを伴う．脳波所見と脳病変との関係について，動物実験の結果を踏まえて考察した．

著者注 SSPE の周期性放電は，Radermecker FJ（Aspects électroencéphalographiques dans trois cas d'encéphalite subaigue. Acta Neurol PsychiatryBelg, 49: 222-232, 1949）により，初めて報告されました．この論文は入手できなかったため，Cobb と Hill の文献を紹介しました．

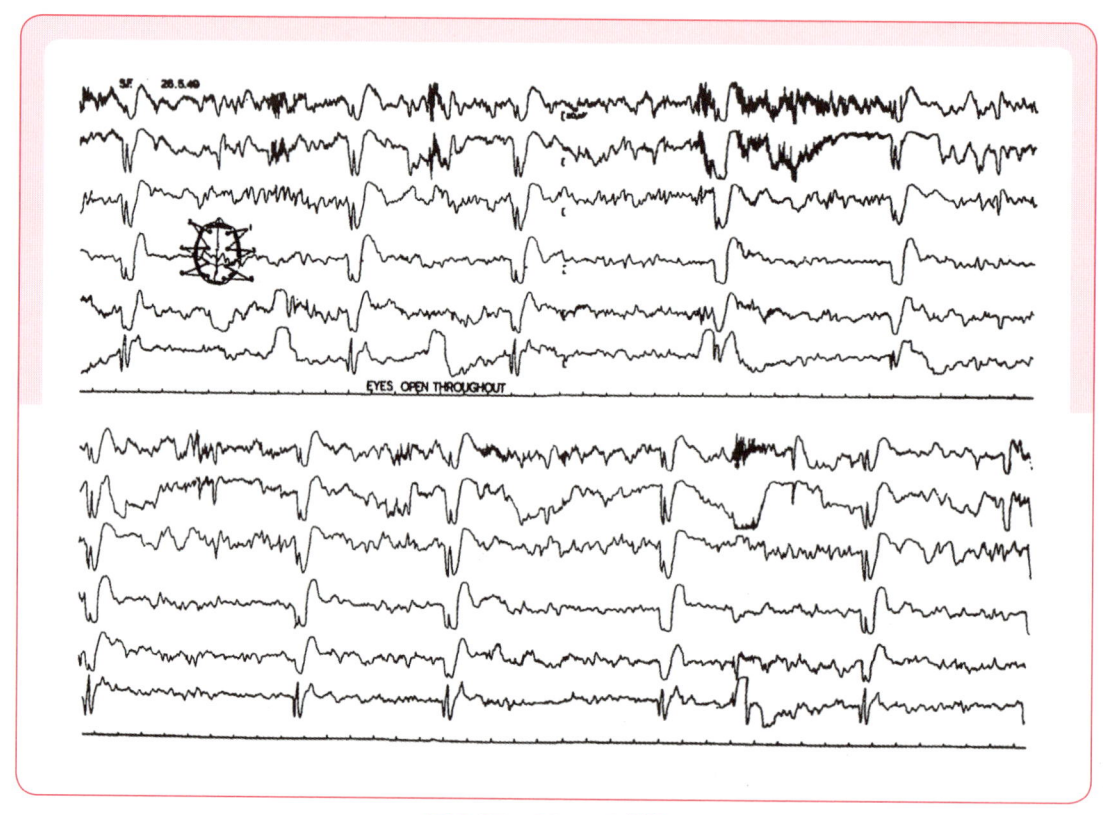

図 3-37　SSPE の脳波

15歳，女児．上段と下段は連続記録で，82秒で計11個の高振幅徐波複合が記録された．記録中，開眼状態であった．

（Cobb W, Hill D: Electroencephalogram in subacute progressive encephalitis. Brain 73: 392-404, 1950 より）

④ 周期性脳波パターンの特徴と病因

原著 Brenner RP, Schaul N: Periodic EEG patterns: classification, clinical correlation, and pathophysiology. J Clin Neurophysiol 7: 249-267, 1990.

著者注 Brenner と Schaul は，周期性脳波パターンを片側性か全般性か，周期が短いか長いかで，以下の 4 型に分けました（表 3-4）．最近は，PLEDs は lateralized periodic discharges（LPDs），BIPLEDs は bilateral independent periodic discharges（BIPDs）と呼ぶことが推奨されています．また，PSIDDs と PLIDDs は，generalized periodic discharges（GPDs）と呼ぶことが推奨されています（Kane N, et al: A revised glossary of terms most commonly used by clinical electroencephalographers and updated proposal for the report format of the EEG findings. Revision 2017. Clin Neurophysiol Pract 2: 170-185, 2017）．

表 3-4　周期性脳波パターンの特徴と病因

脳波パターン	間隔（秒）	分布	波形	病因	けいれん（局所性，全般性強直間代）	ミオクローヌス	精神症状の変化
PLEDs	0.5～4	一側性（局所性，片側性）	鋭波（2 相性，3 相性），棘波，多棘波	種々あり（ヘルペス脳炎）．最も多いのは，血管性	多い	まれ	多い
BIPLEDs	0.5～4	両側性（独立）		中枢性感染症，無酸素脳症（BIPLEDs）			
PSIDDs	0.5～4	全般性	鋭波（2 相性，3 相性），棘波，多棘波	代謝性（特に肝性脳症），無酸素性，CJD，中毒性（リチウム，バクロフェン），NCSE	まれ	多い（CJD）	多い
PLIDDs	4～30	全般性	複合性，常同的，多相性	SSPE，中毒性（麻酔薬），無酸素性	まれ	多い（SSPE）	多い

PLEDs：periodic lateralized epileptiform discharges，BIPLEDs：bilateral independent periodic epileptiform discharges，PSIDDs：periodic short-interval diffuse discharges，PLIDDs：periodic long-interval diffuse discharges，CJD：Creutzfeldt-Jakob 病，SSPE：subacute sclerosing panencephalitis，NCSE：non-convulsive status epilepticus

41 三相波 triphasic waves の命名①

原著 Bickford RG, Butt HR: Hepatic coma: The electroencephalographic pattern. J Clin Invest 34: 790-799, 1955.

要旨 種々の病期の肝性脳症12例において，昏睡が悪化するにつれ，θ波主体の背景活動→三相波（両側同期性で陽性波が主）→びまん性不規則δ活動となった（図3-38）．一方，肝硬変と診断されたが精神機能の変化はない8例は，脳波所見は異常なかった．θ活動期では中等度の昏迷状態だったが，三相波期やδ期では，半昏睡ないし昏睡状態であった．三相波は伝導障害によるものかもしれない．また，肝性脳症の診断やその程度に脳波は役立つと考えられた．

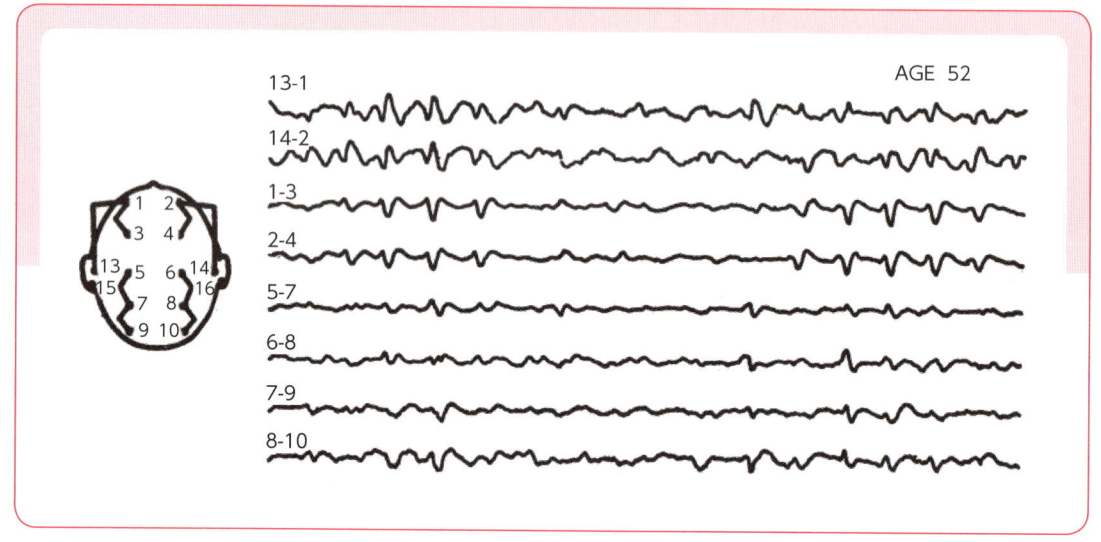

図3-38 三相波

52歳，半昏睡状態．2日後に死亡．典型的な三相波を示す．三相波がないときは，活動性が相対的に休止している．

（Bickford RG, Butt HR: Hepatic coma: The electroencephalographic pattern. J Clin Invest 34: 790-799, 1955 より）

㊷ 三相波 triphasic waves の命名②

著者注 Bickford と Butt は，三相波の脳波学的特徴を検討し，前頭部の波形が後頭部の波形より速い（時間差）ことを見つけました（A〜I）（図 3-39）．三相波は，前頭部優位にみられます．前後方向の縦の双極導出で記録された三相波は，前方の波形が後方の波形より早く出現するようにみえ，あたかも波形が前後方向に伝播するようにみえます．後頭部の波形は，前頭部のそれに比べて 25〜140 ms 遅くなっています．この時間差は基準電極導出では明瞭に認められませんでした．これは，前頭部から後頭部への進行波（travelling wave）と考えたシミュレーション（J）の結果と一致しました．そのため，同期に必要な視床皮質回路の伝導障害ではないかと彼らは考えました．この時間差は重要で，もし全般性てんかん放電なら，時間差がなく同期して記録されます．三相波をてんかん放電と間違うこともありますので，波形の同期性や陽性が高いかどうかよくみてください．

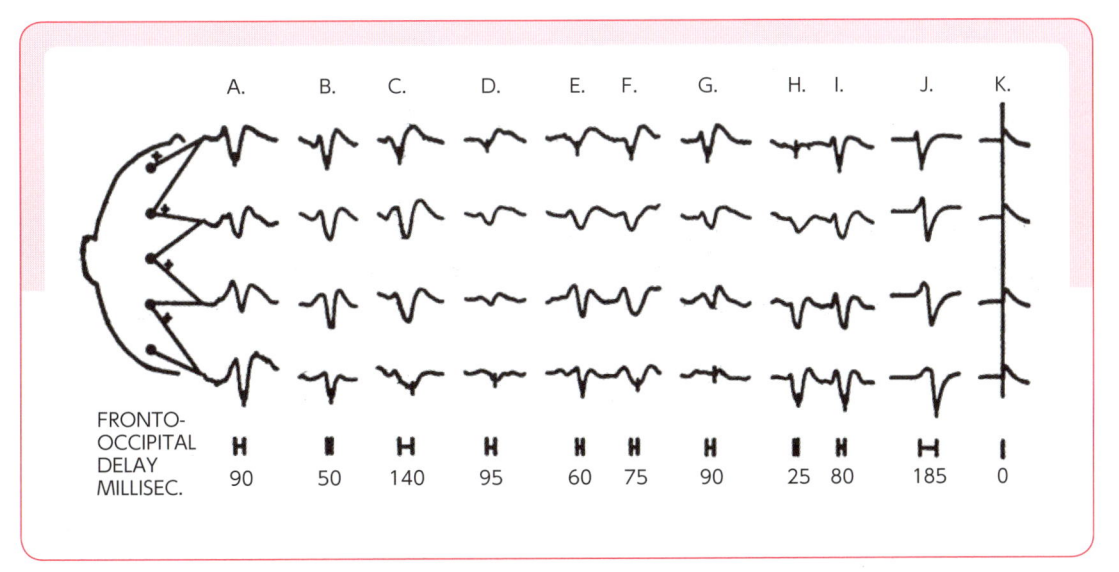

図 3-39　前頭部と後頭部の三相波の時間差とその変動

A〜I は，個々の患者の波形（Bickford & Butt, 1955 年）．J は生理食水を使ったシミュレーションモデルで，陽性波が 1.5 m/s で移動すると，このような時間差となることを示している．K は時間差がない場合の波形である．

（Bickford RG, Butt HR: Hepatic coma: The electroencephalographic pattern. J Clin Invest 34: 790-799, 1955 より）

三相波 triphasic waves の命名③

著者注 1950 年，Foley ら [1] が "blunted（鈍い）spike and wave" と記載した陰 - 陽 - 陰の三相性波形を，後に Bickford と Butt は "triphasic waves" と名付けました．三相波で最も目立つ成分は陽性波です．その前の陰性波は持続が短く低振幅です．陽性波の後には持続が長い陰性徐波が続きます．肝性脳症に特徴的な脳波所見とされていますが，現在では，特異的所見ではなく，他の代謝性脳症（尿毒症など）でも出現することが指摘されています [2]．三相波は血中アンモニア濃度とは必ずしも相関しないといわれています．

● 参考文献

1) Foley JM, Watson CW, Adams RD: Significance of the electroencephalographic changes in hepatic coma. Trans Am Neurol Assoc 75: 161-164, 1950.

2) Markand ON: Electroencephalography in diffuse encephalopathies. J Clin Neurophysiol 1: 357-407, 1984.

第4部

腕試し

　病歴・検査所見と脳波所見の相関を考察するということで，「腕試し」という部を設けました．その趣旨は，脳波専門医であっても，所見の判断に迷うことがあります．数学の問題とは異なり，判読スタイルによって，所見の読み取り方も変わります．なかなか 100% 正解というのは，脳波判読ではありません．

　ここでは，病歴を紹介したあと，種々のモンタージュを使って脳波を読むことにします．伝統的に九州大学では，脳波判読にバイアスが入らないよう，年齢と性のみの情報から判読を進めます．しかし，本書をお読みの多くの方は，病歴や検査所見が先にあって，脳波を判読するはずです．そういった病歴・検査所見を見てから，実際の脳波を判読するという流れにしたがって，呈示した脳波を読んでください．

　前述したように，100% の正解はありませんので，頭のトレーニングとして肩を凝らずに，判読してください．難しいと感じたときは，「第 1 部 -1 章 脳波の極性と局在」を見直してください．また，その他の章での脳波ピットフォールも参考にしてください．

　なお，波形全体を捉えるために，脳波の表示時間や振幅を適宜変更しています．較正信号を必ず確認してください．また，脳波に A-1，A-2 とあるのは，同時刻で導出法を変えた場合を示します．A，B，C は異なる時刻の脳波です．

1 脳波の極性と局在決定

実際の脳波所見を判読する前に簡単な頭の体操をしてみましょう.

 この波の極性は，どれが正しいか選びなさい．上向きが陰性です.

→解答は 253 ページ

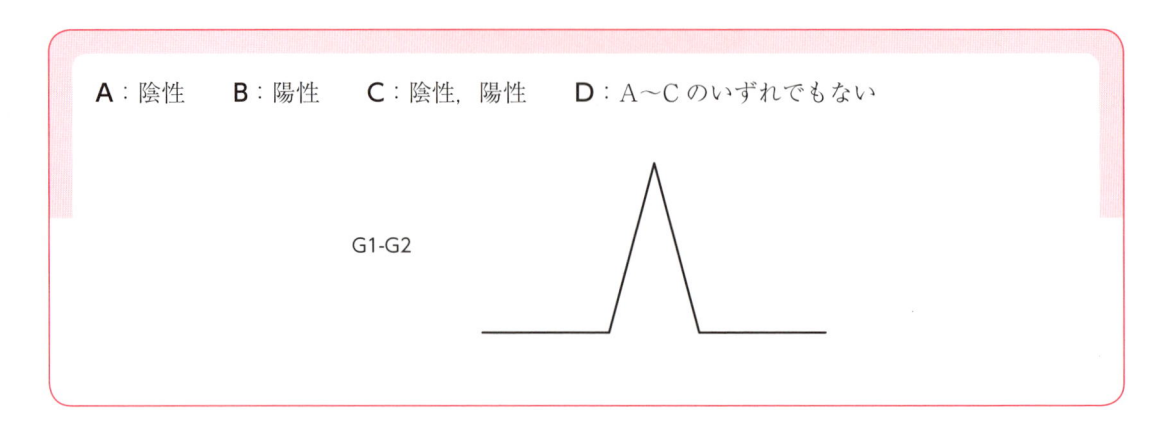

A：陰性　　B：陽性　　C：陰性，陽性　　D：A〜C のいずれでもない

G1-G2

 A，B，C の電位分布からそれぞれ陰性最大電位の電極はどこか，答えなさい.

→解答は 253 ページ

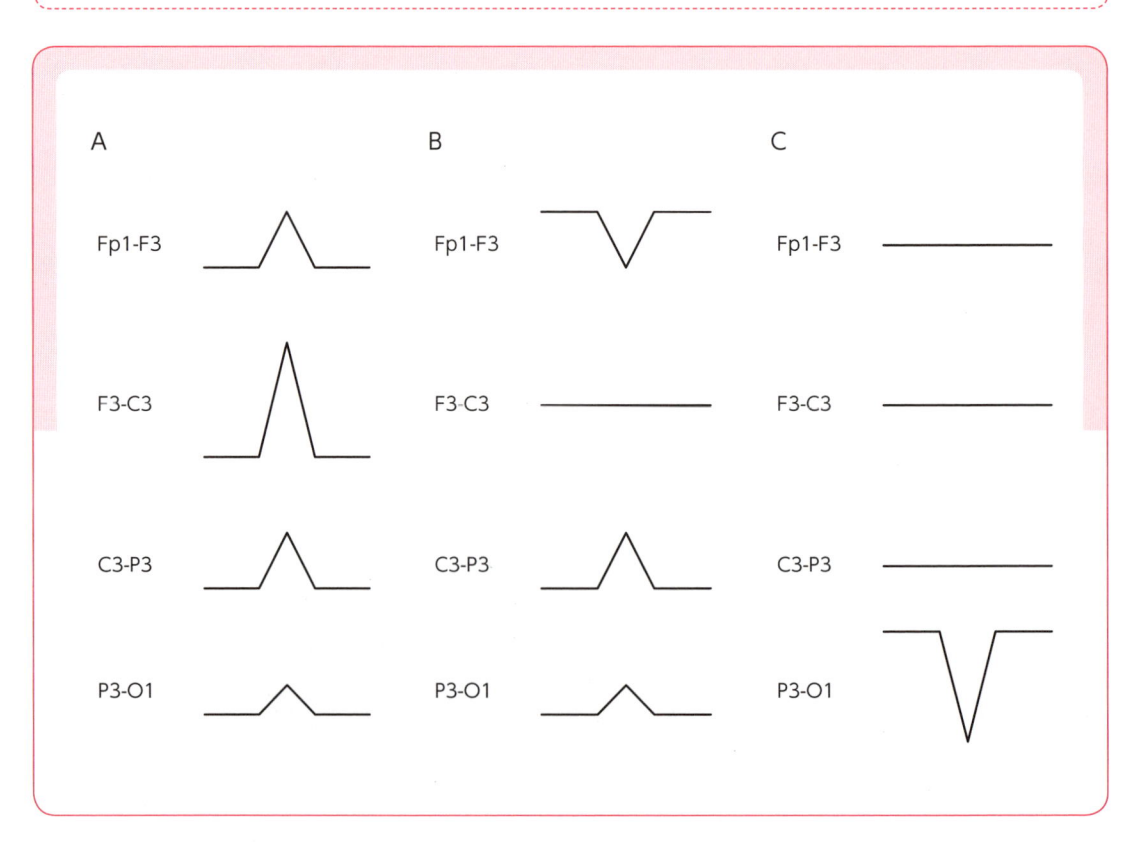

② アーチファクトの判別とその対策

　78 歳，女性．パーキンソン病．最近，意識消失発作があったということで，てんかんを合併しているかどうか判断するため，覚醒・睡眠脳波を記録しました．

Q3 異なる時刻での A と B の脳波（1 は基準電極導出，2 は縦の双極導出）から，アーチファクトの種類とその対策を述べなさい（ただし，心電図の混入は除きます）．

→解答は 253 ページ

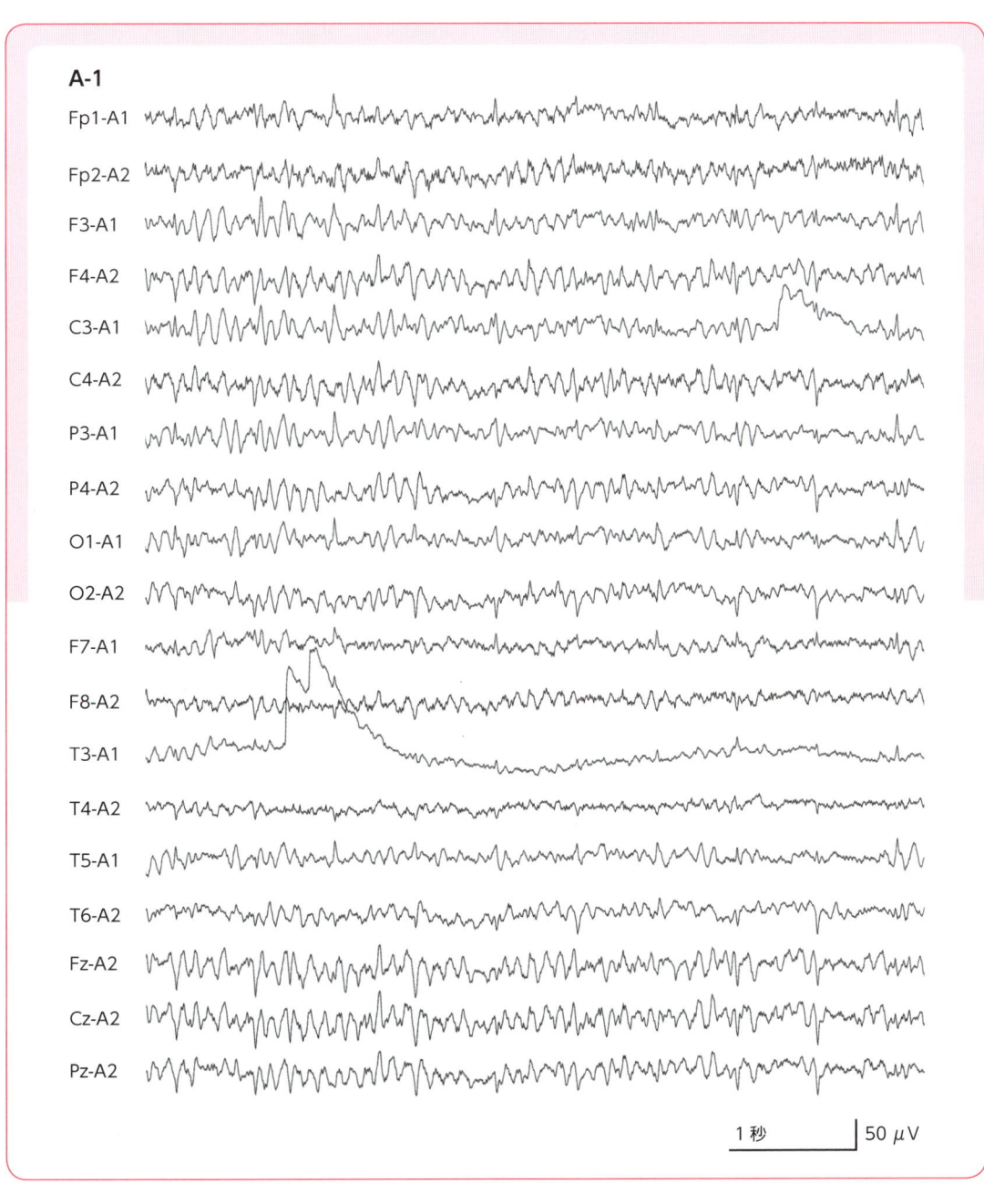

A-1

1 秒　　　50 μV

A-2

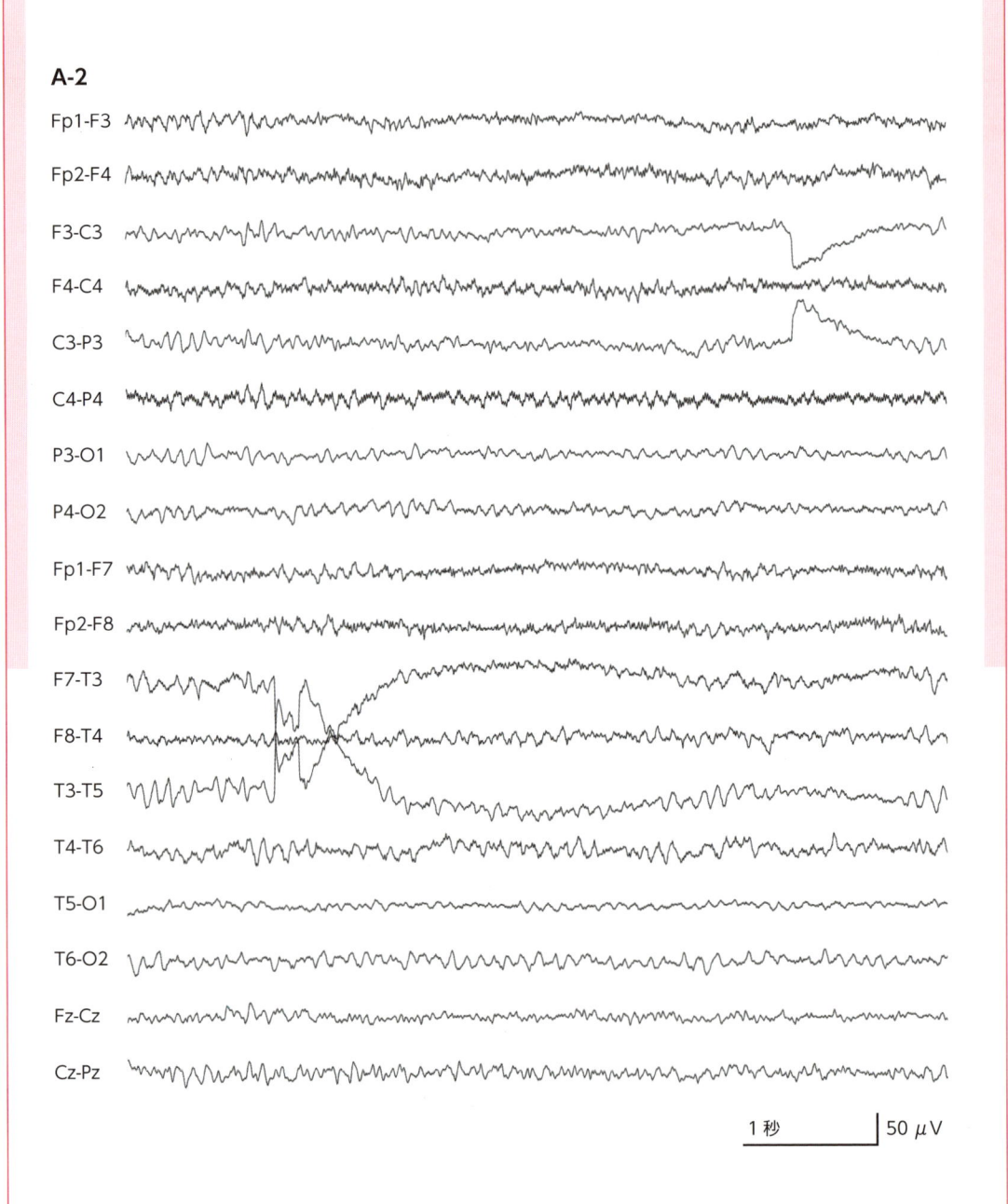

Fp1-F3

Fp2-F4

F3-C3

F4-C4

C3-P3

C4-P4

P3-O1

P4-O2

Fp1-F7

Fp2-F8

F7-T3

F8-T4

T3-T5

T4-T6

T5-O1

T6-O2

Fz-Cz

Cz-Pz

1秒　　　　　50 μV

B-1

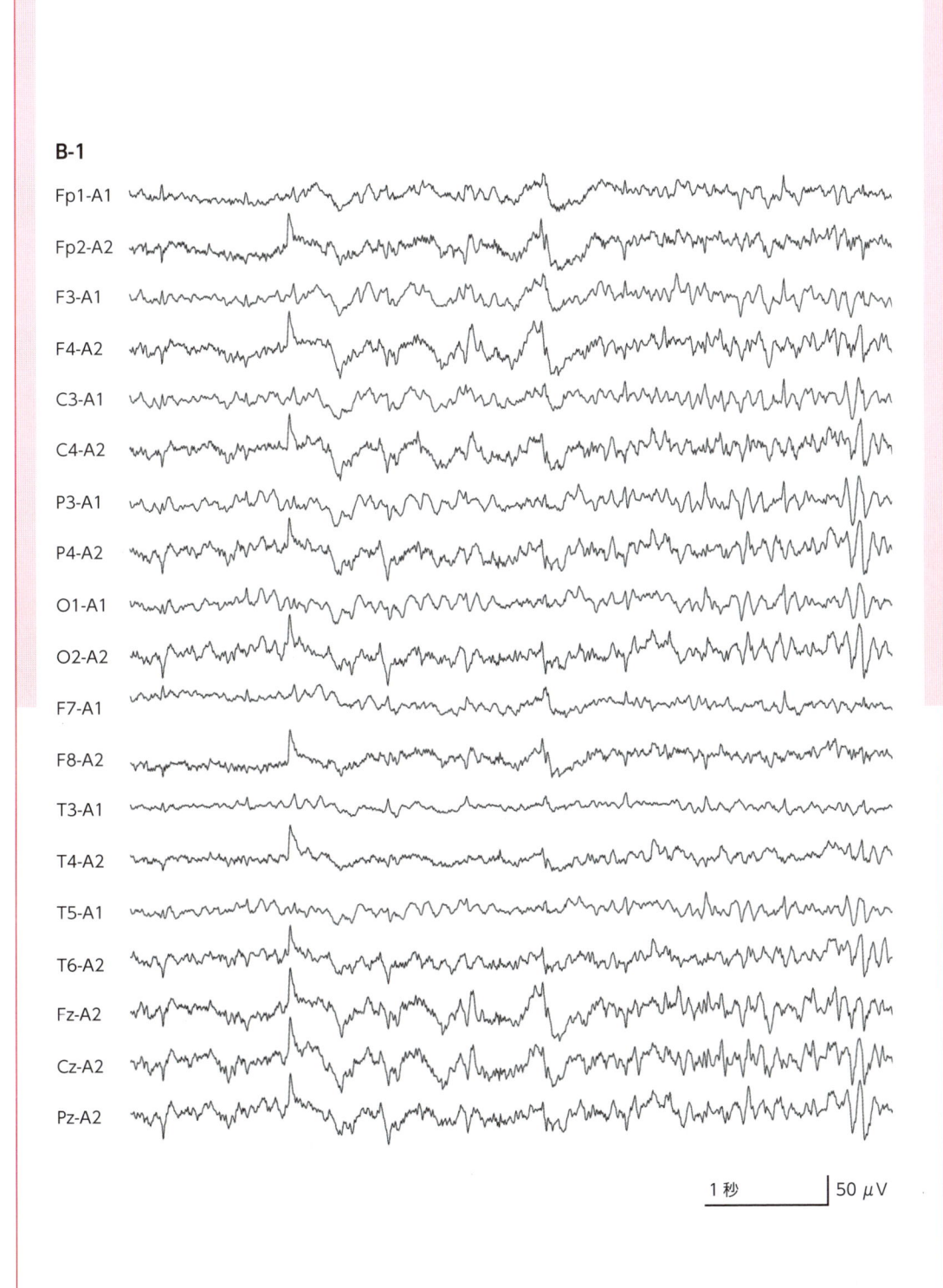

Fp1-A1

Fp2-A2

F3-A1

F4-A2

C3-A1

C4-A2

P3-A1

P4-A2

O1-A1

O2-A2

F7-A1

F8-A2

T3-A1

T4-A2

T5-A1

T6-A2

Fz-A2

Cz-A2

Pz-A2

1秒　　　　　50 μV

B-2

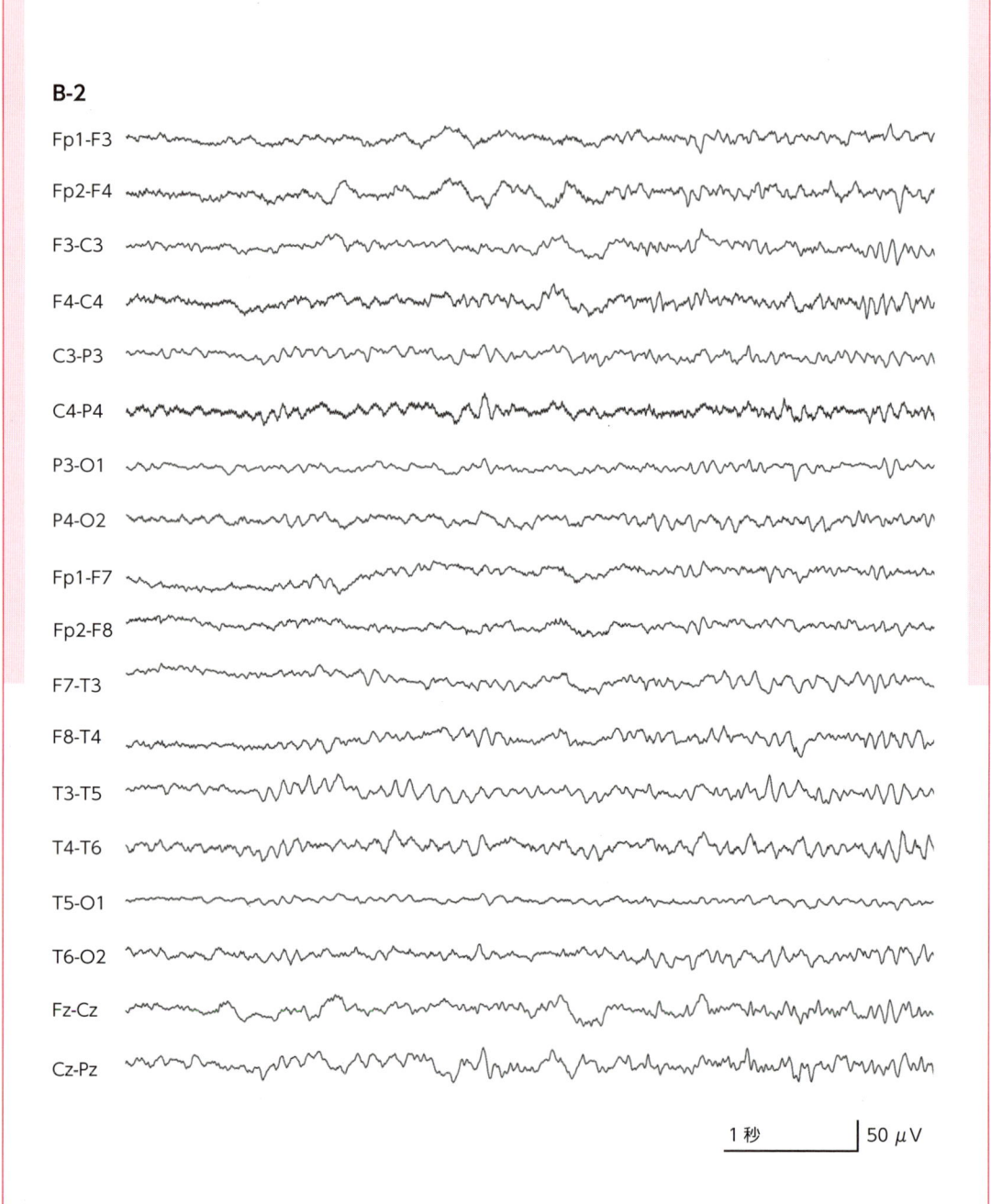

Fp1-F3

Fp2-F4

F3-C3

F4-C4

C3-P3

C4-P4

P3-O1

P4-O2

Fp1-F7

Fp2-F8

F7-T3

F8-T4

T3-T5

T4-T6

T5-O1

T6-O2

Fz-Cz

Cz-Pz

1秒　　　　　　　50 μV

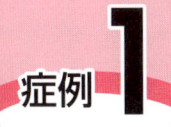

症例 **1**

30歳，女性
側頭葉てんかん

現病歴　8歳くらいから，寂しい感じ，嫌な気分が30秒くらい続くことがあった．頻繁に起こることがあれば，しばらくないこともあった．27歳くらいから，寂しい感じ，嫌な気分がした後に，あるいは前兆なしに意識が30秒くらいなくなることが，多い時は週2，3回生じるようになった．意識がない間の一点凝視や口部自動症を目撃されている．会社の部署の異動があり，ストレスが増えて以降増加傾向となった．X年7月25日運転中に意識消失．対向車2台と衝突事故．同僚から，てんかんの症状じゃないかといわれてX年8月29日Aクリニック受診．B病院のMRIで両側海馬腫大疑い．脳波ではてんかん性異常認めなかったがレベチラセタム（500）2錠 2X開始された．発作は減ったが，消失しないということでX年10月17日に当院を紹介された．

発作　さびしい気分だけが2日に1度．意識消失に至ることが週に2回．

既往歴　周産期障害なし．熱性けいれんなし．脳炎なし．

家族歴　てんかんなし．

頭部MRI　両側内側側頭葉の良性腫瘍あるいは皮質異形性．造影効果なし．

Q4　次ページ以降の基準電極導出（A-1），縦と横の双極導出（A-2, 3）を参考にして，☆と★時点の脳波所見を述べなさい．なお，T1，T2は前側頭電極です（図 4-1-1）．

→解答は254ページ

MEMO

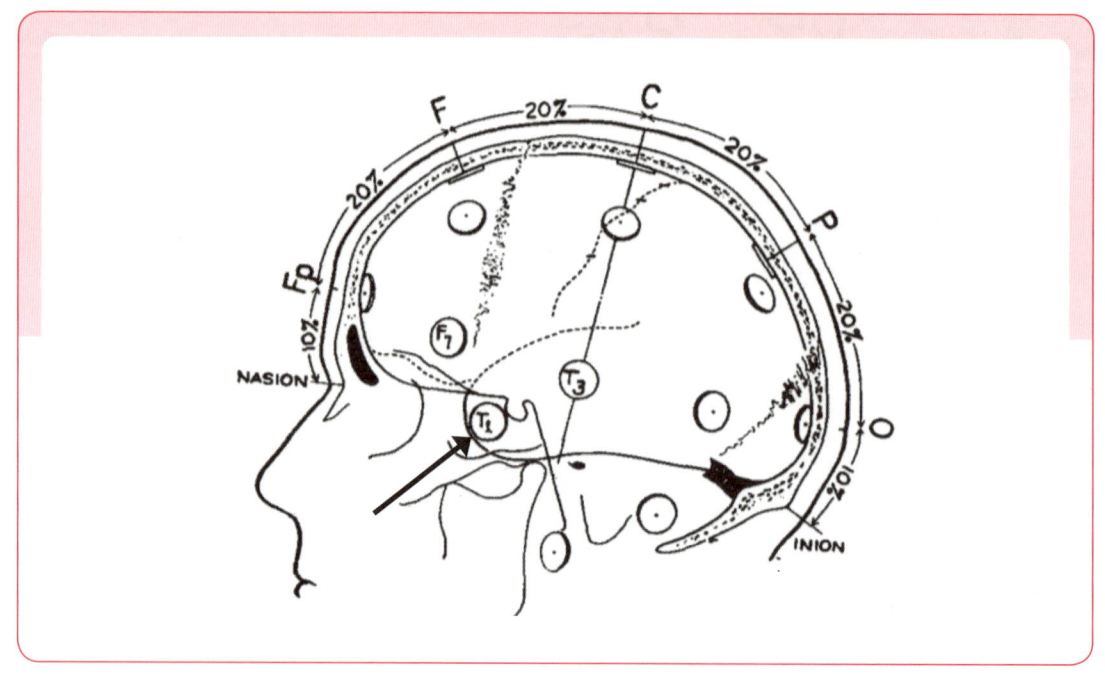

図 4-1-1　前側頭電極

前側頭電極（T1，T2）は，側頭葉てんかんが疑われる時に，追加される電極です．外耳孔と外眼角を結ぶ線で，外耳孔から 1/3 の距離で 1 cm 上方の場所です．

（Silverman D: The anterior temporal electrode and the ten-twenty system. Electroenceph clin Neurophysiol, 12: 735-737, 1960 より）

A-1

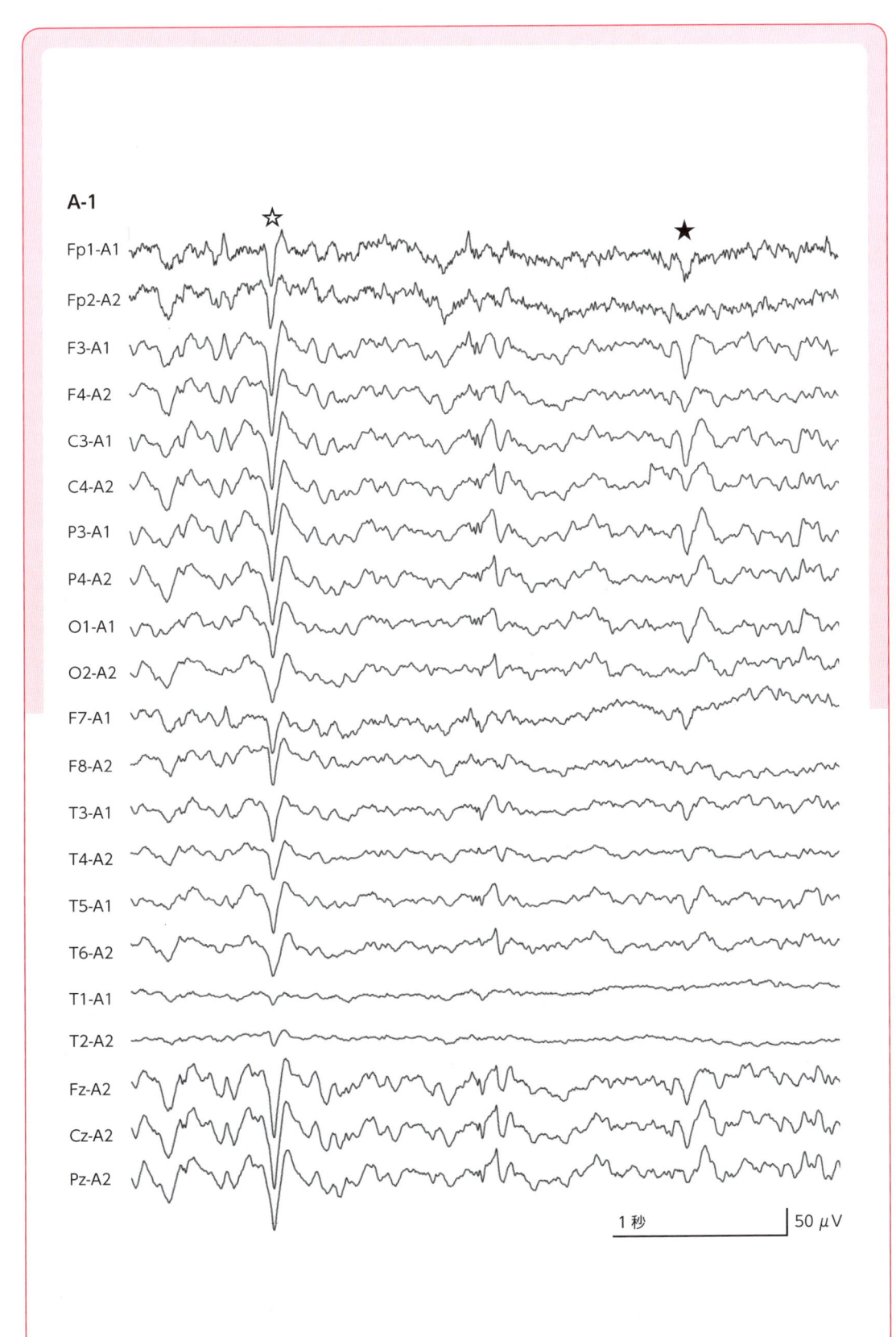

1秒 50 μV

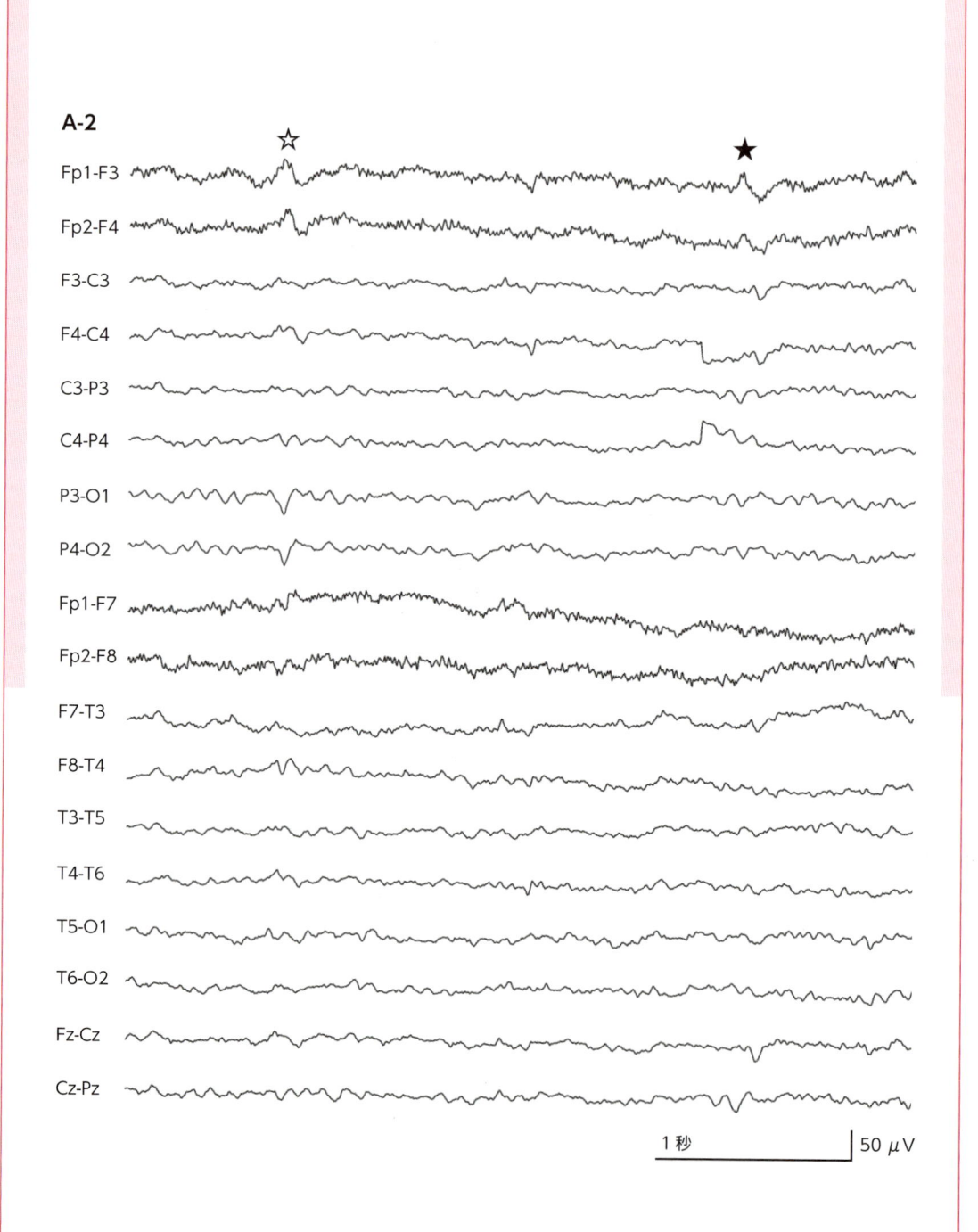

A-2

Fp1-F3
Fp2-F4
F3-C3
F4-C4
C3-P3
C4-P4
P3-O1
P4-O2
Fp1-F7
Fp2-F8
F7-T3
F8-T4
T3-T5
T4-T6
T5-O1
T6-O2
Fz-Cz
Cz-Pz

1秒　　　　　50 μV

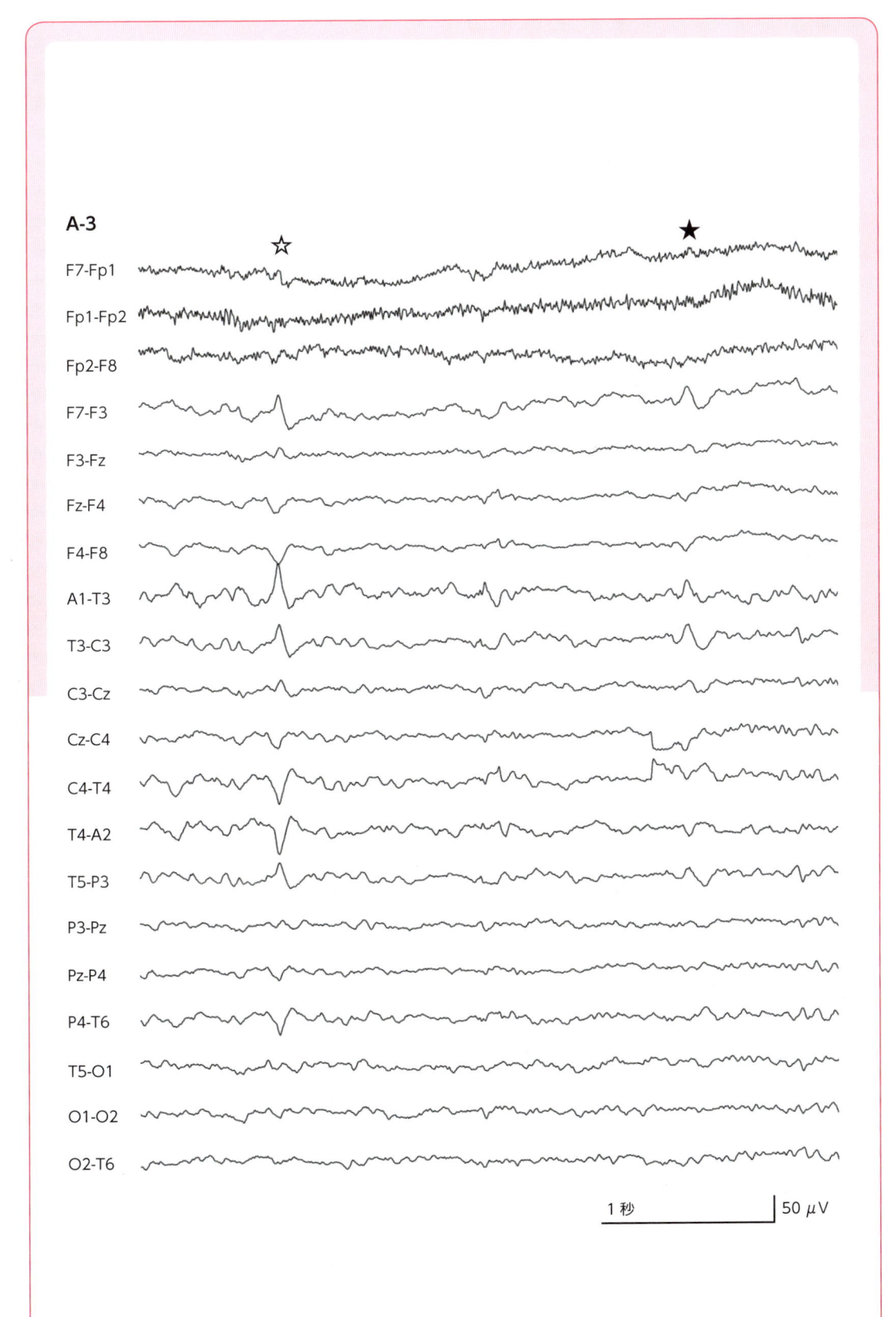

A-3

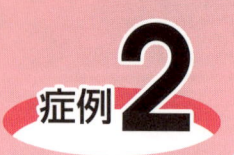

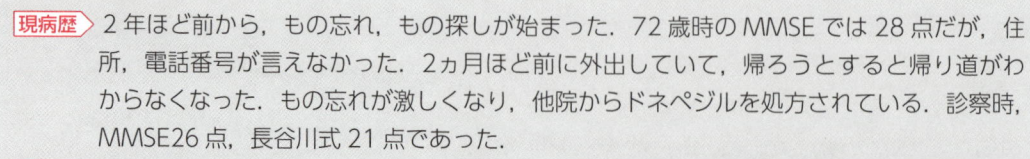

症例 **2**

73歳，女性
アルツハイマー病

現病歴 ▷ 2年ほど前から，もの忘れ，もの探しが始まった．72歳時のMMSEでは28点だが，住所，電話番号が言えなかった．2ヵ月ほど前に外出していて，帰ろうとすると帰り道がわからなくなった．もの忘れが激しくなり，他院からドネペジルを処方されている．診察時，MMSE26点，長谷川式21点であった．

頭部MRI ▷ 頭部および頸部のMRAでは主な動脈に強い狭窄や明らかな閉塞はない．大脳白質に斑状の虚血性変化を認めるが，新旧の脳梗塞はない．両側大脳半球に微小出血の跡がわずかにみられる．大脳萎縮は軽度であり，年齢相応である．VSRAD advanceによる脳萎縮の解析では，アルツハイマー病に特徴的な萎縮は認められなかった．

Q5 次ページ以降の基準電極導出（A-1），縦の双極導出（B-1），光刺激による反応（C-1），基準電極導出（D-1）を参考にして，脳波所見をまとめなさい．

→解答は255ページ

MEMO

A-1

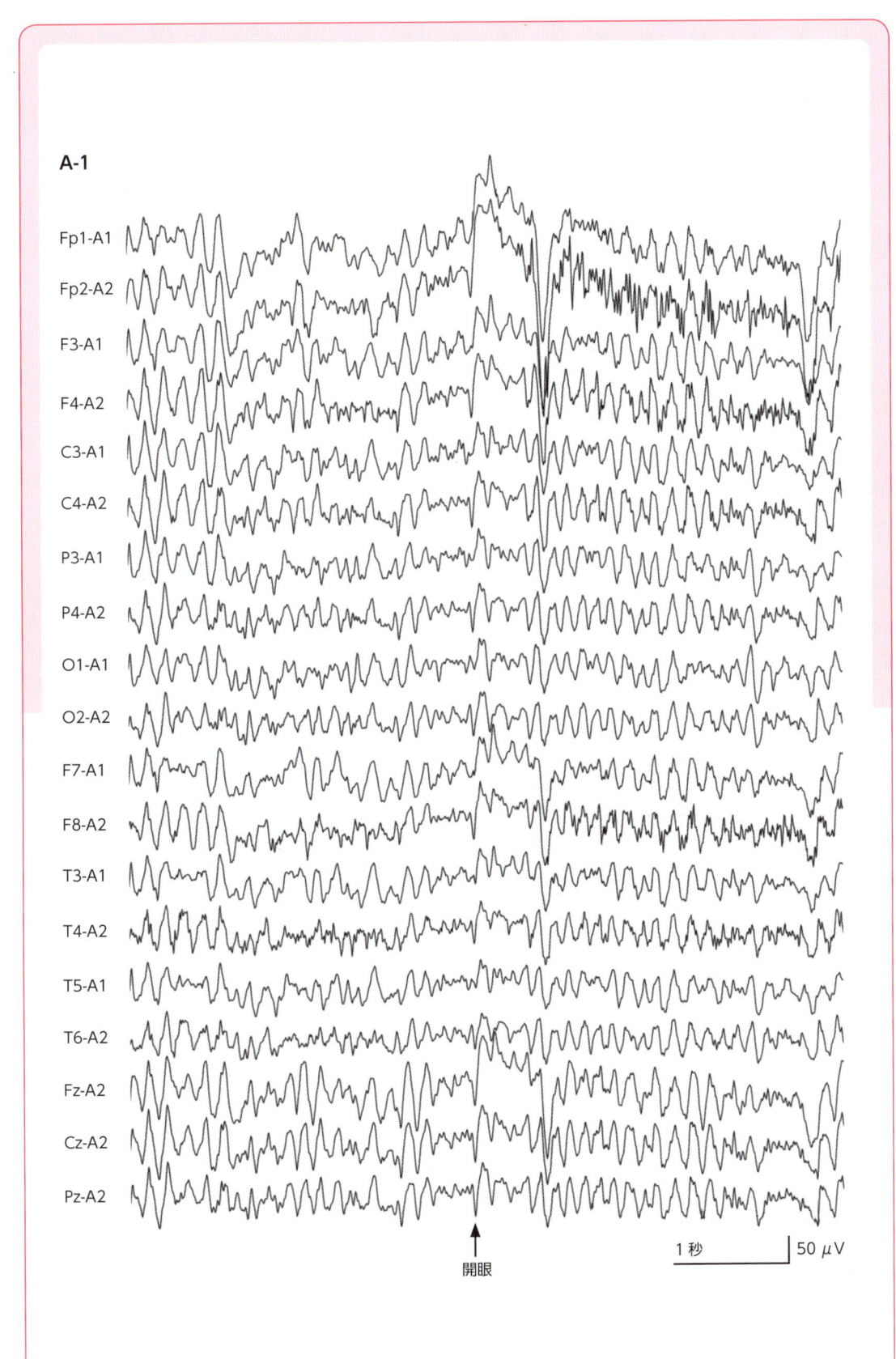

開眼

1秒　　50 μV

B-1

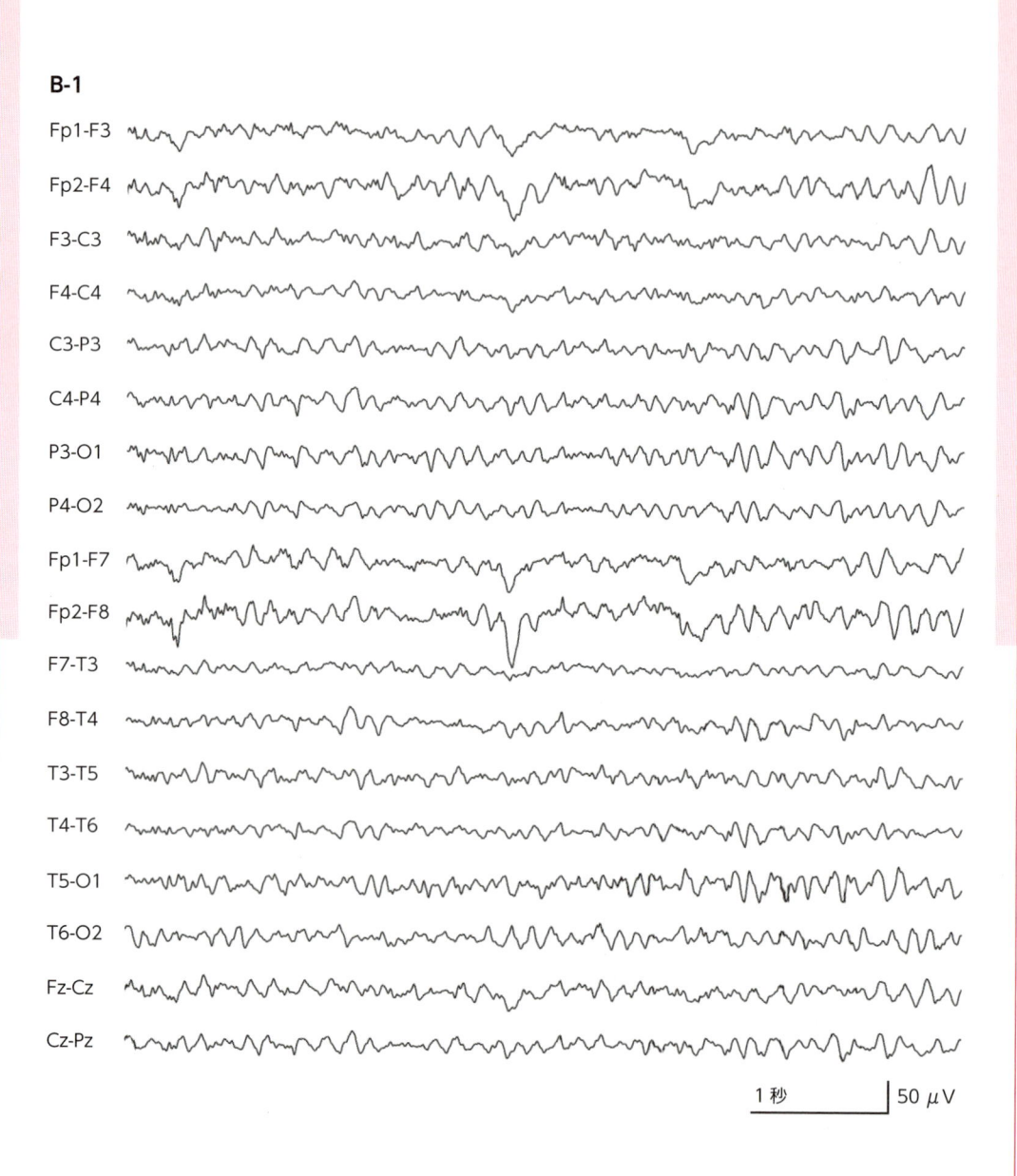

Fp1-F3

Fp2-F4

F3-C3

F4-C4

C3-P3

C4-P4

P3-O1

P4-O2

Fp1-F7

Fp2-F8

F7-T3

F8-T4

T3-T5

T4-T6

T5-O1

T6-O2

Fz-Cz

Cz-Pz

1秒　　　　　　50μV

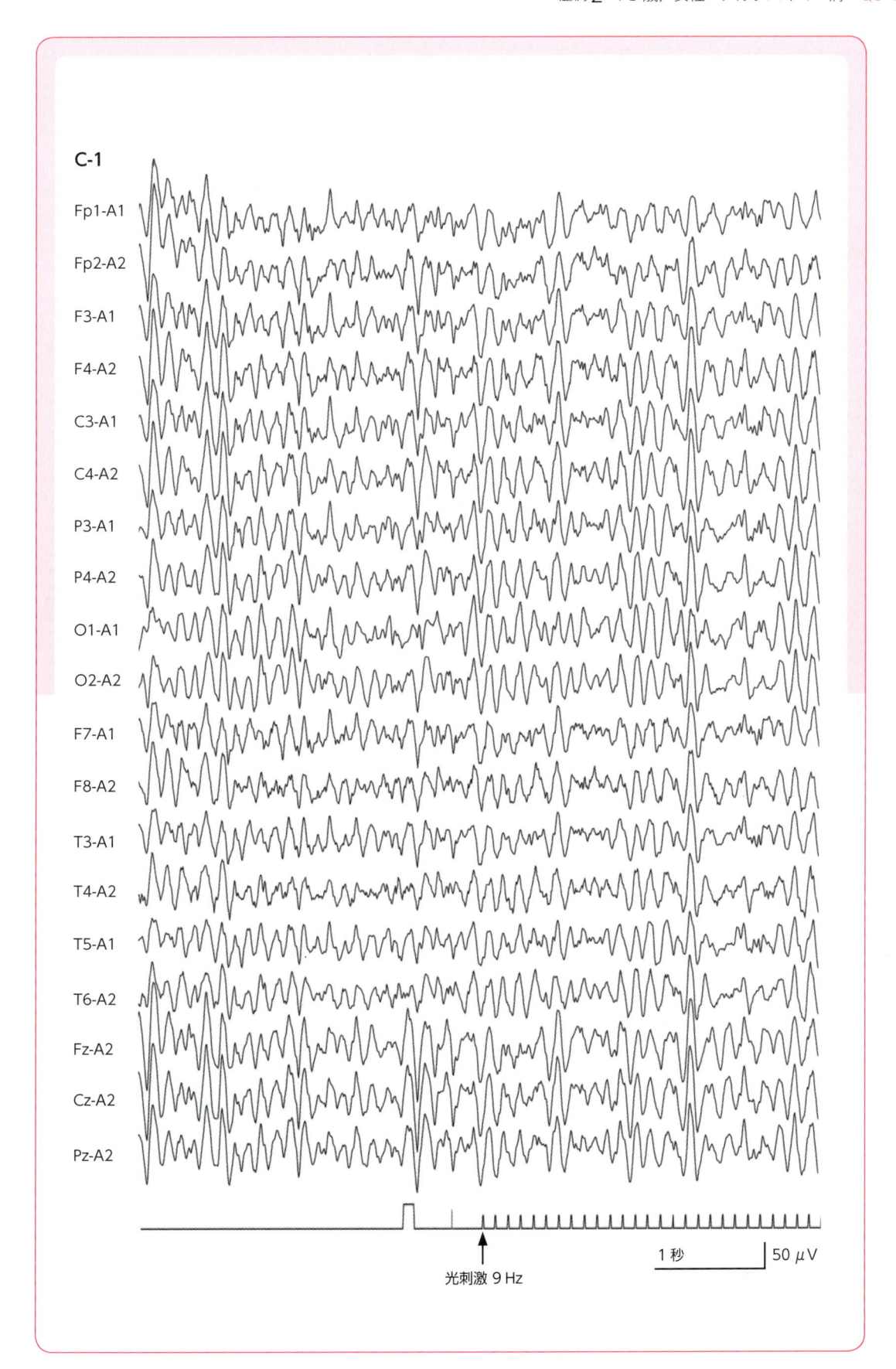

C-1

Fp1-A1

Fp2-A2

F3-A1

F4-A2

C3-A1

C4-A2

P3-A1

P4-A2

O1-A1

O2-A2

F7-A1

F8-A2

T3-A1

T4-A2

T5-A1

T6-A2

Fz-A2

Cz-A2

Pz-A2

光刺激 9 Hz

1 秒　　50 μV

D-1

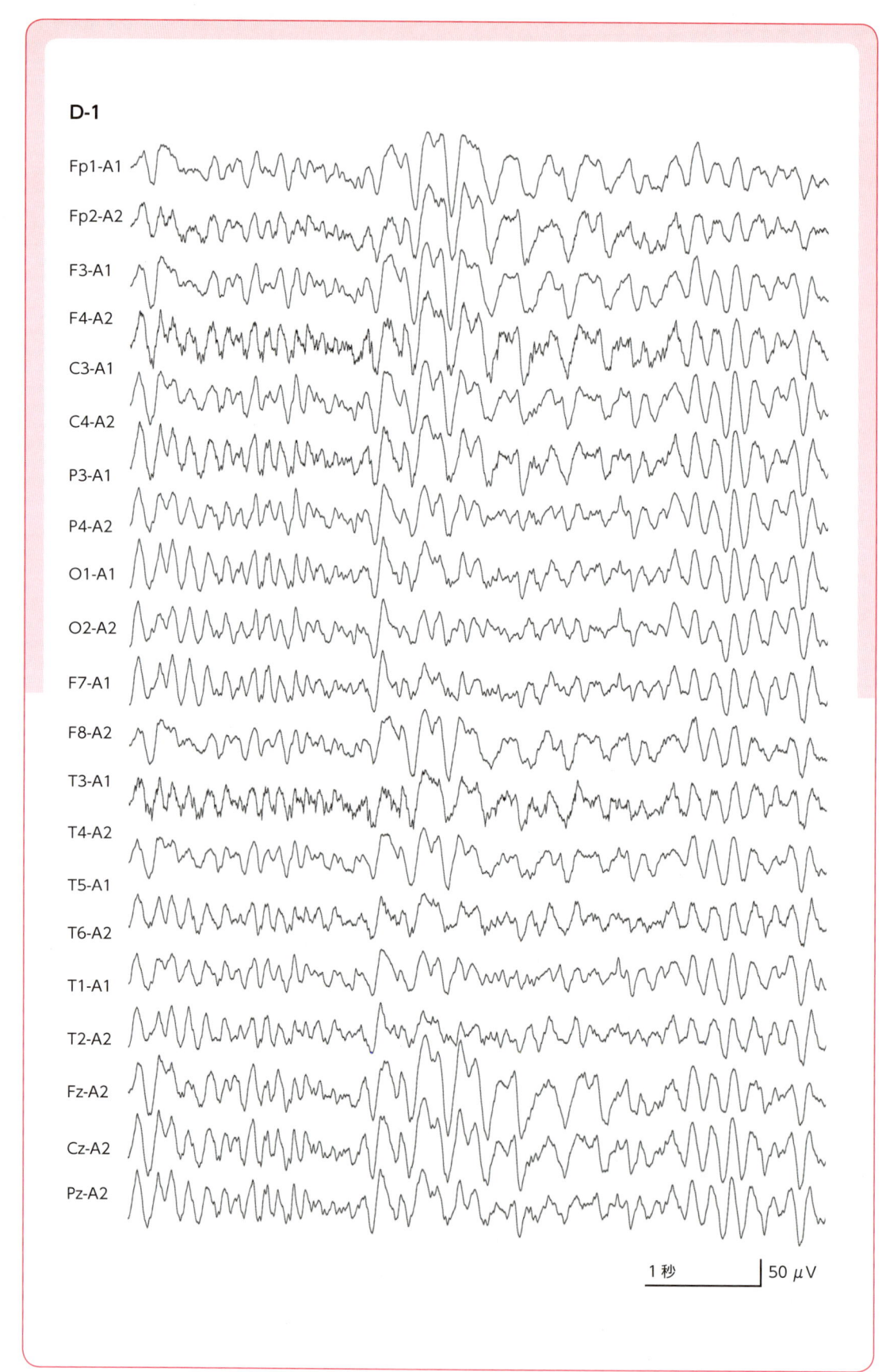

1秒　　　　　　　50 μV

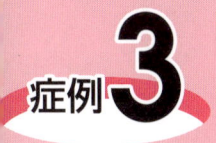
14歳，女性
自己免疫性脳炎

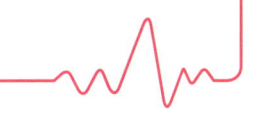

| 主 訴 | 右手のけいれん，意識消失 |

現病歴 X年8月8日，夏休みで自宅でお昼ご飯を作っていたら，右手が勝手にゆっくりと上がった．バタンと音がして父が駆けつけると全身けいれんを起こしていた．近医での頭部MRI，CT，心電図には異常なかった．脳波は未試行で，熱中症かもと言われた．10月10日，午前11時45分頃，授業の音楽鑑賞が終わって，教室に戻る頃，みんなは教室を出て行くのに，一人だけ反対側を見ていてボーと立っていた．先生が声をかけて教室に戻ったが，記憶はあるが何故そうしていたかは分からない．給食を食べて，昼休み中に突然嘔吐，脳外科を受診した．側頭葉てんかん疑いで，10月15日当科を紹介され受診した．脳波所見，発作症状より前頭葉てんかんの診断でラコサミド100mg/日開始となった．16日，午前10時頃，合唱の練習が終わった後，気分不良，頭痛を訴え，しばらくすると右上肢のけいれんあり．その後も3回発作が断続的にあり，当院へ搬送された．意識レベルは低下していた．

現 症 来院時けいれんはなかったが，意識障害JCS20〜30程度．項部硬直なし．脳波検査中にけいれん重積状態となり，ジアゼパム計15mg静注＋ホスフェニトインナトリウム1,125mg点滴した．けいれんは止まったが，意識障害があるため，ICUに入院した．

既往歴 特記事項なし．

頭部MRI 拡散強調画像では著変なし．両側（左＞右）大脳皮質下にFLAIR高信号域を散在性に認める．炎症や脱髄による変化を捉えている可能性がある．

経 過 抗MOG抗体陽性のため，自己免疫性脳炎によりけいれん重積状態を呈したと診断し，加療した．

次ページ以降の基準電極導出，双極導出を参考にして，脳波所見をまとめなさい．

→解答は255ページ

MEMO

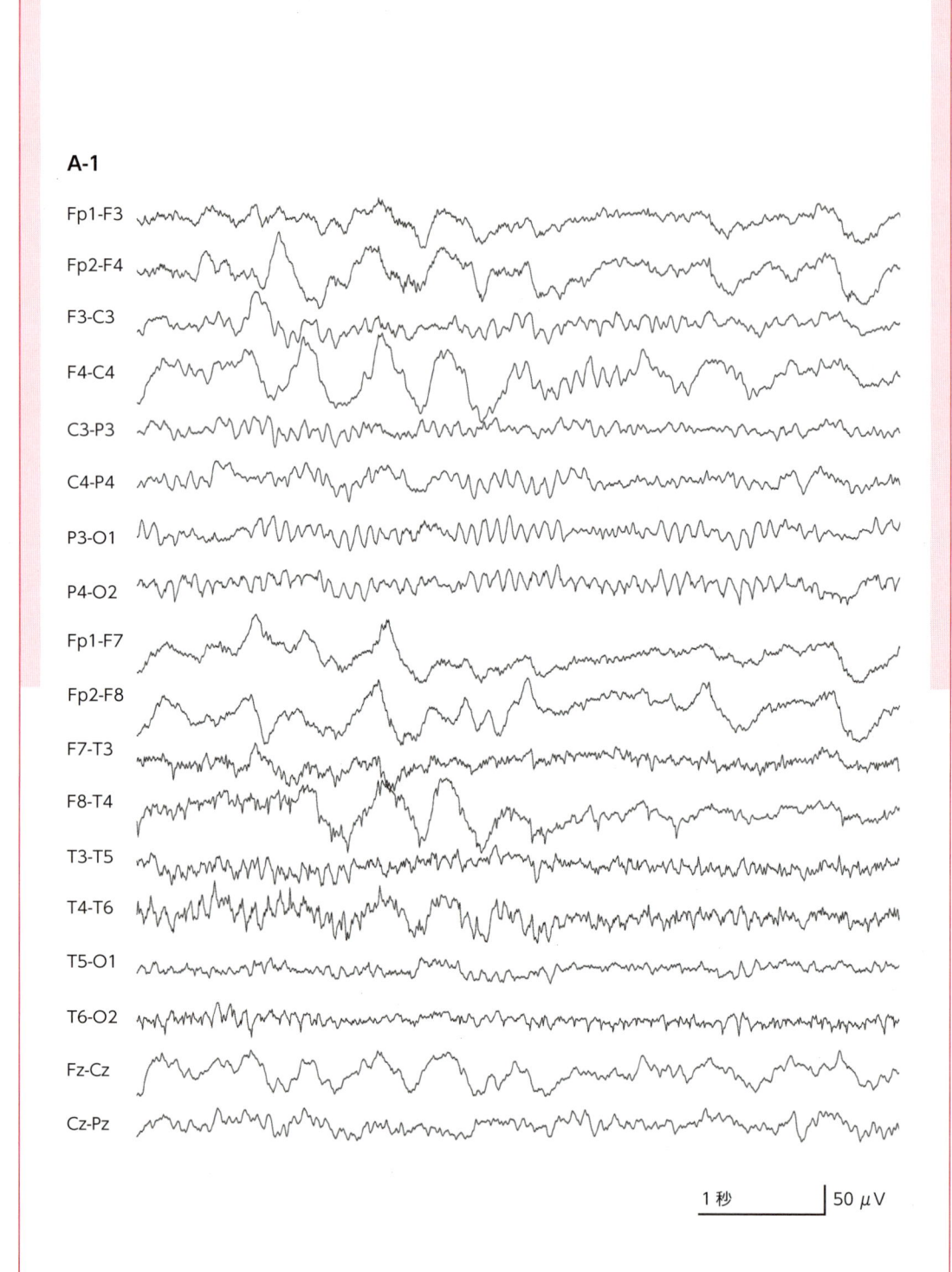

A-1

Fp1-F3

Fp2-F4

F3-C3

F4-C4

C3-P3

C4-P4

P3-O1

P4-O2

Fp1-F7

Fp2-F8

F7-T3

F8-T4

T3-T5

T4-T6

T5-O1

T6-O2

Fz-Cz

Cz-Pz

1秒　　　　　50 μV

B-1

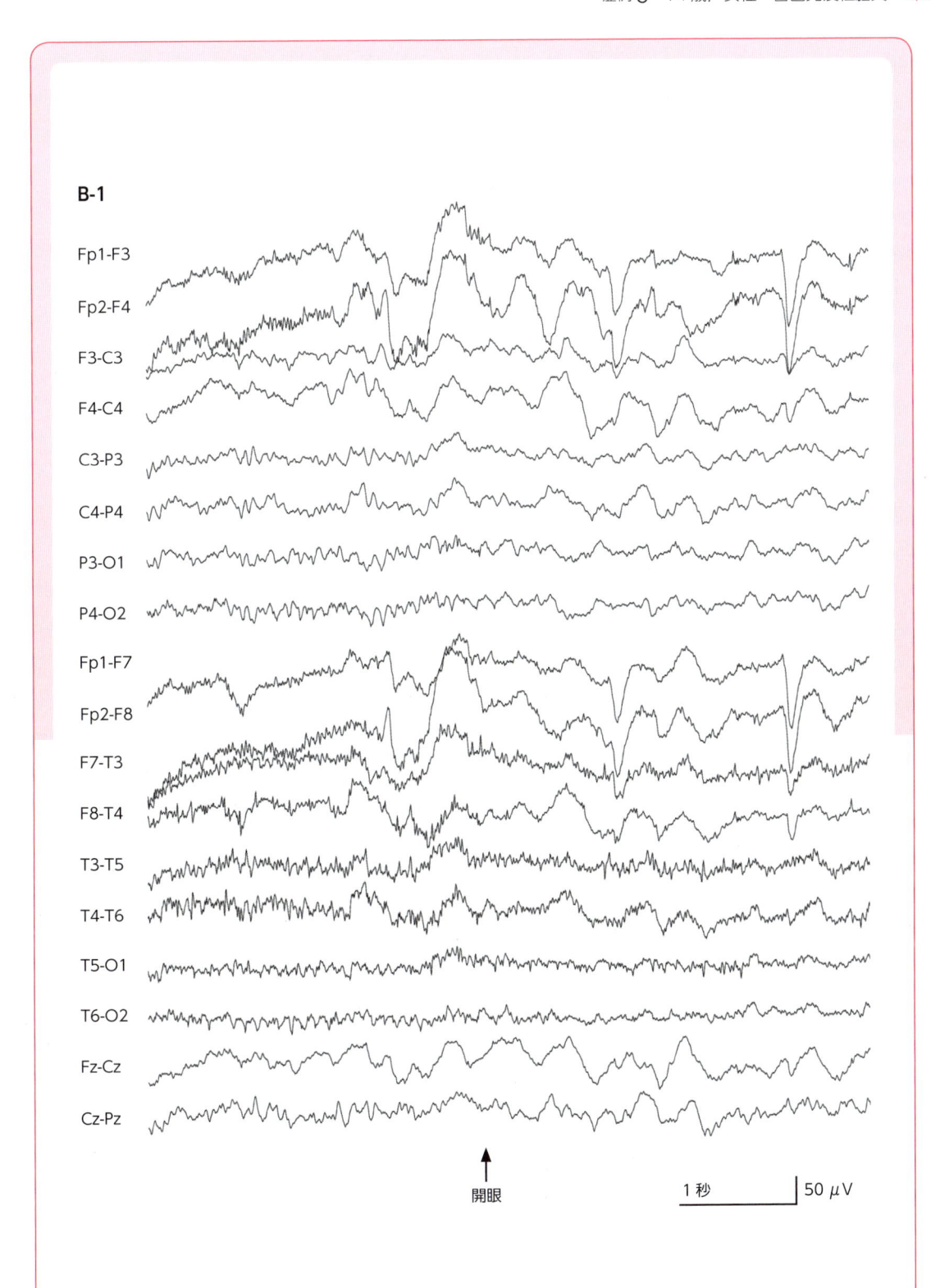

Fp1-F3
Fp2-F4
F3-C3
F4-C4
C3-P3
C4-P4
P3-O1
P4-O2
Fp1-F7
Fp2-F8
F7-T3
F8-T4
T3-T5
T4-T6
T5-O1
T6-O2
Fz-Cz
Cz-Pz

開眼

1秒 50 μV

C-1

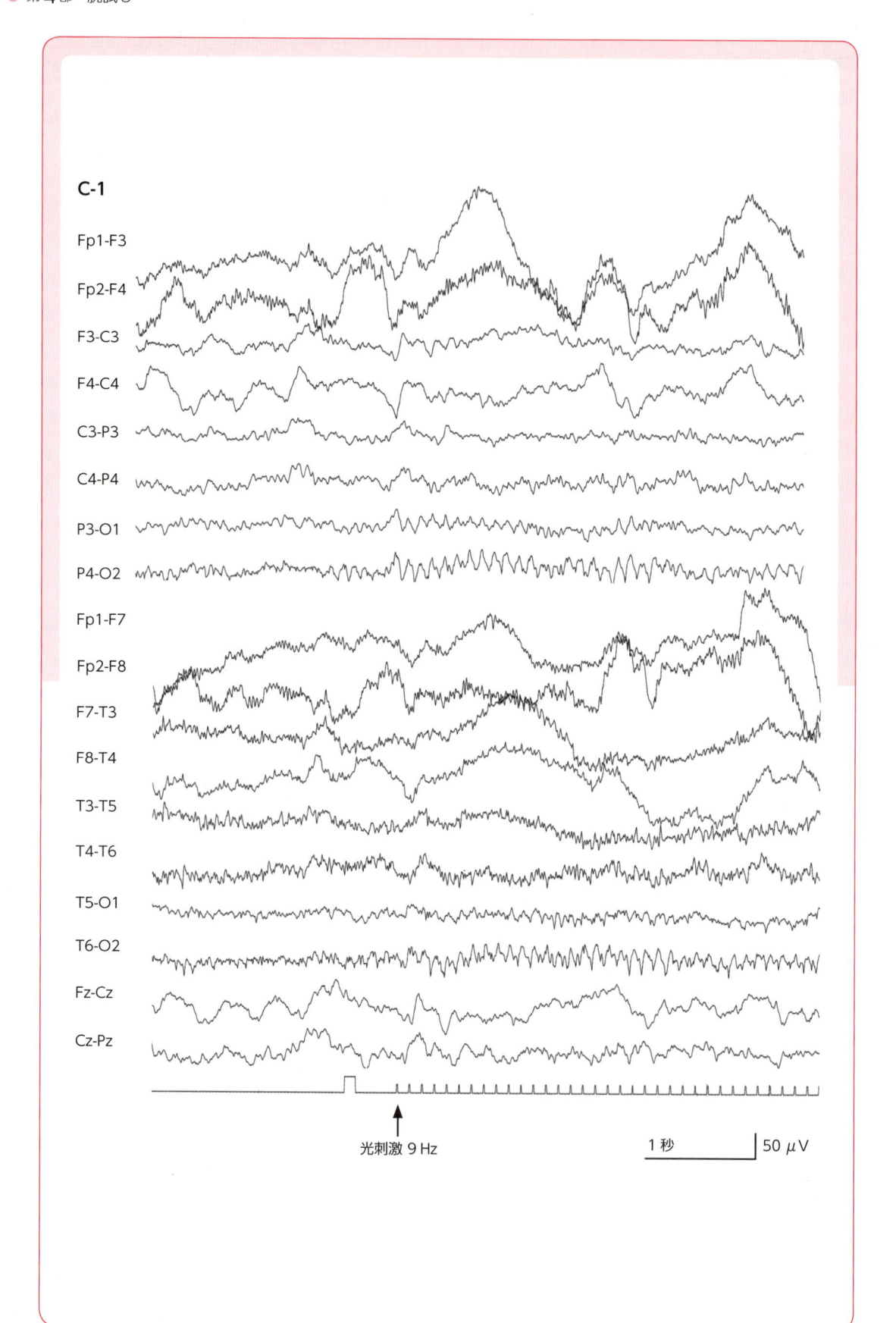

Fp1-F3
Fp2-F4
F3-C3
F4-C4
C3-P3
C4-P4
P3-O1
P4-O2
Fp1-F7
Fp2-F8
F7-T3
F8-T4
T3-T5
T4-T6
T5-O1
T6-O2
Fz-Cz
Cz-Pz

光刺激 9 Hz

1秒　　50 μV

D-1

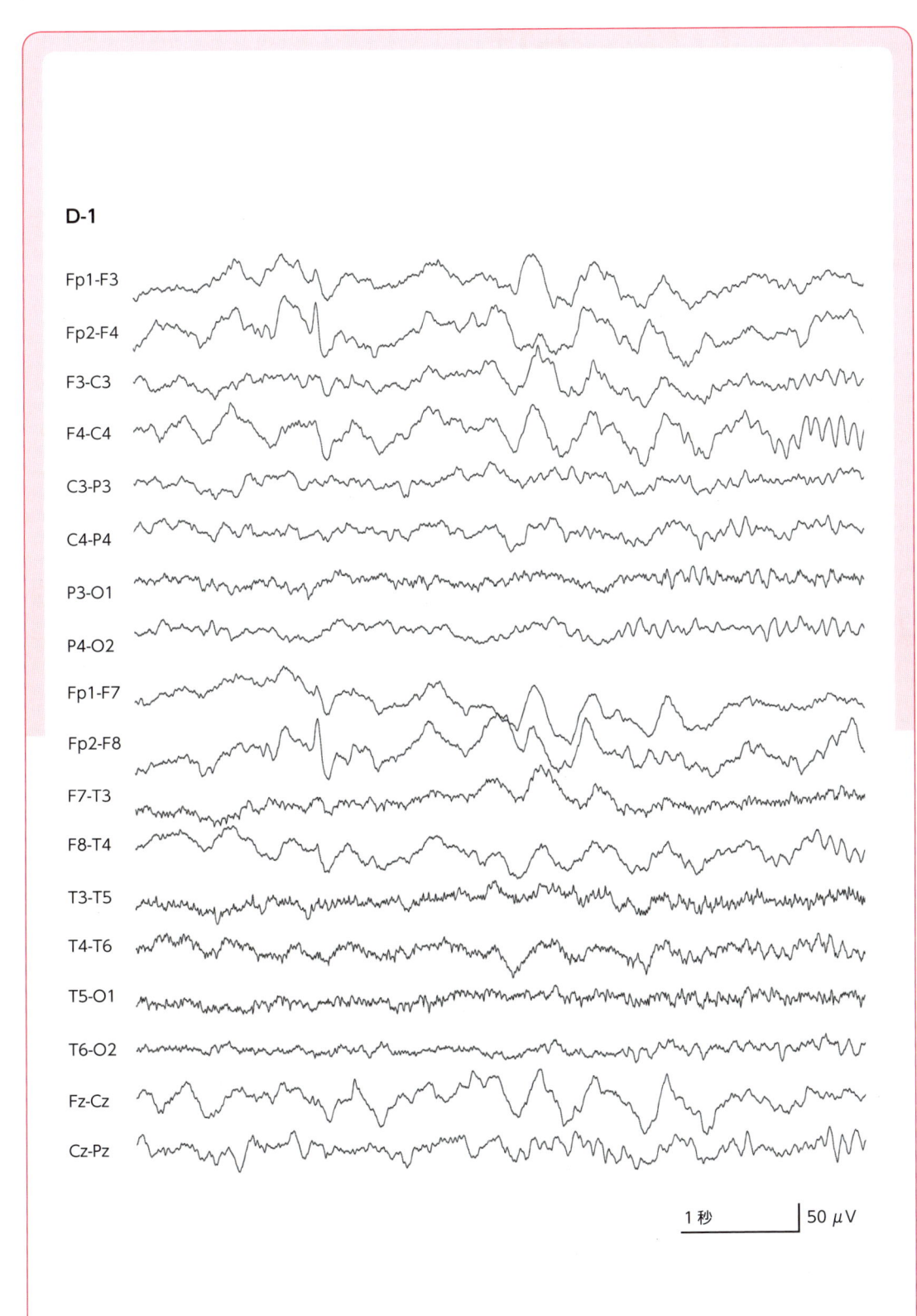

1 秒　　50 μV

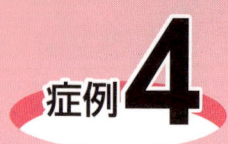

症例 **4**

17歳，男性
全般てんかん

Q7 スマートフォンをいじっている時の縦の双極導出を参考にして，脳波所見をまとめなさい．なお，ビデオモニタリング上，明らかなてんかん性運動発作を捕捉することはできませんでした．発作の前兆を訴えることもありませんでした．A-2はA-1と同時刻の脳波で3 cm/秒にして，A-1の波形を見やすくしています．

→解答は256ページ

MEMO

A-1

Fp1-F3	
Fp2-F4	
F3-C3	
F4-C4	
C3-P3	
C4-P4	
P3-O1	
P4-O2	
Fp1-F7	
Fp2-F8	
F7-T3	
F8-T4	
T3-T5	
T4-T6	
T5-O1	
T6-O2	
Fz-Cz	
Cz-Pz	

スマートフォンいじる

1秒　　50 μV

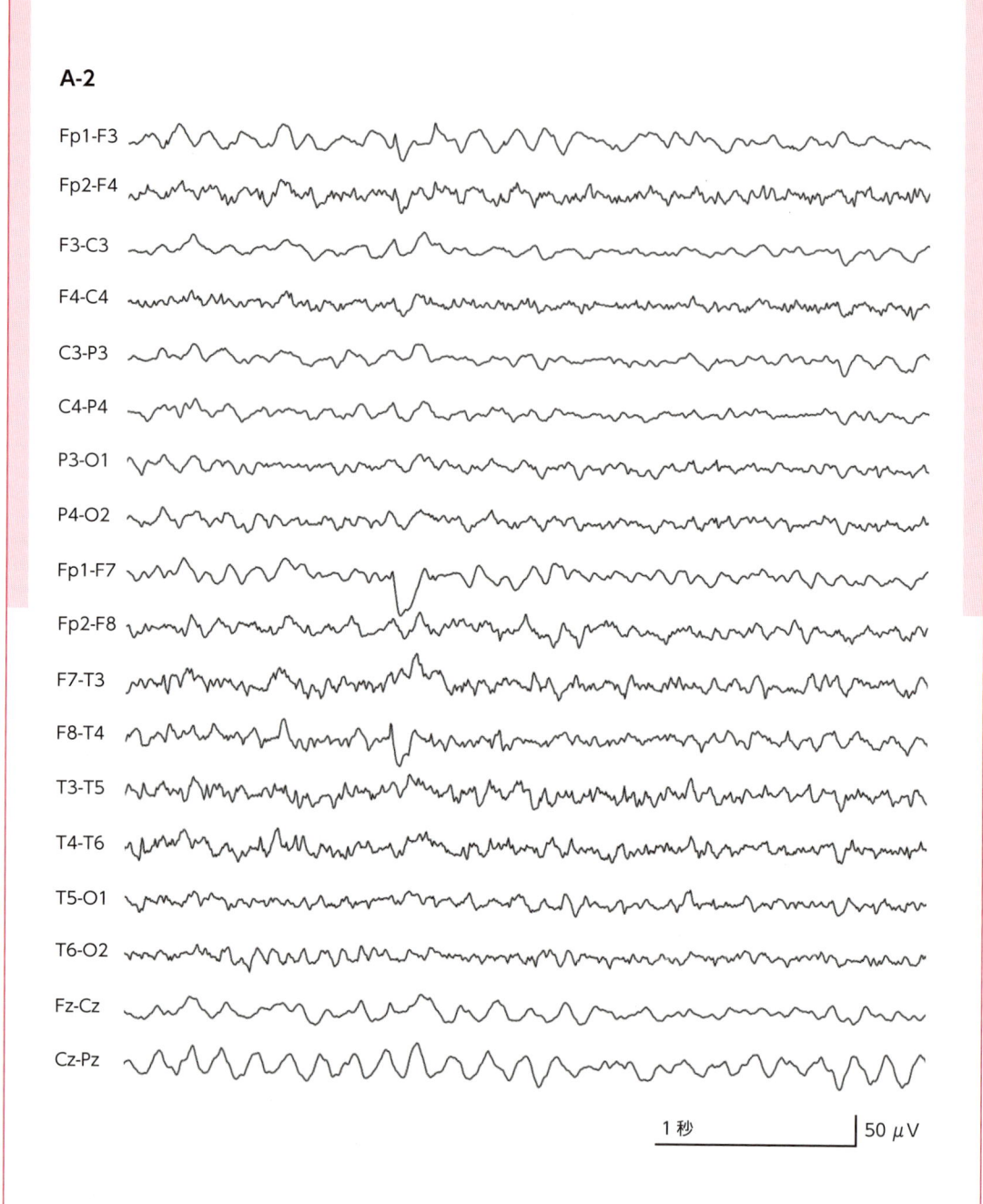

A-2

Fp1-F3

Fp2-F4

F3-C3

F4-C4

C3-P3

C4-P4

P3-O1

P4-O2

Fp1-F7

Fp2-F8

F7-T3

F8-T4

T3-T5

T4-T6

T5-O1

T6-O2

Fz-Cz

Cz-Pz

1秒　　　50 μV

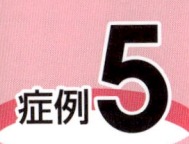

症例5 23歳, 男性
抗てんかん薬過剰服用

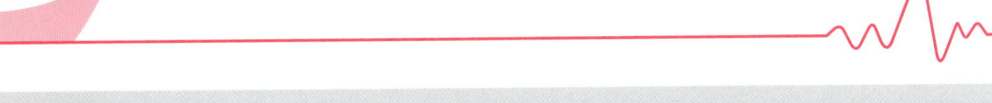

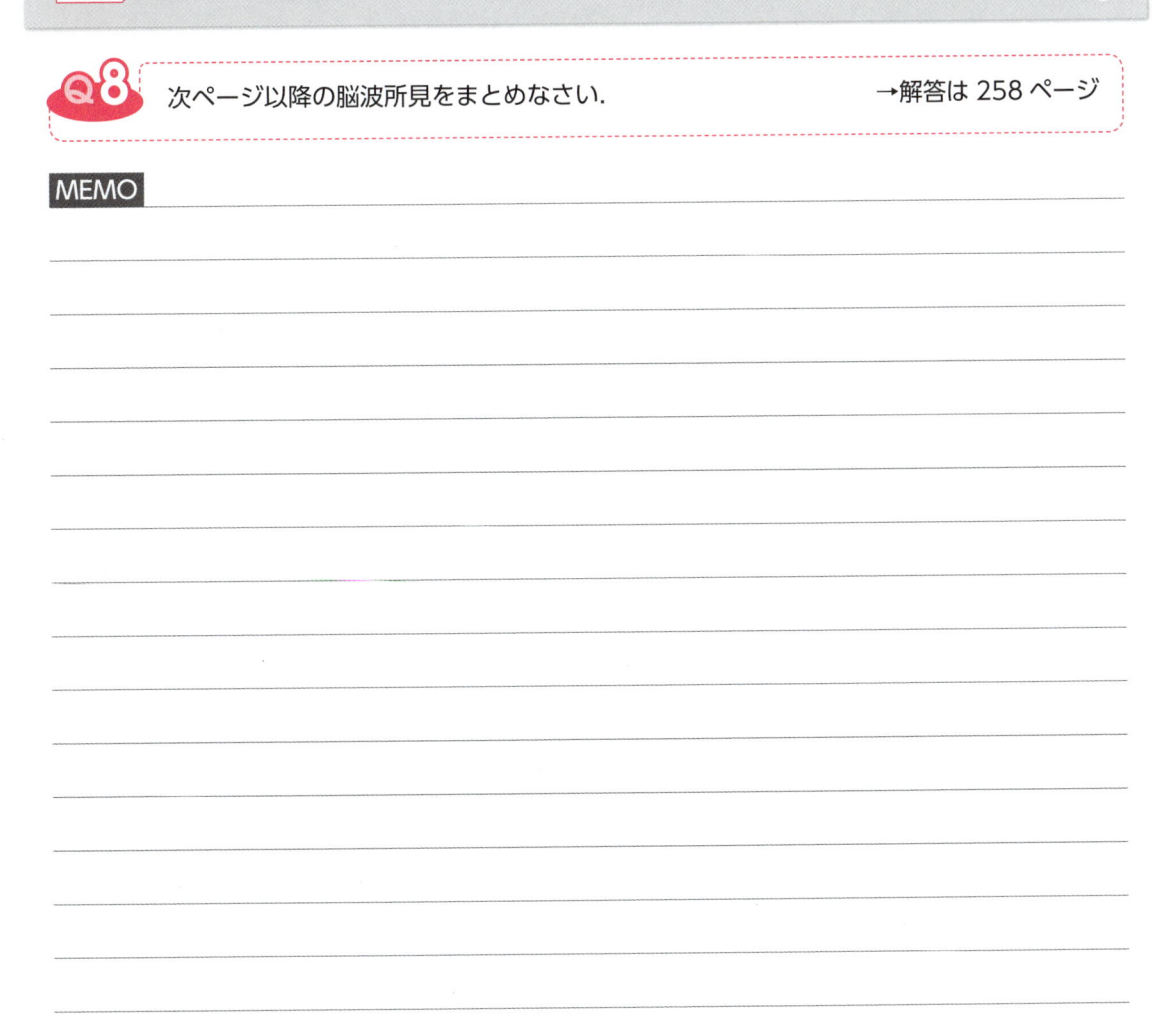

主訴 意識障害

現病歴 X-10年9月, パソコン使用中に意識消失, 全身けいれん発作があった. 近医で脳波検査を受けたが, 異常なかった. 1ヵ月後, パソコン使用中に同様の発作があり, 側頭葉てんかんと診断された. 最近はカルバマゼピン (CBZ) 200 mg/日でコントロールされ, 運転免許証も取得した. 発作がなかったため安心し, 怠薬し始めた. X年6月, 睡眠不足のあと, 釣りをしている最中に意識消失発作があった. 慌てて, CBZを4T (800 mg) 服用開始した. 3日後にろれつが回らないということで来院した.

現症 身体中の筋肉痛を訴え, 舌咬傷を認めた. JCS2程度の意識障害があり, 視方向性水平眼振, 左四肢・躯幹失調症を認めた. CBZ過剰服薬と診断し, 血中濃度を測定したところ, CBZの血中濃度は, 23.3 μg/mL であった. 1年前は9.2 μg/mL であった. 服薬量を減らし, 4日後に再測定すると正常化していた (10.5 μg/mL).

既往歴 熱性けいれん2回.

Q8 次ページ以降の脳波所見をまとめなさい. →解答は258ページ

MEMO

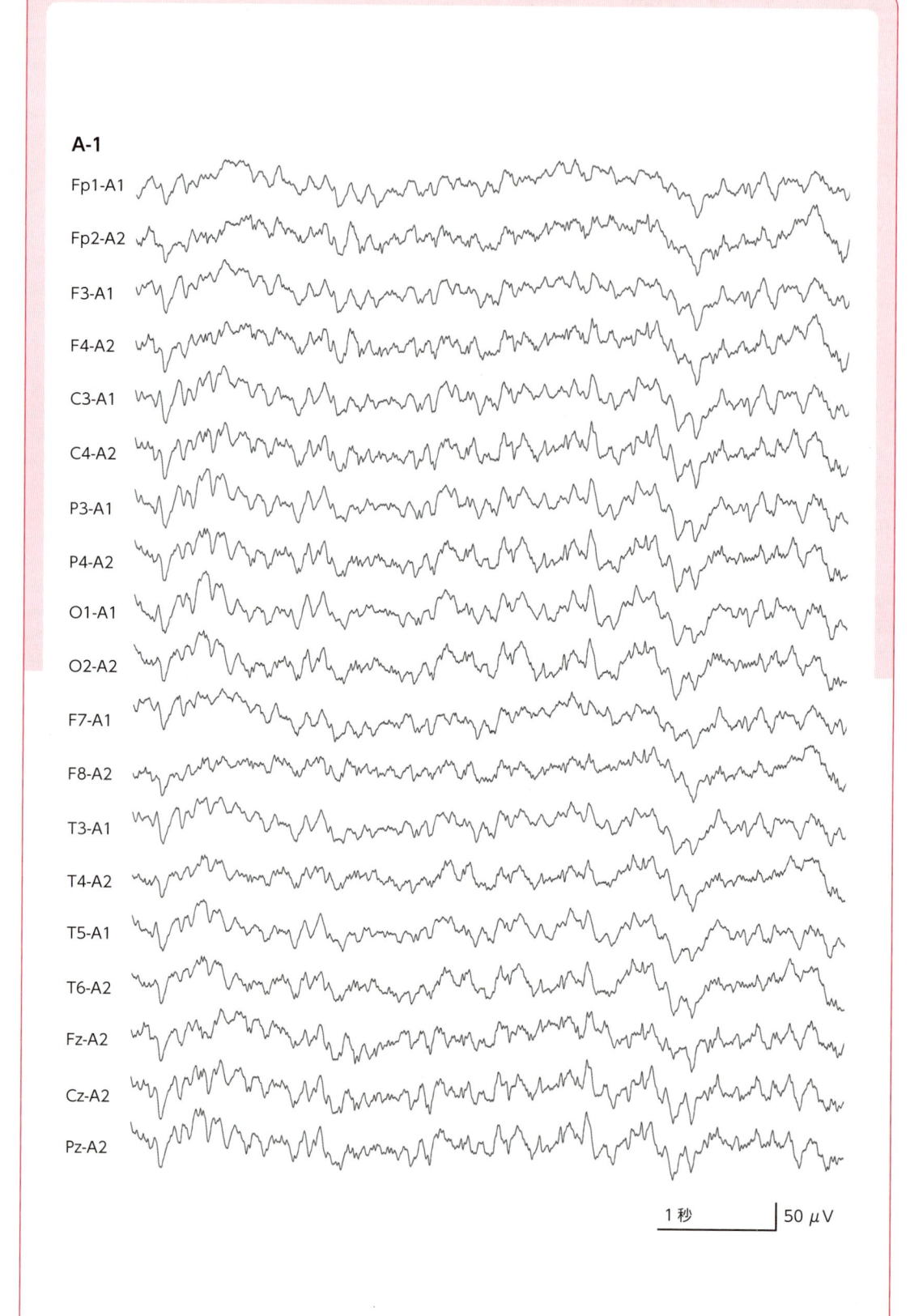

A-1

Fp1-A1

Fp2-A2

F3-A1

F4-A2

C3-A1

C4-A2

P3-A1

P4-A2

O1-A1

O2-A2

F7-A1

F8-A2

T3-A1

T4-A2

T5-A1

T6-A2

Fz-A2

Cz-A2

Pz-A2

1秒 ⎟ 50 µV

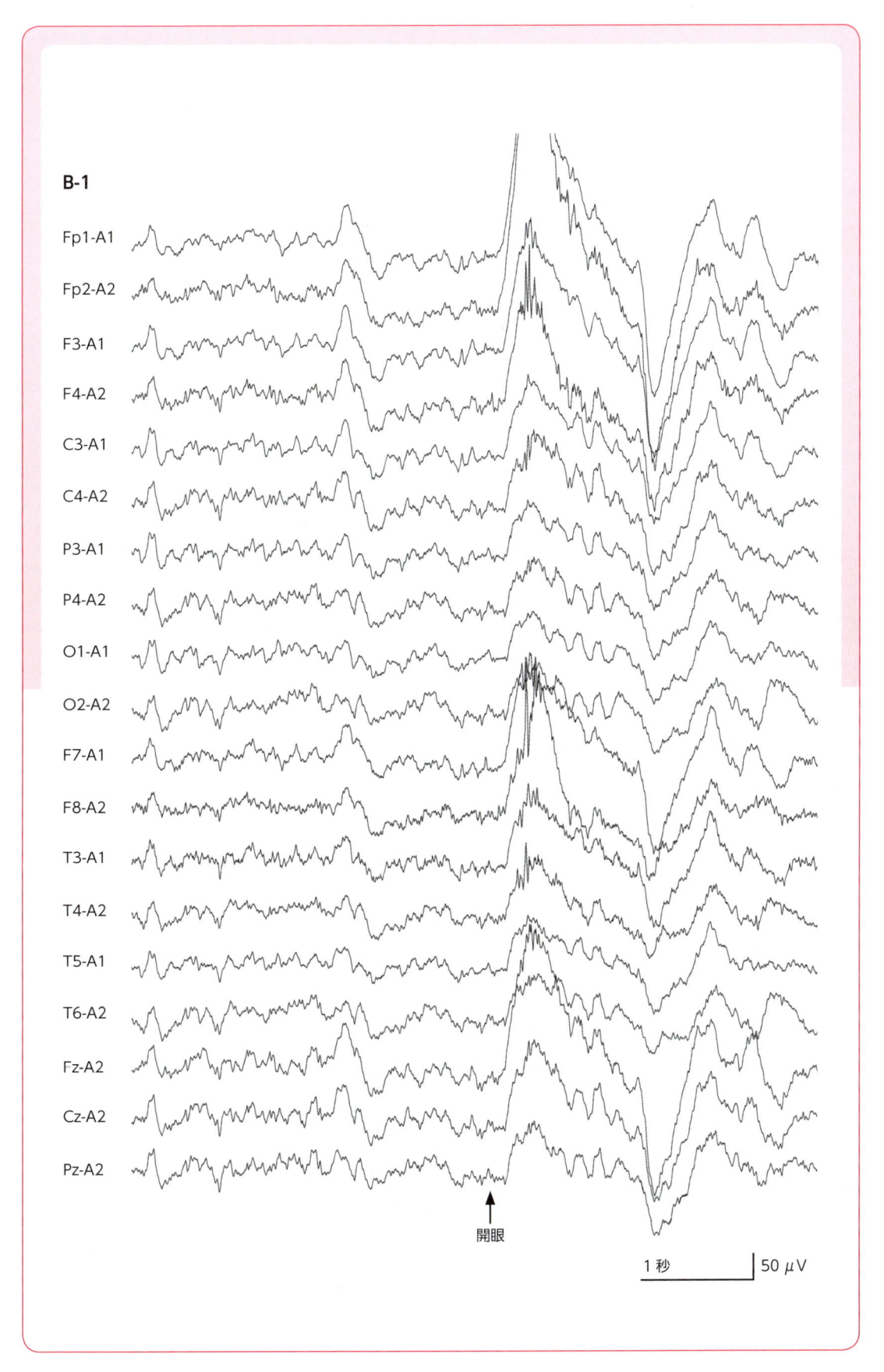

B-1

Fp1-A1
Fp2-A2
F3-A1
F4-A2
C3-A1
C4-A2
P3-A1
P4-A2
O1-A1
O2-A2
F7-A1
F8-A2
T3-A1
T4-A2
T5-A1
T6-A2
Fz-A2
Cz-A2
Pz-A2

開眼

1秒　　50 μV

C-1

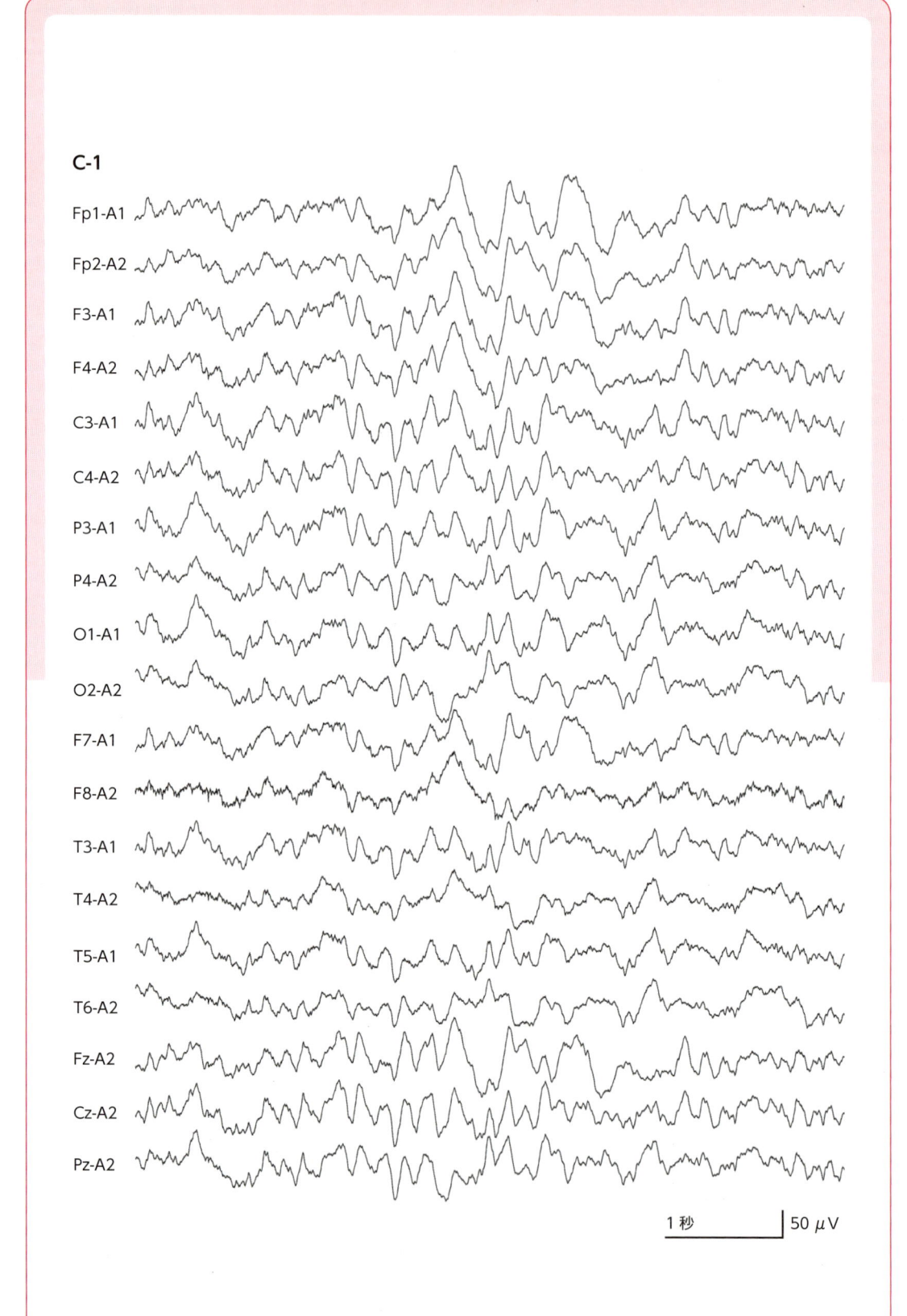

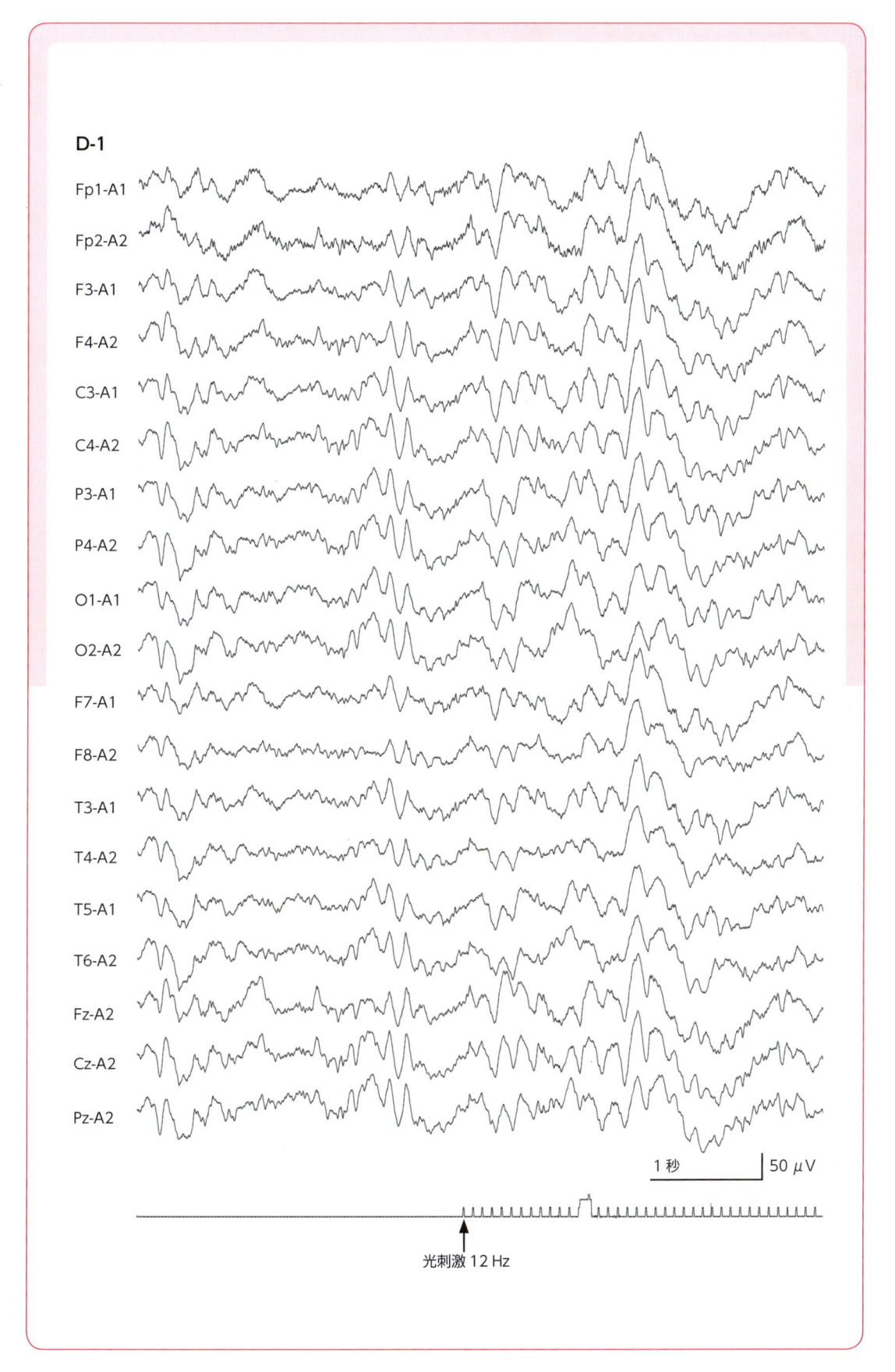

D-1

Fp1-A1
Fp2-A2
F3-A1
F4-A2
C3-A1
C4-A2
P3-A1
P4-A2
O1-A1
O2-A2
F7-A1
F8-A2
T3-A1
T4-A2
T5-A1
T6-A2
Fz-A2
Cz-A2
Pz-A2

1 秒　　50 μV

光刺激 12 Hz

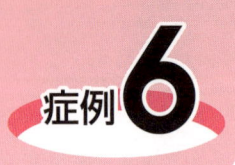

症例 **6**

75歳，男性
意識障害

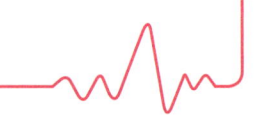

主 訴	意識障害

現病歴 X年9月24日に肺炎，心不全増悪で循環器内科に入院．意識レベルは30日まではいつも通りで，歩行器で歩いていた．10月1日には見当識障害がみられたが，会話もでき，手足を動かしていた．翌，2日の診察では，意識障害（JCS200〜300）あり，MRIでは小さな梗塞巣があるのみであった．3日にはJCS2〜3までに意識レベル回復するも，8日より再び意識レベルの低下があり，進行したため，往診依頼があった．

既往歴 糖尿病，末期腎不全（透析中），心不全．

Q9 次ページ以降に示す脳波所見をまとめなさい． →解答は258ページ

MEMO

A-1

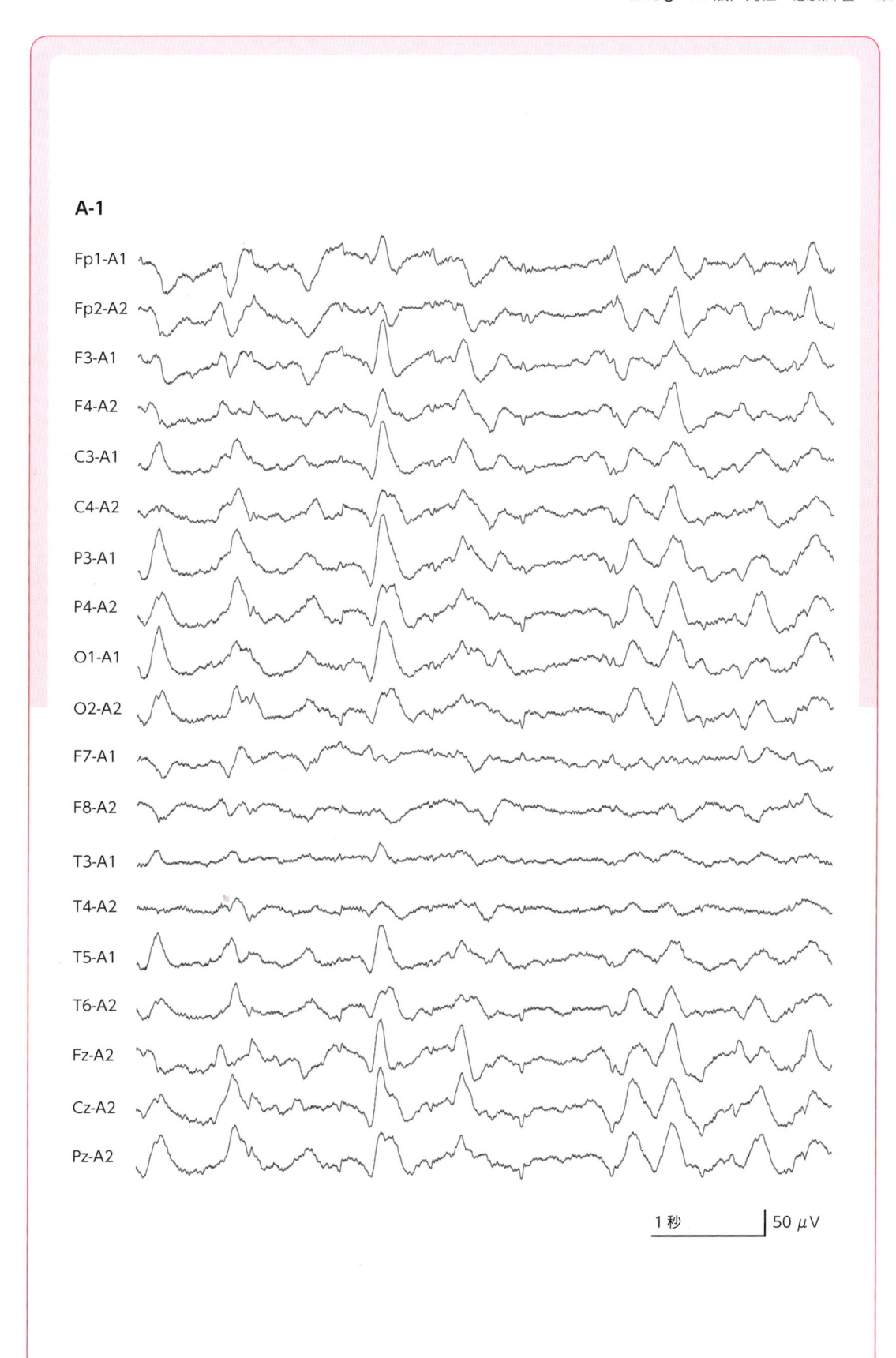

Fp1-A1
Fp2-A2
F3-A1
F4-A2
C3-A1
C4-A2
P3-A1
P4-A2
O1-A1
O2-A2
F7-A1
F8-A2
T3-A1
T4-A2
T5-A1
T6-A2
Fz-A2
Cz-A2
Pz-A2

1秒 　　　　　 50 μV

B-1

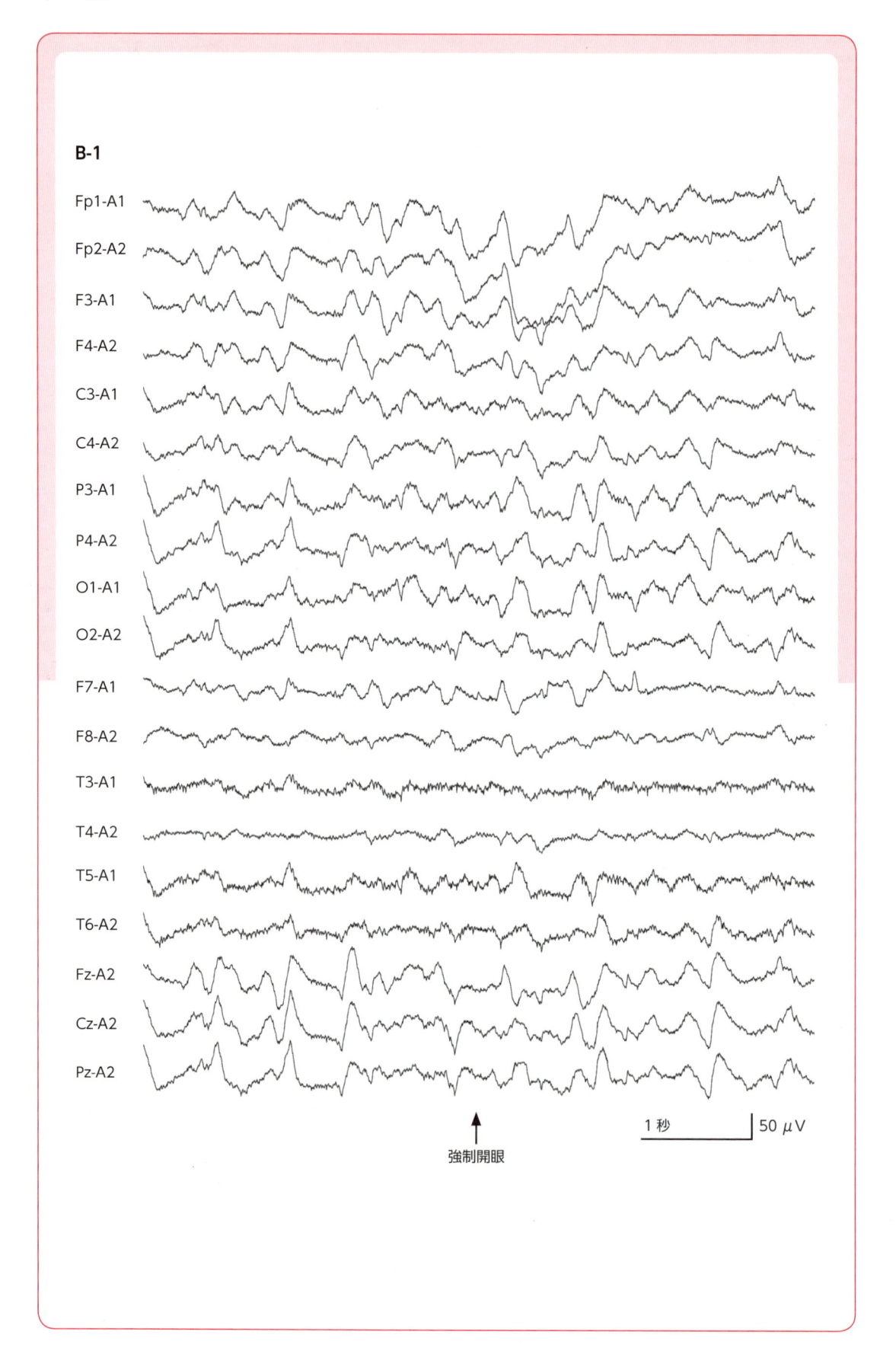

Fp1-A1
Fp2-A2
F3-A1
F4-A2
C3-A1
C4-A2
P3-A1
P4-A2
O1-A1
O2-A2
F7-A1
F8-A2
T3-A1
T4-A2
T5-A1
T6-A2
Fz-A2
Cz-A2
Pz-A2

↑
強制開眼

1秒 ⎮ 50 μV

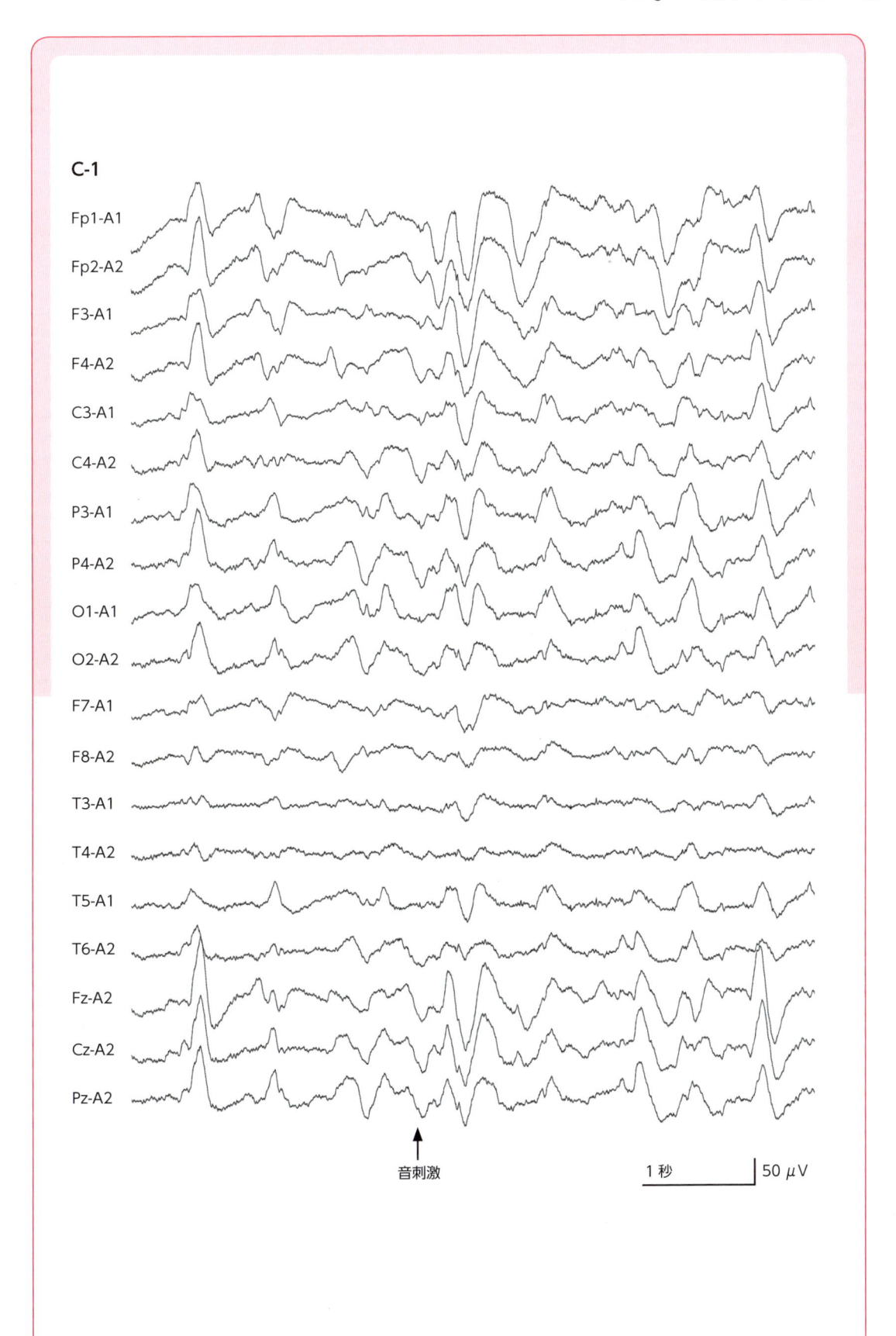

C-1

音刺激

1 秒　　50 μV

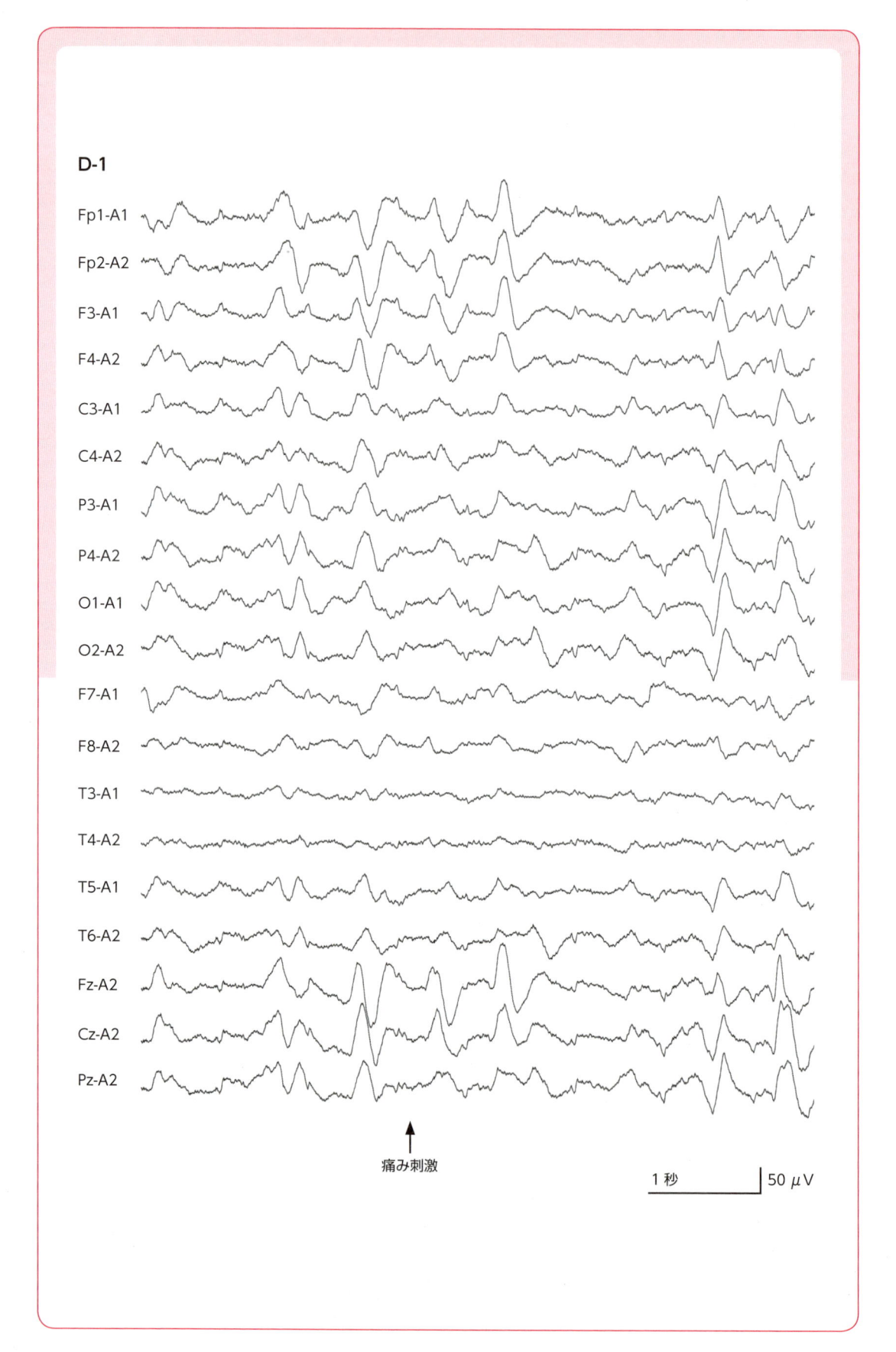

D-1

Fp1-A1
Fp2-A2
F3-A1
F4-A2
C3-A1
C4-A2
P3-A1
P4-A2
O1-A1
O2-A2
F7-A1
F8-A2
T3-A1
T4-A2
T5-A1
T6-A2
Fz-A2
Cz-A2
Pz-A2

痛み刺激

1秒   50 μV

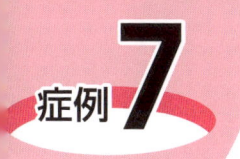

症例 7

66歳，男性
レビー小体型認知症

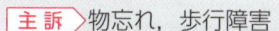

主訴 物忘れ，歩行障害

現病歴 X-7 年前から，友人の名前を思い出せないなどのもの忘れが出現した．X-1 年 9 月頃から，便秘症状，その後歩行速度の低下，前傾姿勢，無動症状も出現した．当科受診し，初期のパーキンソン病と診断された．X 年 4 月に，診断的治療目的で抗パーキンソン病薬を投与されたが，改善しなかった．精査目的で 10 月に入院した．

現症 意識清明，MMSE24/30 点．失語・失行・失認なし．寡動，小声，仮面様顔貌，頸部筋強剛を認めるが，すくみ足・姿勢反射障害なし．自律神経障害（起立性低血圧，便秘，切迫性尿失禁，射精障害）を認める．家族の話では，認知機能の変動や睡眠時の体動が激しいとのことであった．幻視のエピソードはなく，パレイドリアテストも陰性であった．

既往歴 2 型糖尿病．

検査結果 頭部 MRI では，軽度のびまん性脳萎縮を認めたが，海馬の萎縮は目立たない．心筋MIBG シンチでは，H/M 比が後期相で低下していた．DAT スキャンでは，両側線条体への取り込みが低下していた．脳血流シンチでは，両側後側頭葉から後頭葉にかけて血流が低下していた．終夜睡眠ポリソムノグラフィーでは，筋緊張低下を伴わない REM 睡眠を認めた．

 次ページ以降の基準電極導出，縦と横の双極導出を参考にして，脳波所見をまとめなさい．

→解答は 260 ページ

MEMO

A-1

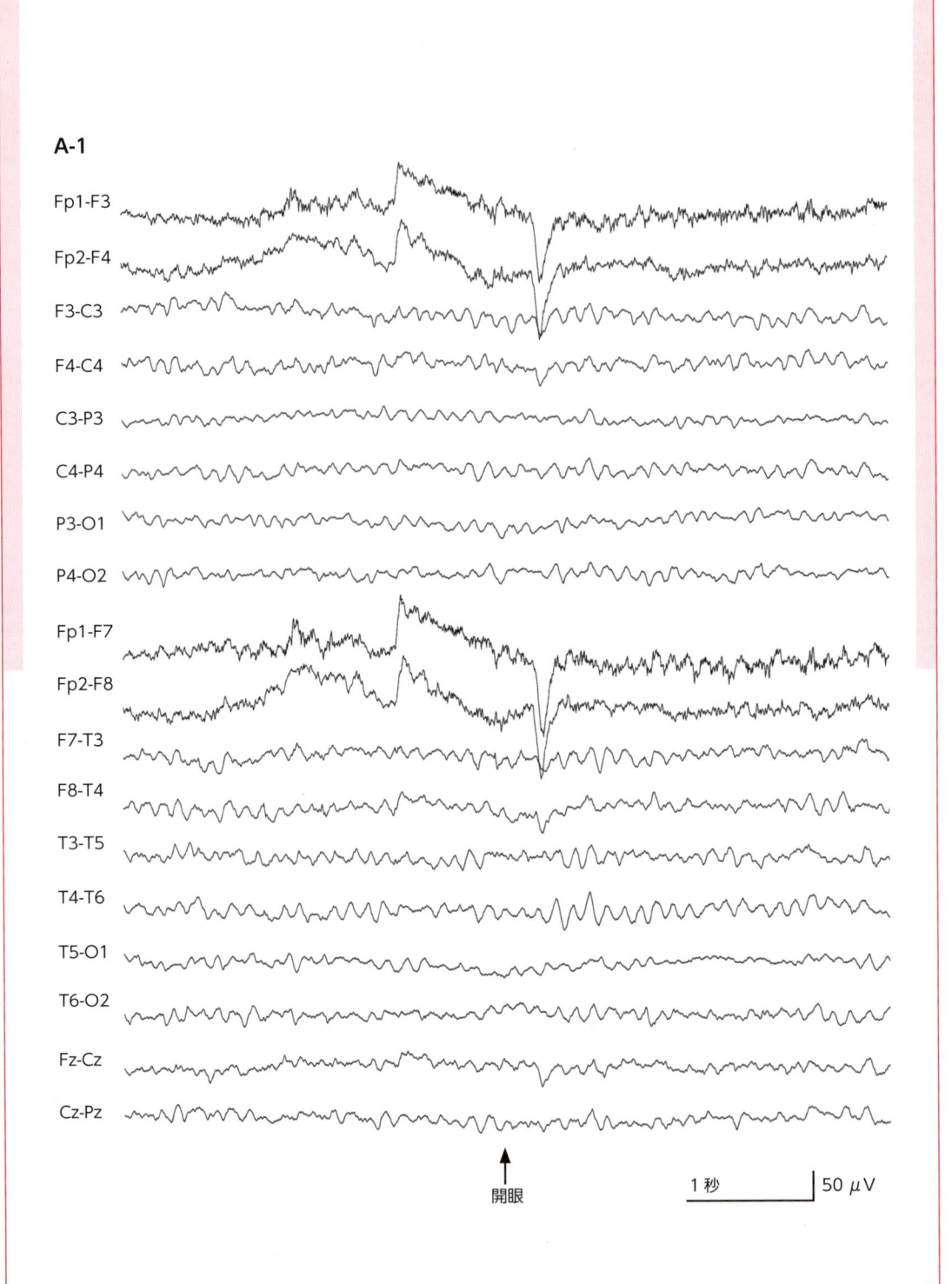

Fp1-F3

Fp2-F4

F3-C3

F4-C4

C3-P3

C4-P4

P3-O1

P4-O2

Fp1-F7

Fp2-F8

F7-T3

F8-T4

T3-T5

T4-T6

T5-O1

T6-O2

Fz-Cz

Cz-Pz

開眼

1秒　　　　　50 μV

B-1

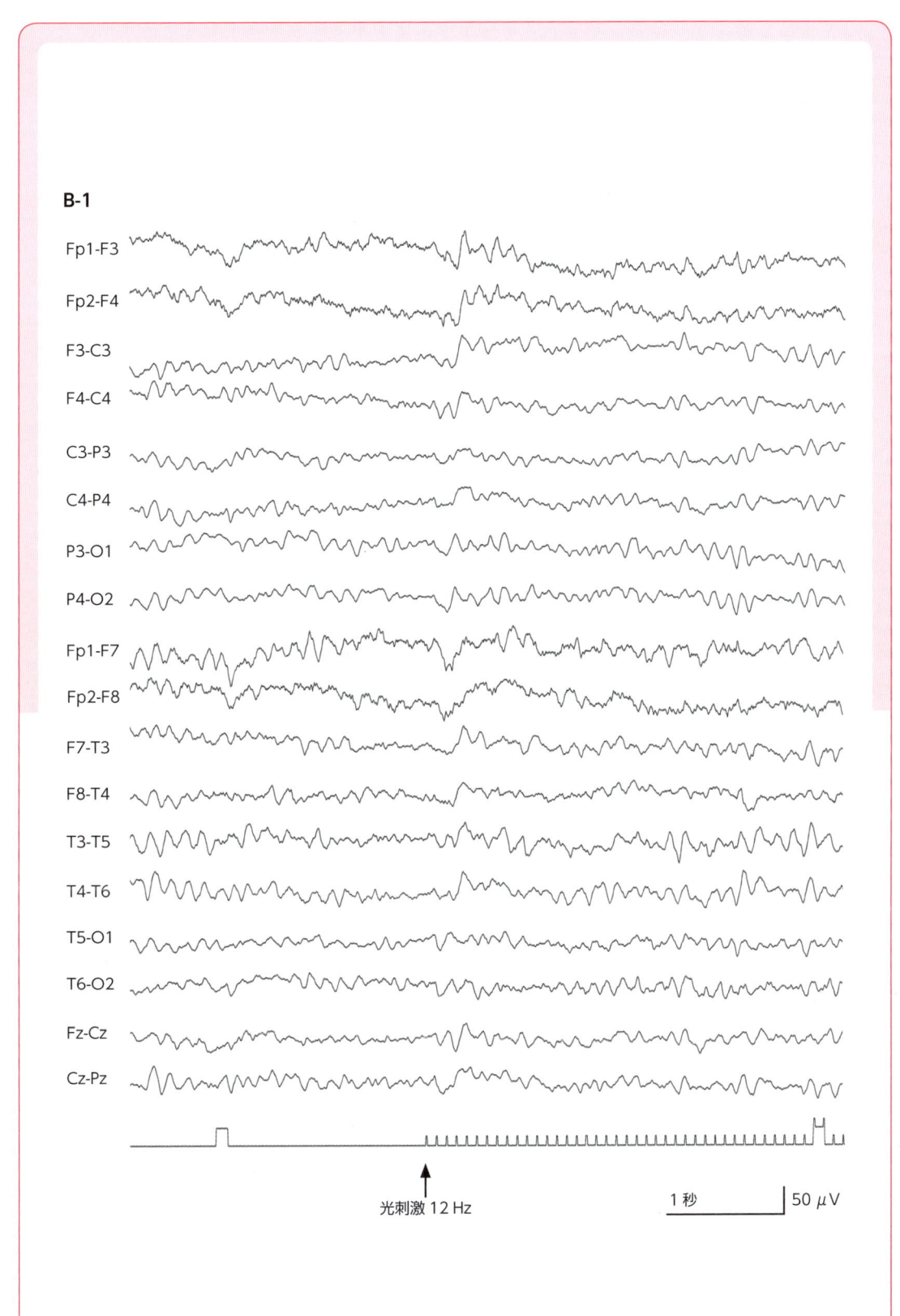

光刺激 12 Hz

1 秒　　50 μV

C-1

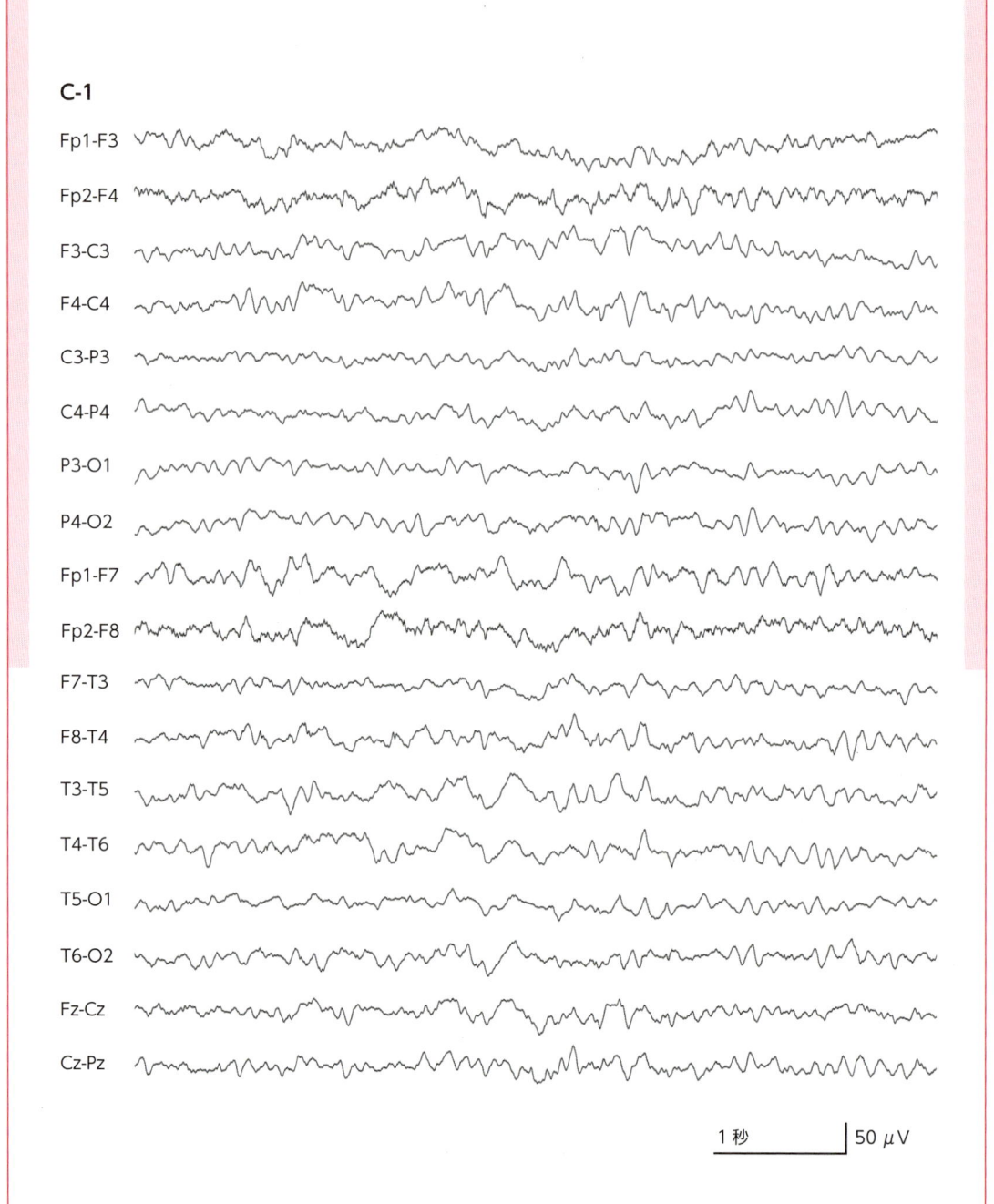

Fp1-F3

Fp2-F4

F3-C3

F4-C4

C3-P3

C4-P4

P3-O1

P4-O2

Fp1-F7

Fp2-F8

F7-T3

F8-T4

T3-T5

T4-T6

T5-O1

T6-O2

Fz-Cz

Cz-Pz

1秒 ⎸ 50 μV

70歳，女性
非けいれん性てんかん重積状態(NCSE)

主訴 ▷ 全身強直間代けいれん，意識障害

現病歴 ▷（長いので今回のエピソードに限定）X-1年，某大学病院神経内科で，臨床経過と画像所見より，ADEMと診断された．その後，当科で，AQP4抗体陽性で再発を繰り返していることから，NMOSD with AQP4-IgGの診断を受け，施設に入所した．X年1月19日，午前中は意識レベルがJCS10〜20であったが17時頃に約4分間の全身強直間代けいれんがあり，緊急入院となった．

現症 ▷ 搬送時，けいれんは頓挫していたが，JCS300の意識障害を認めた．来院後もけいれん（閉眼，口をモグモグしながら，上肢は左優位に強直間代性，下肢は左優位に強直性）は一度再燃したが約40秒ほどで頓挫した．その後も意識障害は改善せず，NCSEと診断した．

頭部CT ▷ 大脳白質，両側視床や基底核，脳幹，右優位の小脳半球など多数の低吸収域を認める．脱髄や虚血性病変があると考えられる．

頭部MRI ▷ 前回DWIでみられた両側頭頂葉，右前頭葉，左後頭葉，両側側頭葉，右小脳半球などの散在性の小高信号域は右前頭葉や右小脳半球などで一部不明瞭化しているが，左前頭葉，両側頭頂葉，両側後頭葉などで増加している．これらで依然ADC減少域を認める．その他大脳白質，両側視床や基底核，脳幹，左優位の小脳半球など多数のT2延長域を認める．軽度のびまん性脳萎縮もある．

診断 ▷ 原疾患とNCSEの関連は不明であるが，初発てんかんで多発性脳塞栓症による症候性てんかんを最も疑った．

Q11 NCSE状態での縦と横の双極導出を参考にして，脳波所見をまとめなさい．A→Fは時系列的な流れを示し，Aが最も早くFが最も遅い時刻の記録です．A，D，E，Fは同時刻の記録です． →解答は262ページ

MEMO

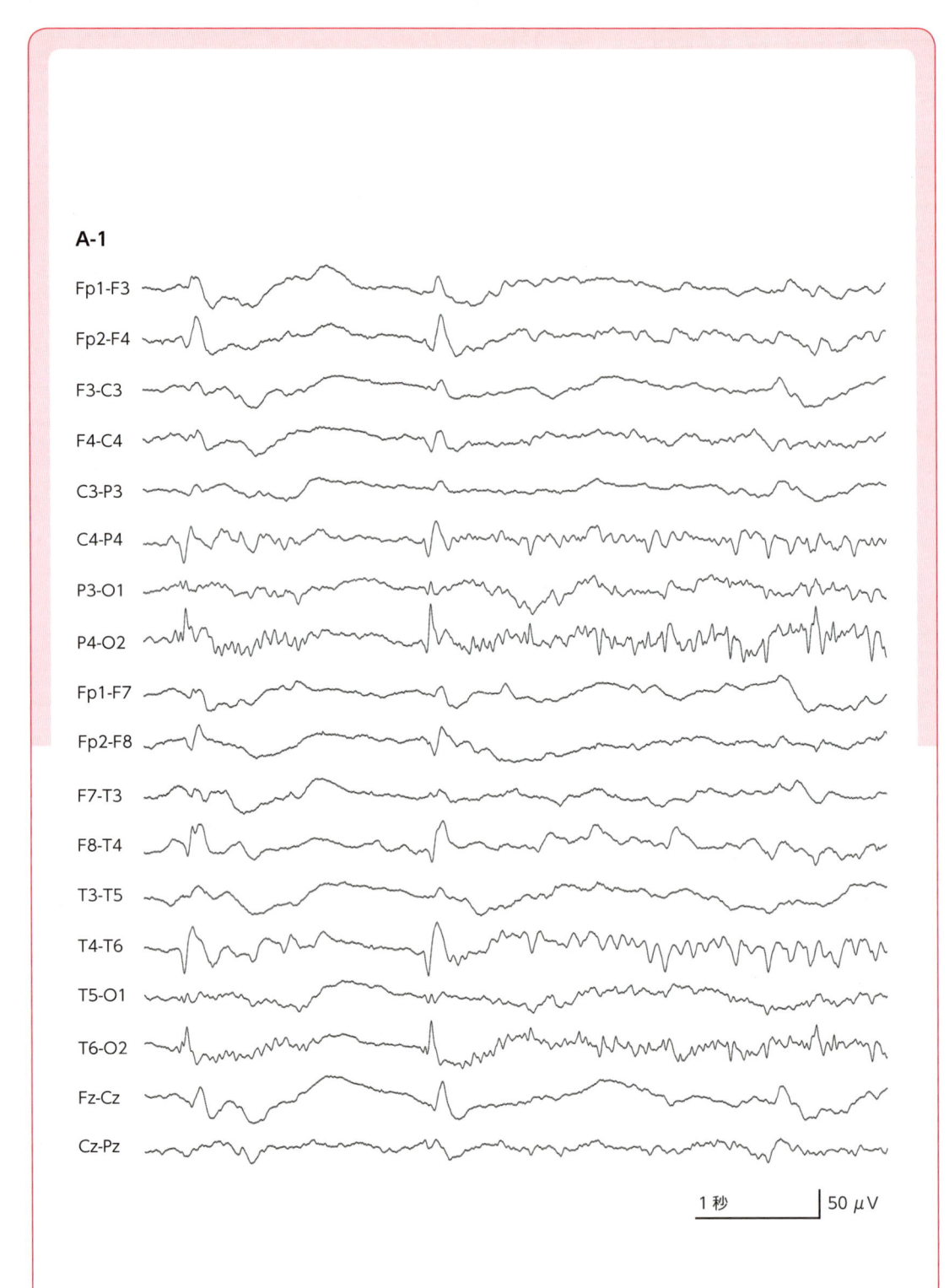

A-1

Fp1-F3

Fp2-F4

F3-C3

F4-C4

C3-P3

C4-P4

P3-O1

P4-O2

Fp1-F7

Fp2-F8

F7-T3

F8-T4

T3-T5

T4-T6

T5-O1

T6-O2

Fz-Cz

Cz-Pz

1秒　　　50 μV

A-2

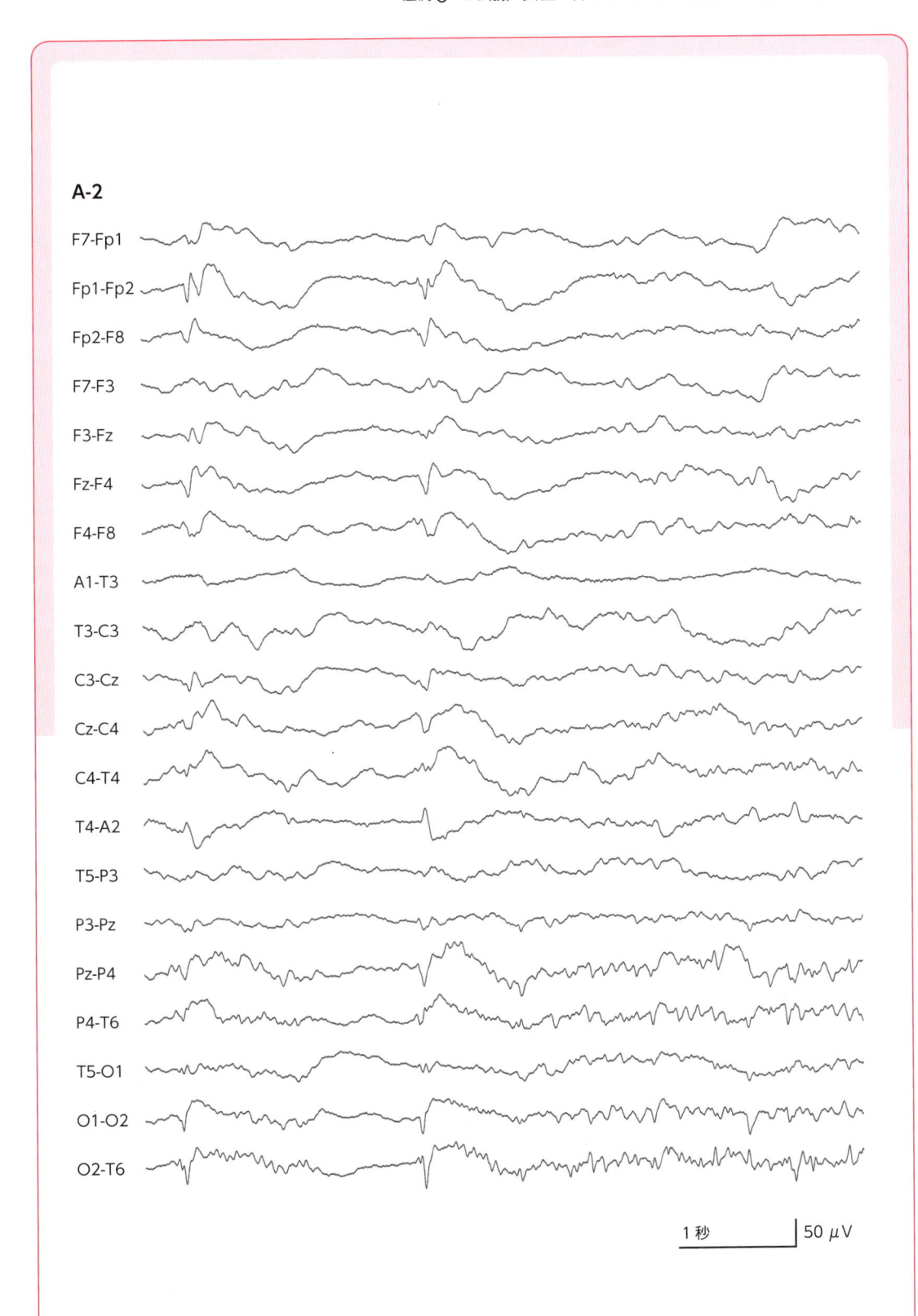

F7-Fp1
Fp1-Fp2
Fp2-F8
F7-F3
F3-Fz
Fz-F4
F4-F8
A1-T3
T3-C3
C3-Cz
Cz-C4
C4-T4
T4-A2
T5-P3
P3-Pz
Pz-P4
P4-T6
T5-O1
O1-O2
O2-T6

1秒 ⎮ 50 μV

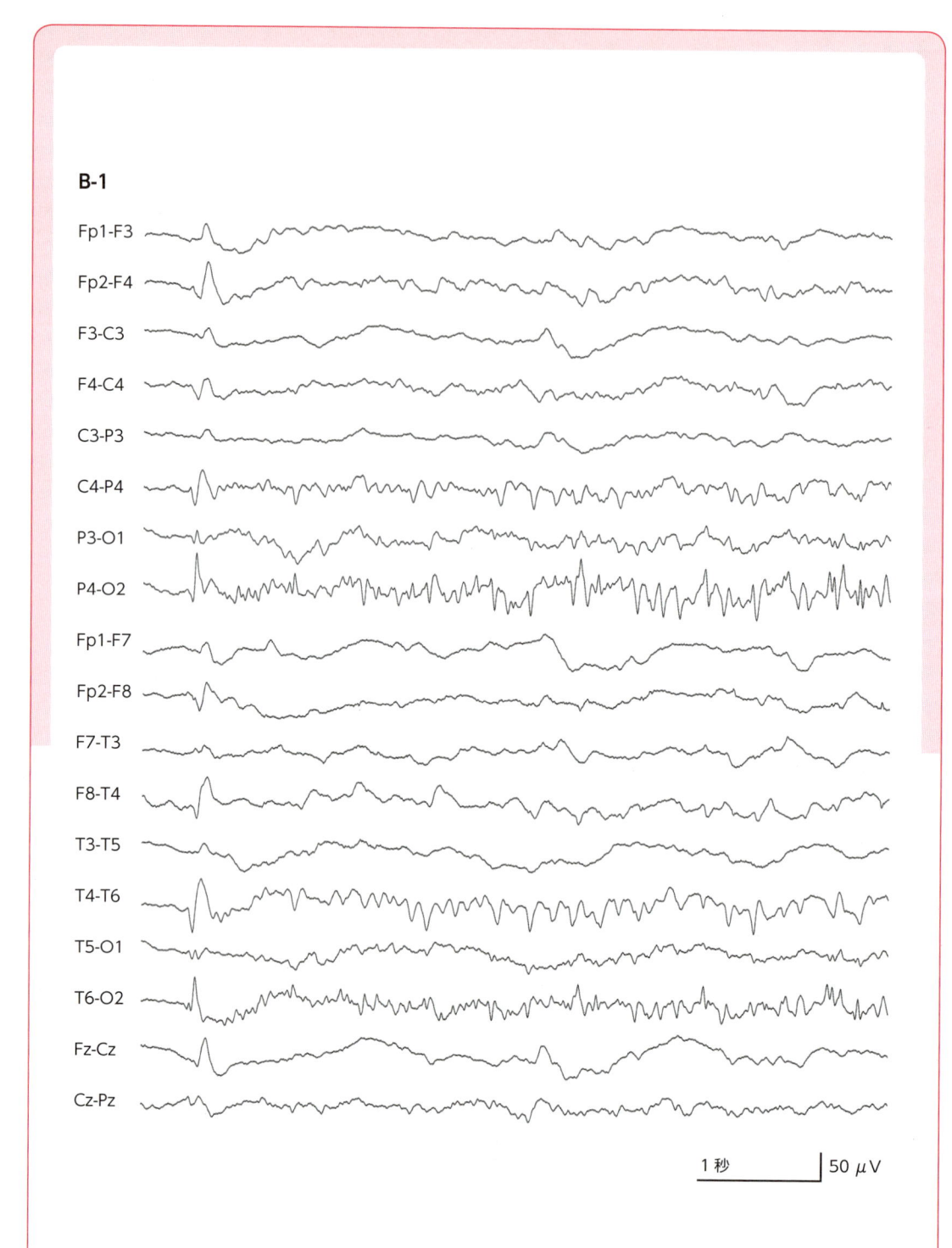

B-1

Fp1-F3

Fp2-F4

F3-C3

F4-C4

C3-P3

C4-P4

P3-O1

P4-O2

Fp1-F7

Fp2-F8

F7-T3

F8-T4

T3-T5

T4-T6

T5-O1

T6-O2

Fz-Cz

Cz-Pz

1秒　　　　50 μV

C-1

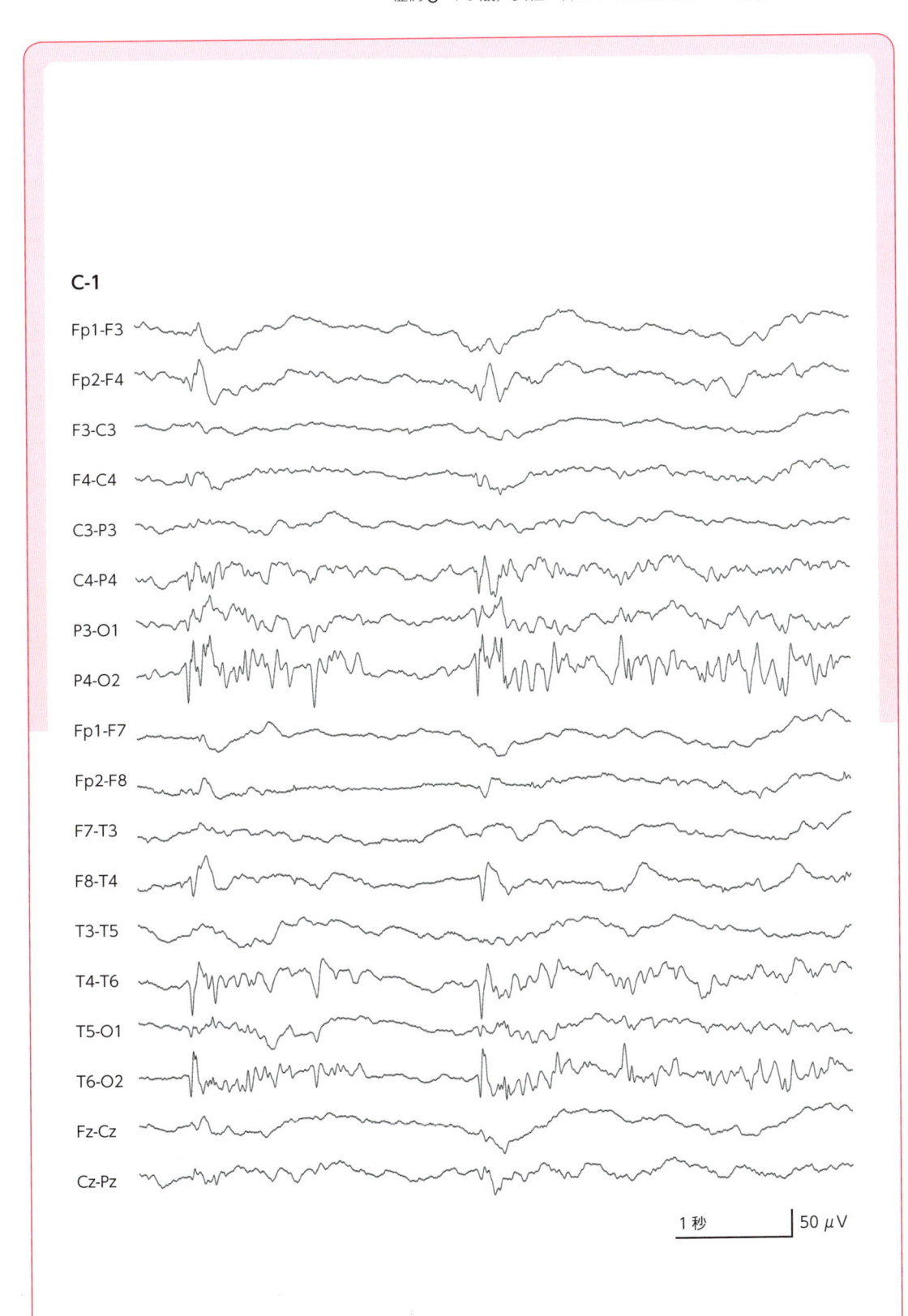

1秒　　　50 μV

D-1

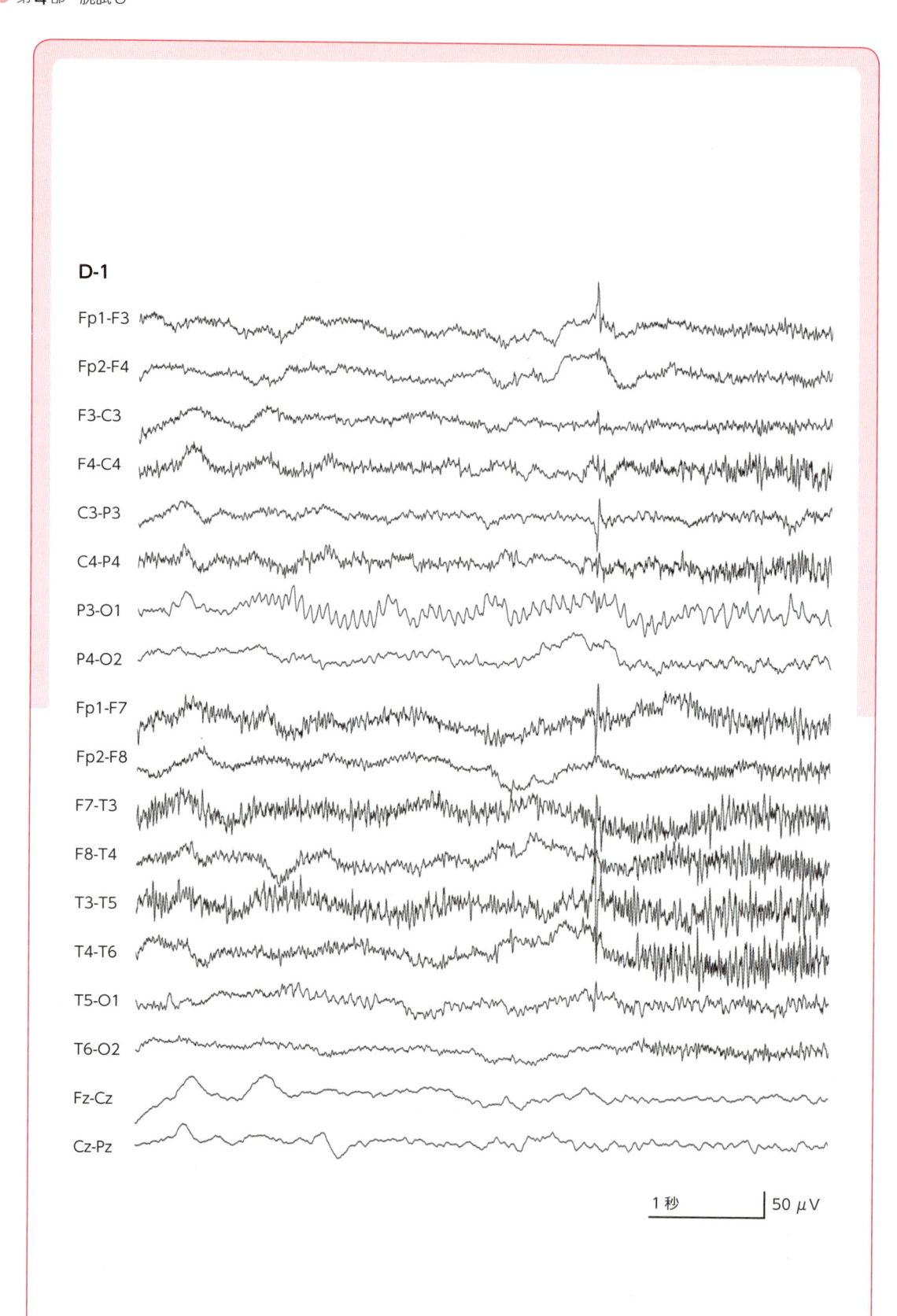

D-2

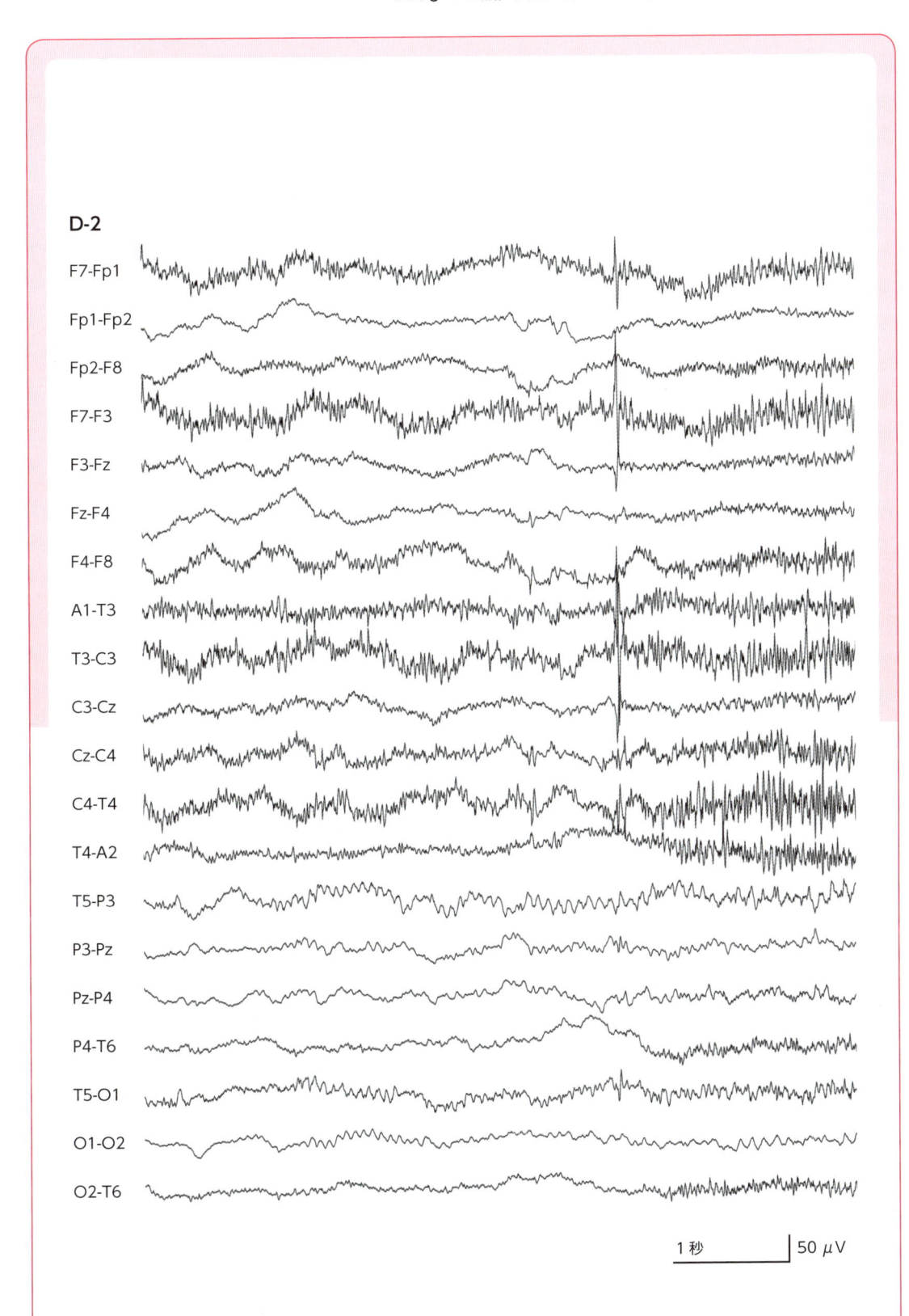

1秒　　　　　　｜50 μV

E-1

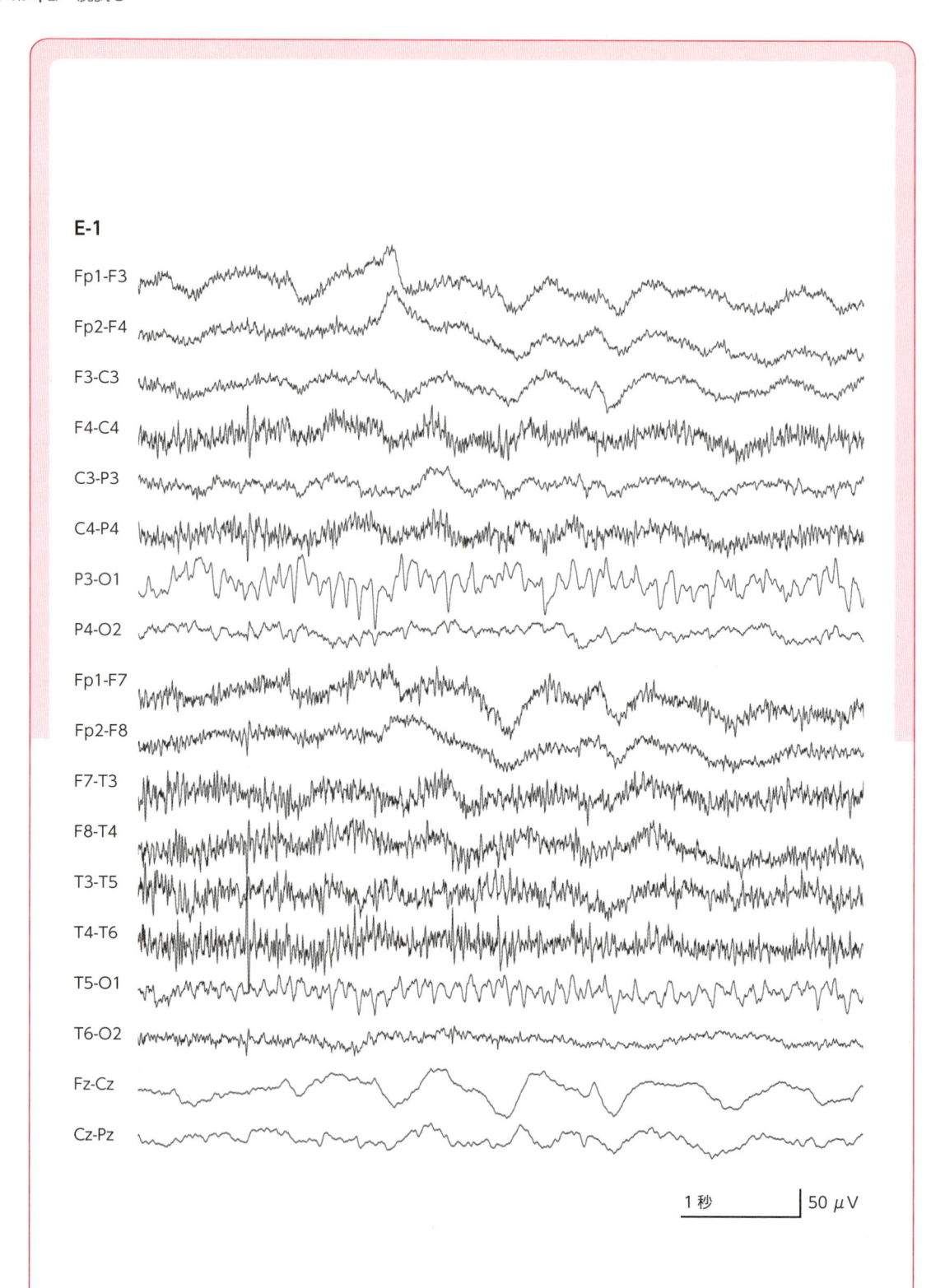

Fp1-F3	
Fp2-F4	
F3-C3	
F4-C4	
C3-P3	
C4-P4	
P3-O1	
P4-O2	
Fp1-F7	
Fp2-F8	
F7-T3	
F8-T4	
T3-T5	
T4-T6	
T5-O1	
T6-O2	
Fz-Cz	
Cz-Pz	

1秒　　　50 μV

E-2

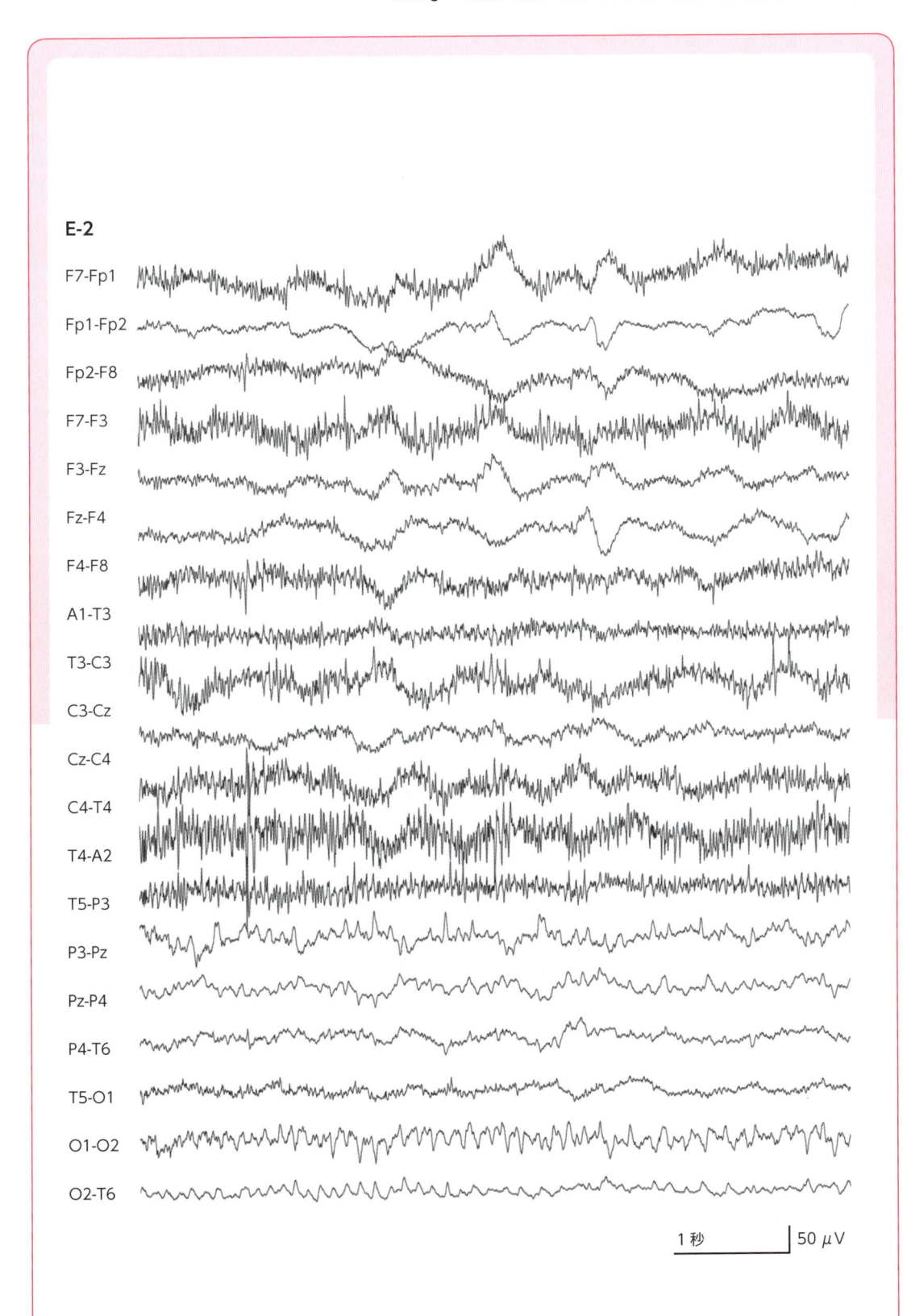

1 秒　　50 μV

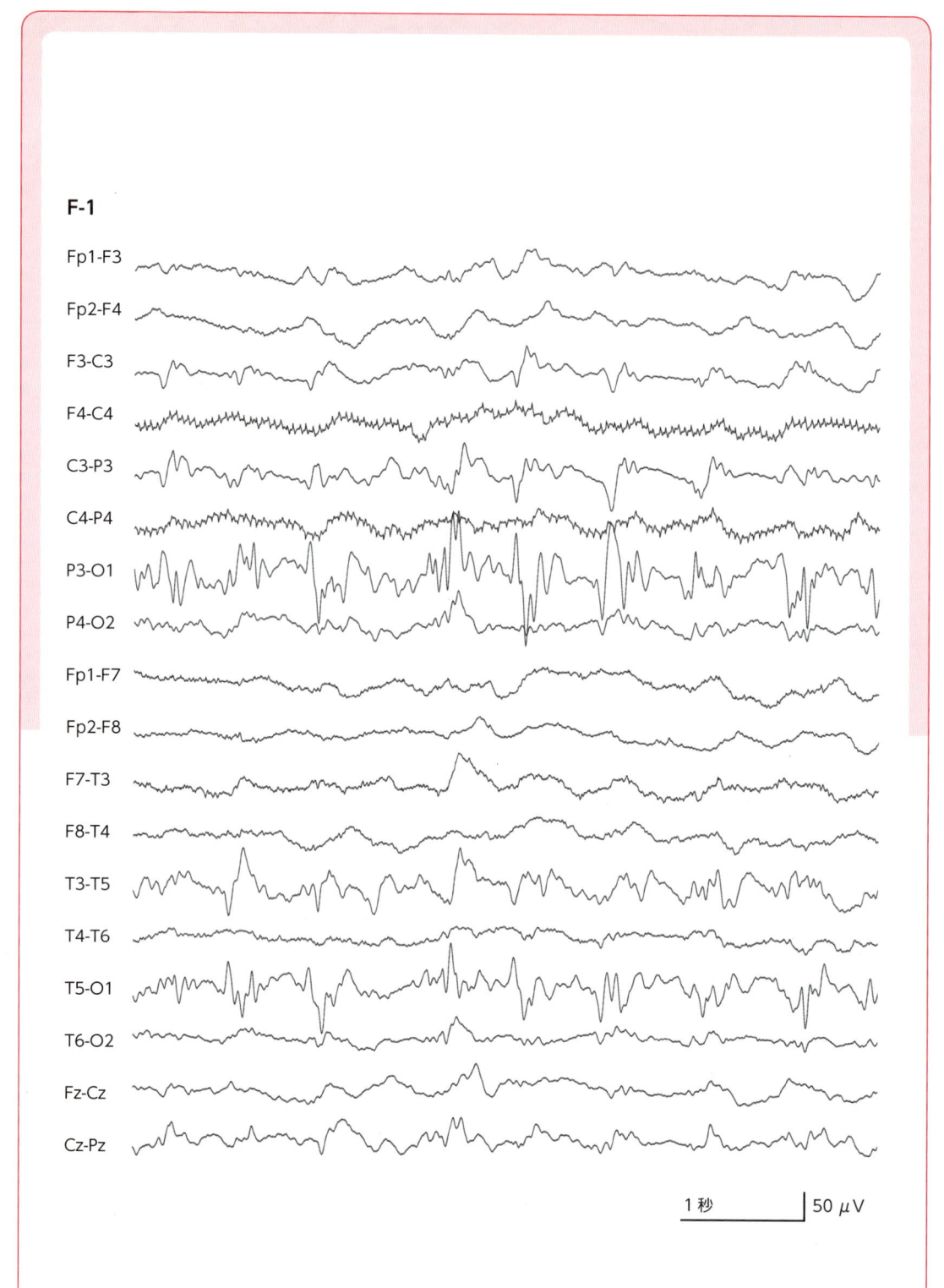

F-1

Fp1-F3

Fp2-F4

F3-C3

F4-C4

C3-P3

C4-P4

P3-O1

P4-O2

Fp1-F7

Fp2-F8

F7-T3

F8-T4

T3-T5

T4-T6

T5-O1

T6-O2

Fz-Cz

Cz-Pz

1秒　　　　　　　　　50 μV

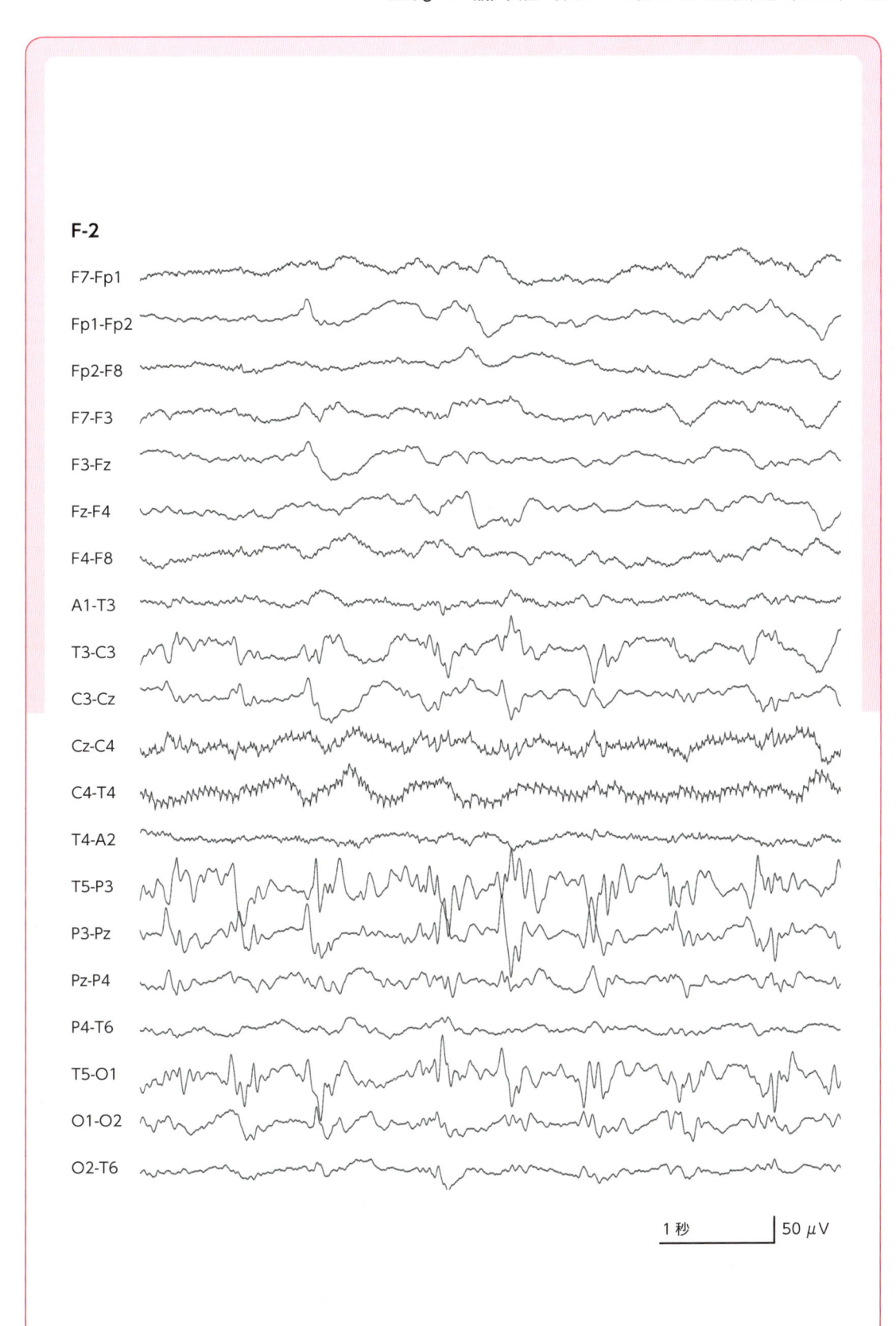

F-2

F7-Fp1

Fp1-Fp2

Fp2-F8

F7-F3

F3-Fz

Fz-F4

F4-F8

A1-T3

T3-C3

C3-Cz

Cz-C4

C4-T4

T4-A2

T5-P3

P3-Pz

Pz-P4

P4-T6

T5-O1

O1-O2

O2-T6

1秒　　　　　50 μV

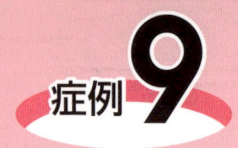

症例 **9**

39歳，女性
ミトコンドリア病（MELAS）

主訴 ▷ 頭痛，右側が見えない．

現病歴 ▷ 29歳，職場の検診で難聴を指摘され，耳鼻科で両側感音性難聴と診断された．難聴は増悪し，36歳で左聾，38歳で右聾となり，左側に人工内耳植え込み術を受けた．39歳時の11月20日頃から頭痛があった．その時に視界に移動する光の球が見えた．26日に左側頭部を中心とした激しい頭痛があり，3回嘔吐．ふらついて歩けないなどの症状が出現した．27日，テレビが歪んで見えたため，精査のため脳神経内科に入院した．

現症 ▷ 両側感音性難聴，右同名半盲，躯幹失調，性格変化（子供っぽい），左右失認を認めたが，手指失認，失書，失語，半側空間無視はなかった．

家族歴 ▷ 姉が感音性難聴．

検査結果 ▷ 頭部CTでは，左頭頂後頭部の皮質を主体とする腫脹と低吸収域を認めた．MELASと診断された．

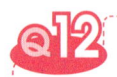**12**　次ページ以降の縦と横の双極導出を参考にして，脳波所見をまとめなさい．

→解答は262ページ

MEMO

A-1

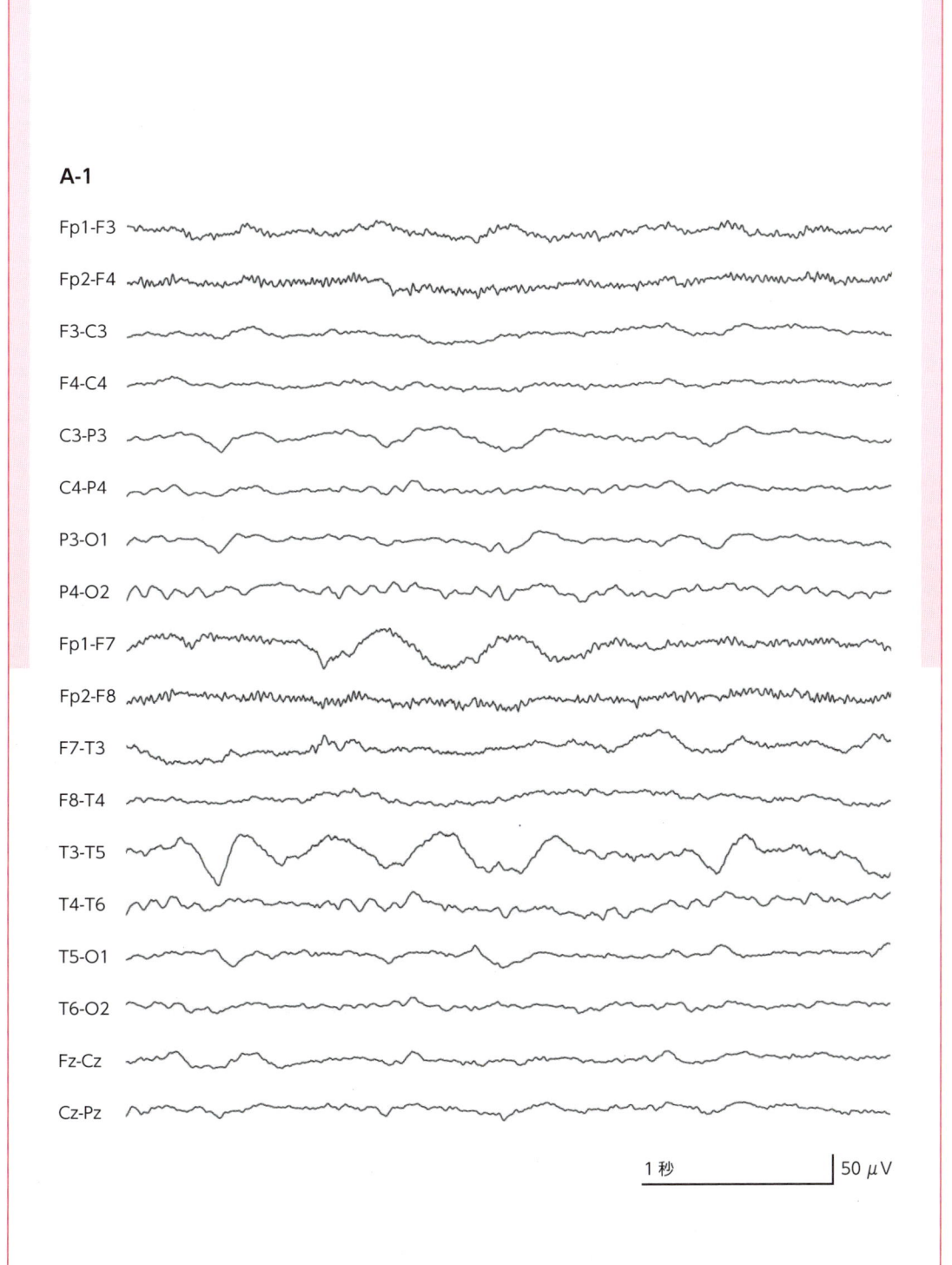

1秒　　　50 μV

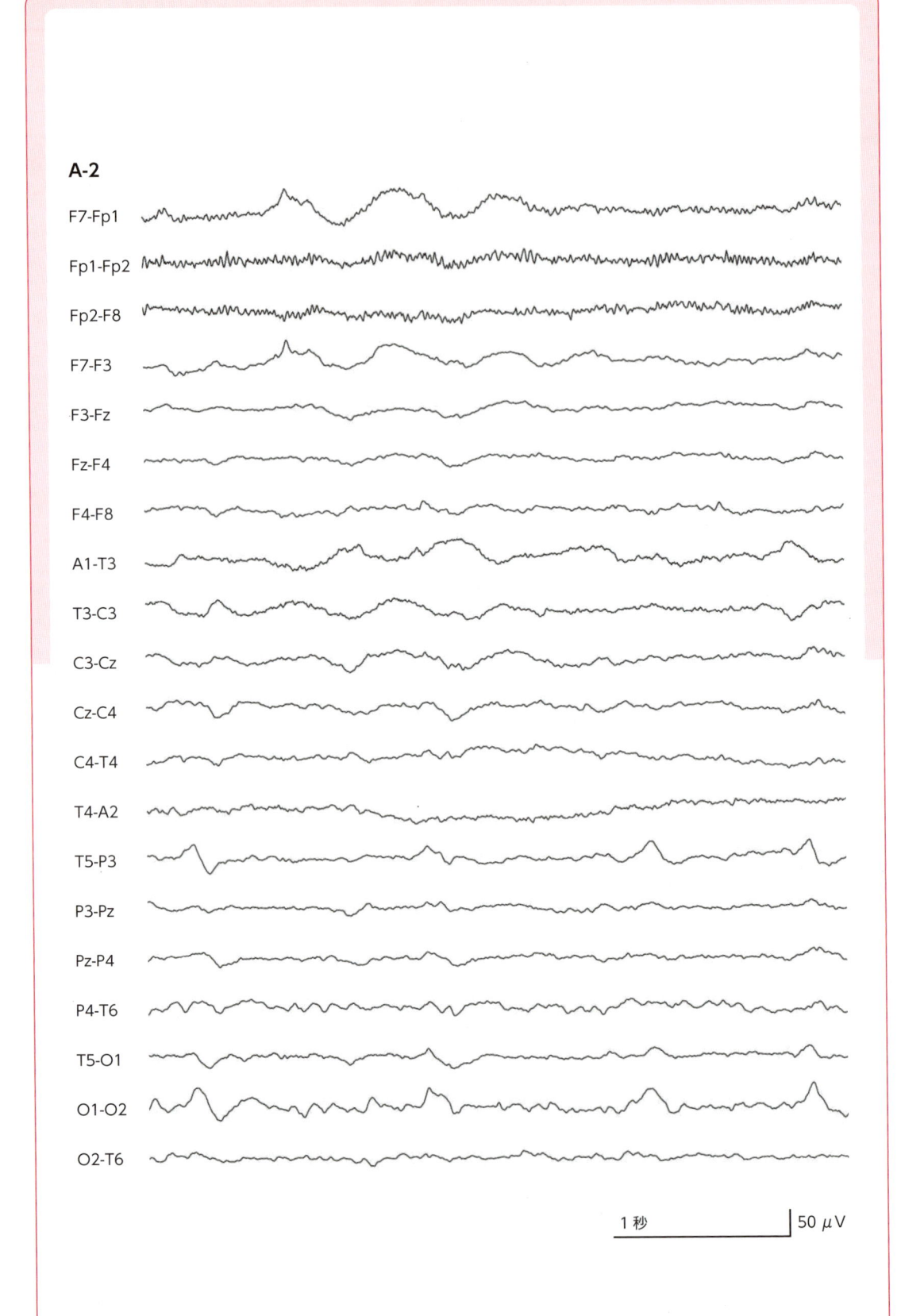

A-2

F7-Fp1

Fp1-Fp2

Fp2-F8

F7-F3

F3-Fz

Fz-F4

F4-F8

A1-T3

T3-C3

C3-Cz

Cz-C4

C4-T4

T4-A2

T5-P3

P3-Pz

Pz-P4

P4-T6

T5-O1

O1-O2

O2-T6

1秒　　　　　　　50 μV

B-1

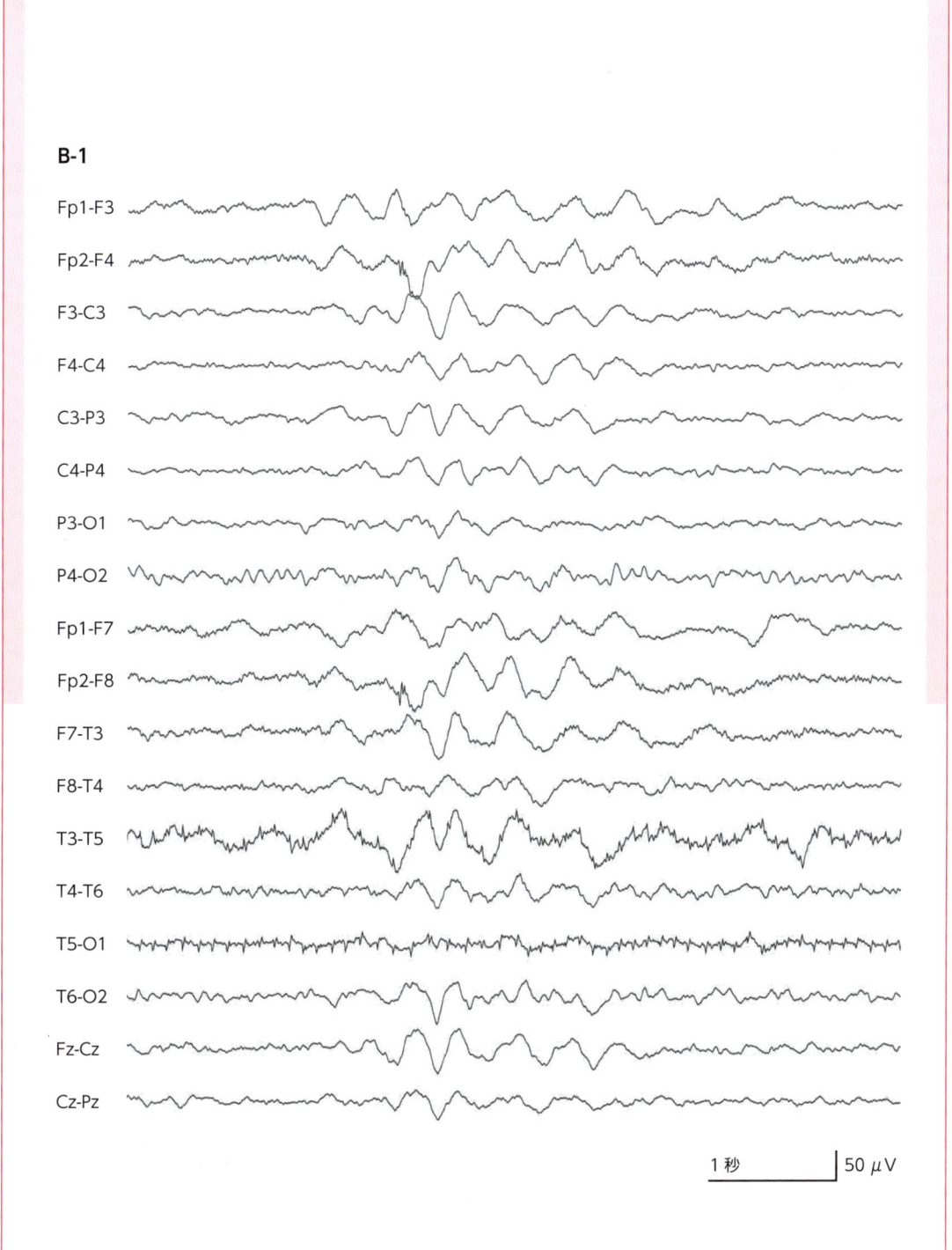

1秒　　　　 50 μV

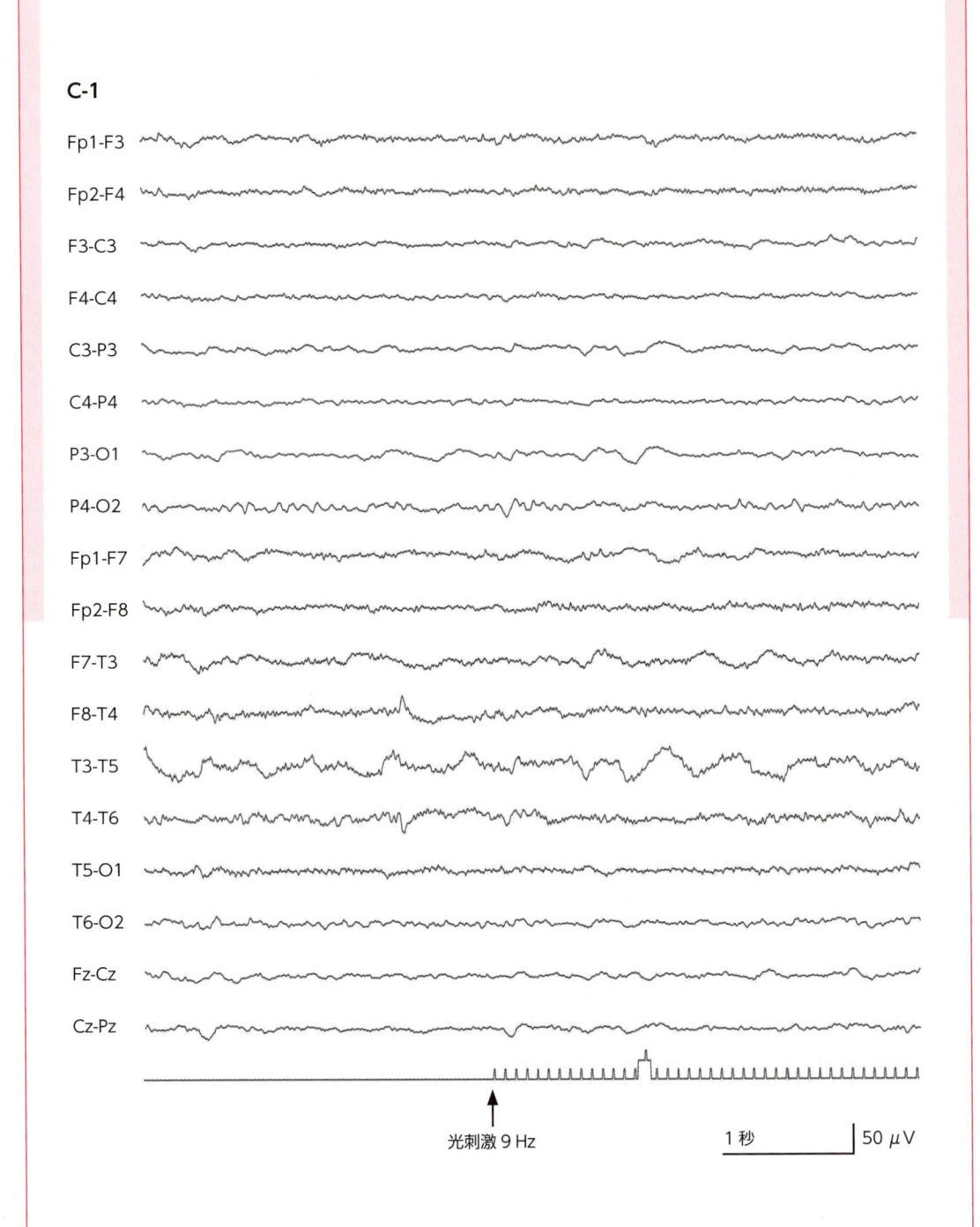

C-1

Fp1-F3

Fp2-F4

F3-C3

F4-C4

C3-P3

C4-P4

P3-O1

P4-O2

Fp1-F7

Fp2-F8

F7-T3

F8-T4

T3-T5

T4-T6

T5-O1

T6-O2

Fz-Cz

Cz-Pz

光刺激 9 Hz

1秒　　　50 μV

症例 10 43歳，女性 良性成人型家族性ミオクローヌスてんかん（BAFME）

主訴 目の焦点が合わなくなる，意識消失発作

現病歴 24歳頃から周囲に手指のふるえを指摘された．31歳頃から，睡眠不足の時に目の焦点が合わなくなることがあった．36歳の7月4日に買い物をしていた時に，目の焦点が合わなくなり，片眼で見ると見えていた．その後，意識障害を伴う強直間代けいれんが出現し，2〜3分持続した．某大学病院を受診し，脳波では明らかな棘波がなく，経過観察となった．38歳の3月に会社で焦点が合わなくなった後に，倒れる発作が起こった．意識障害はあったが，けいれんはなかった．脳波では光刺激で左後頭部優位に棘徐波複合が誘発された．同月，CBZを服用開始されたが，約1カ月後に知人と会食中，蛍光灯の明かりがチカチカ見え始め，その後，意識障害とけいれんが起こった．6月からVPAに変更された．最終発作は42歳の11月で，LEVで加療されている．睡眠時間が減ったり，パソコンやテレビなどを見続けていると目の焦点が合わなくなる．ドラッグストアなど多くの色の商品が混ざり合った場所や，床や壁の模様などを見ていると焦点が合わなくなることがある．

現症 著変なし．脳波ビデオモニタリングのため，内服薬をすべて中止したところ，両手指のミオクローヌスが出現した．

検査結果 頭部MRI，PET/MRI，脳血流シンチは異常なし．高振幅SEPとc-reflexの亢進を認めた．

家族歴 母が30代後半発症のてんかん．PHT服用中．両手指ミオクローヌスあり．

以上より，良性成人型家族性ミオクローヌスてんかんと診断した．

Q13 次ページ以降の脳波所見をまとめなさい．なお，C-1は図形感受性があるかどうか矩形波格子縞を呈示しています． →解答は263ページ

MEMO

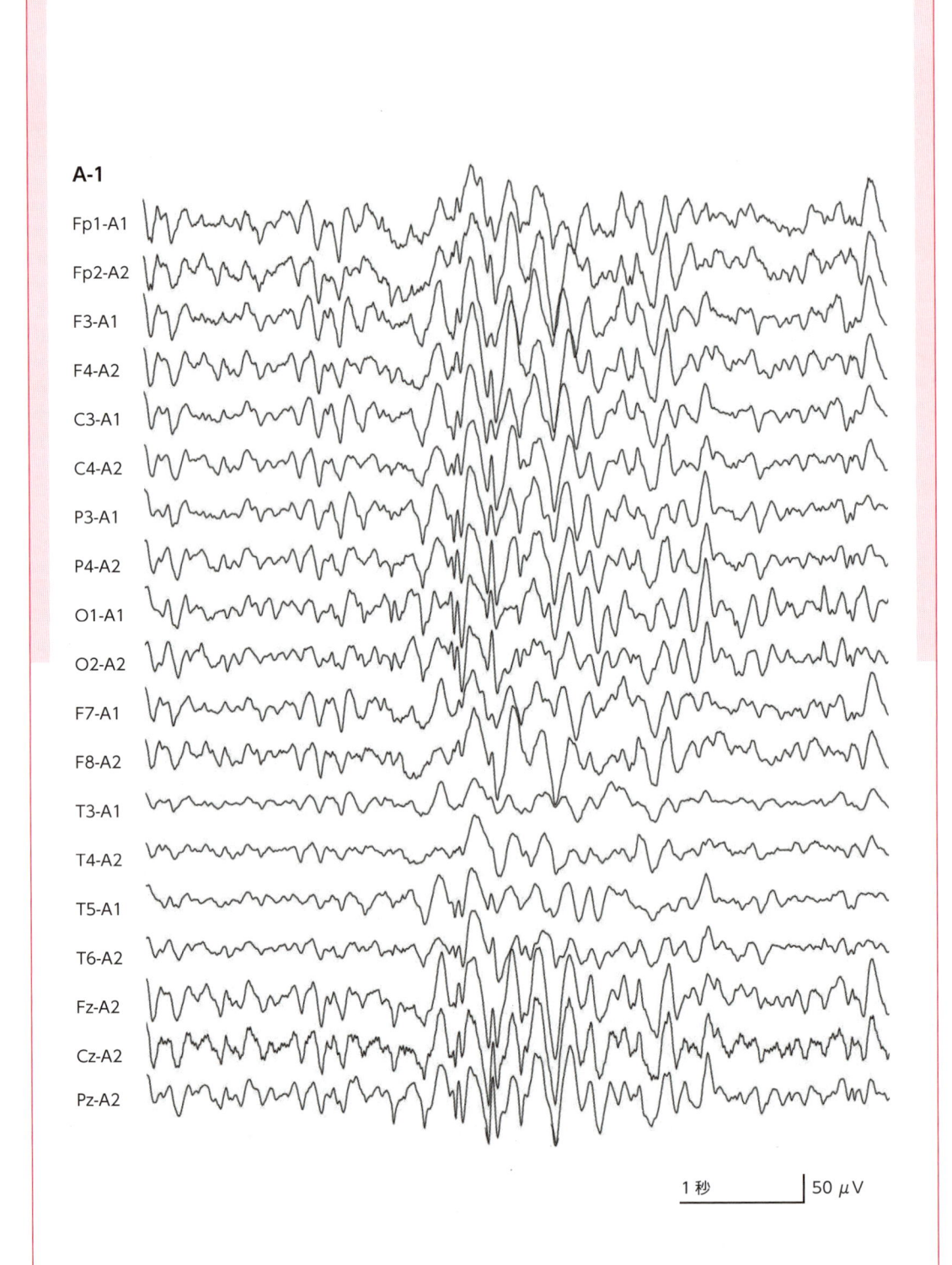

A-1

Fp1-A1
Fp2-A2
F3-A1
F4-A2
C3-A1
C4-A2
P3-A1
P4-A2
O1-A1
O2-A2
F7-A1
F8-A2
T3-A1
T4-A2
T5-A1
T6-A2
Fz-A2
Cz-A2
Pz-A2

1秒　　　　　50 μV

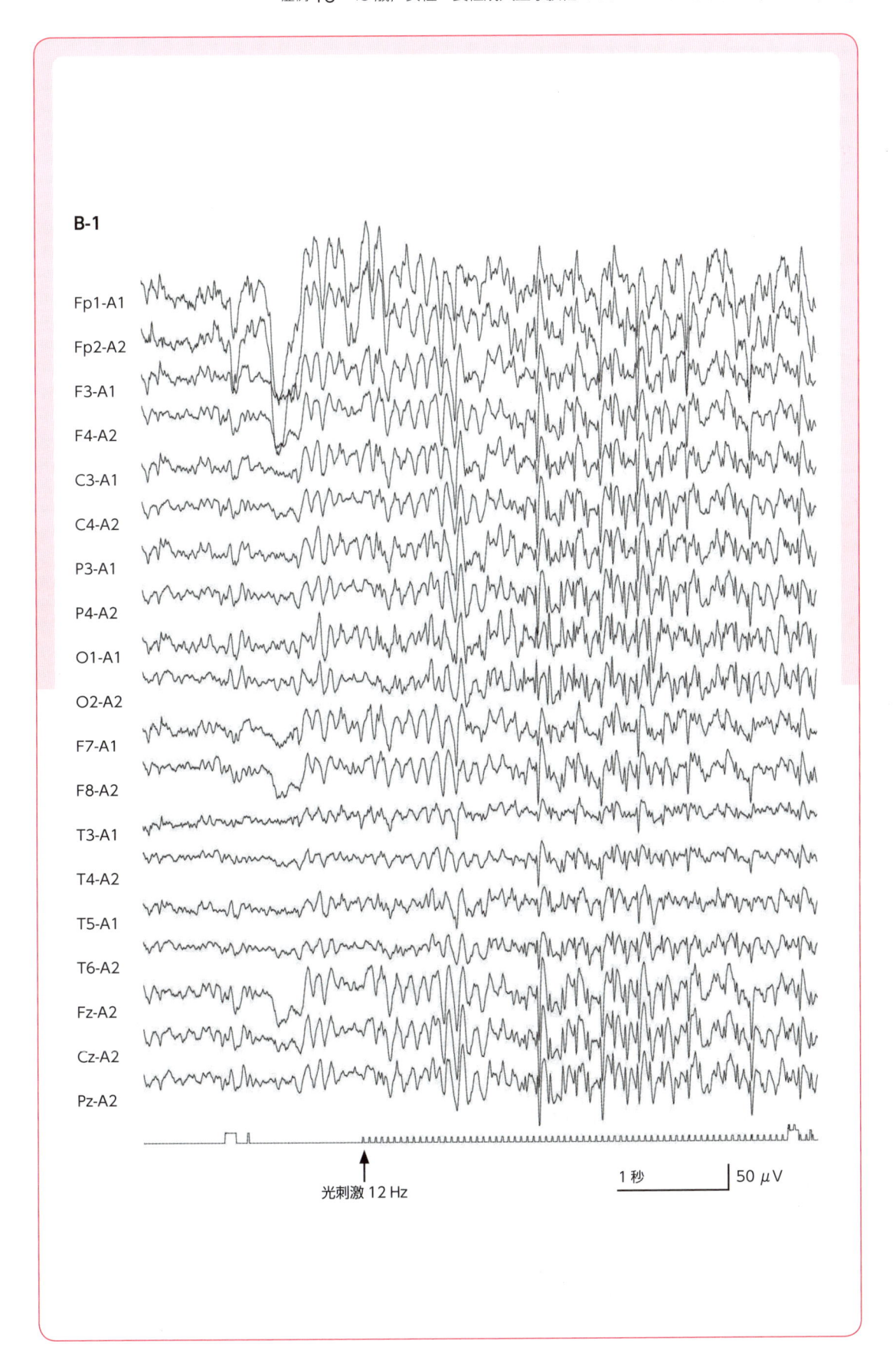

B-1

Fp1-A1
Fp2-A2
F3-A1
F4-A2
C3-A1
C4-A2
P3-A1
P4-A2
O1-A1
O2-A2
F7-A1
F8-A2
T3-A1
T4-A2
T5-A1
T6-A2
Fz-A2
Cz-A2
Pz-A2

光刺激 12 Hz

1秒 50 μV

C-1

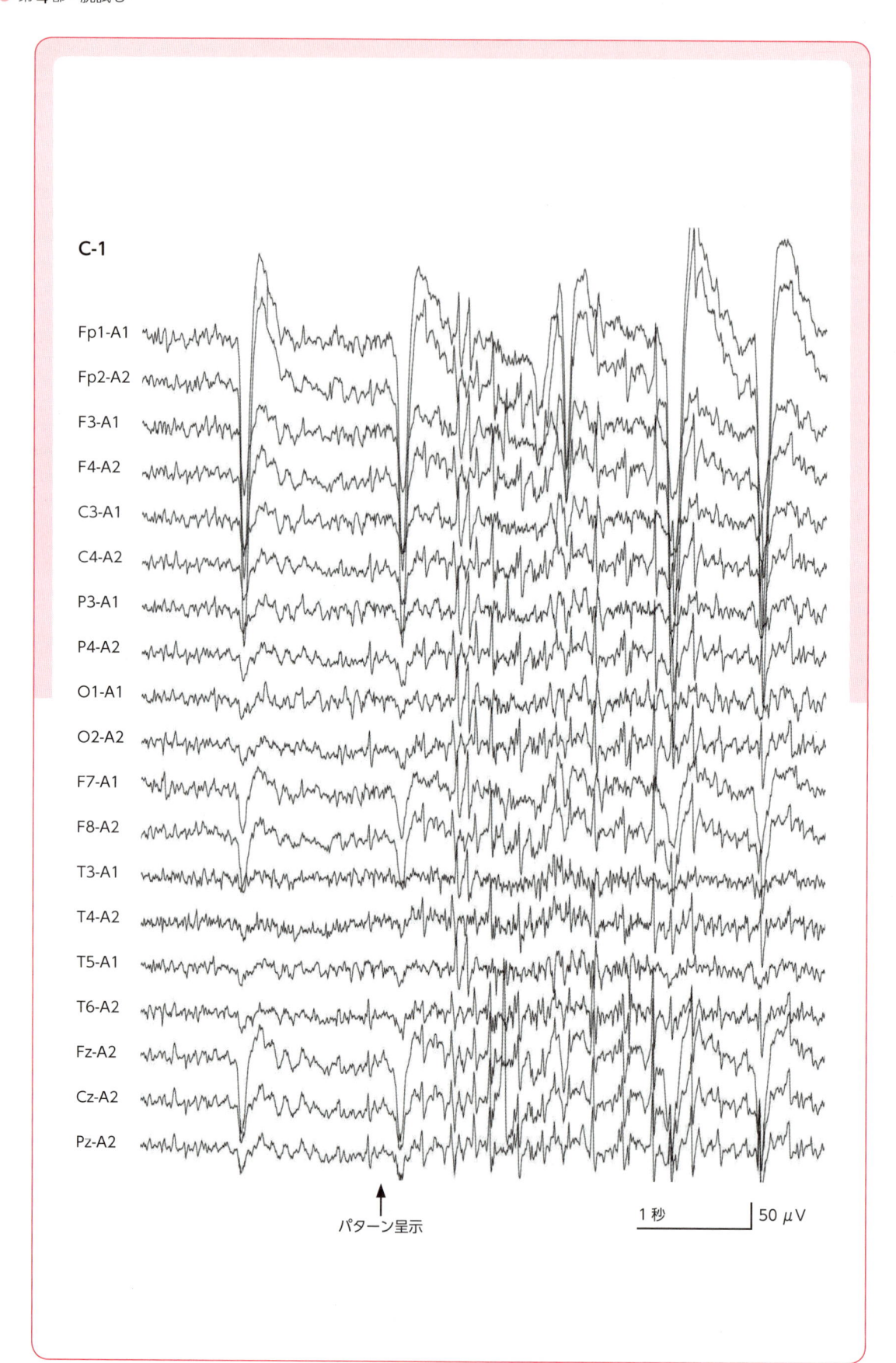

Fp1-A1
Fp2-A2
F3-A1
F4-A2
C3-A1
C4-A2
P3-A1
P4-A2
O1-A1
O2-A2
F7-A1
F8-A2
T3-A1
T4-A2
T5-A1
T6-A2
Fz-A2
Cz-A2
Pz-A2

パターン呈示

1秒 50μV

症例 **11**

59歳，女性
パーキンソン病

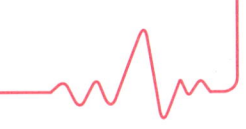

主訴	ゆっくりとしか動けない．左手に力が入りにくい．

主訴 ゆっくりとしか動けない．左手に力が入りにくい．

現病歴 57歳頃から，左上肢の動かしにくさ，歩きにくさが出現し，徐々に進行した．パーキンソン病が疑われ，外来で内服治療が開始したが，症状の改善が乏しく，精査目的で入院した．

現症 意識清明，頸部と四肢（左優位）に筋強剛あり．振戦などの不随意運動なし．自律神経症状なし．深部腱反射は正常で，病的反射もなし．

既往歴 乳癌，潰瘍性大腸炎，胆石症．

検査結果 頭部MRIでは，年齢相応のびまん性脳萎縮および大脳白質のT2延長域が散見されるのみ．SPECTでは，右視床，右線条体，両側前頭葉に血流低下を認めた．

経過 L-DOPA投与により，症状が改善したため，パーキンソン病と診断した．

Q14 次ページ以降の脳波所見をまとめなさい．過呼吸により誘発されました（↑は所見の開始を示す）．A-1，B-1はAからの連続記録で，紙送りスピードを1 cm/秒にしています．A-2はA-1の記録の紙送りスピードを2 cm/秒にしています． →解答は263ページ

MEMO

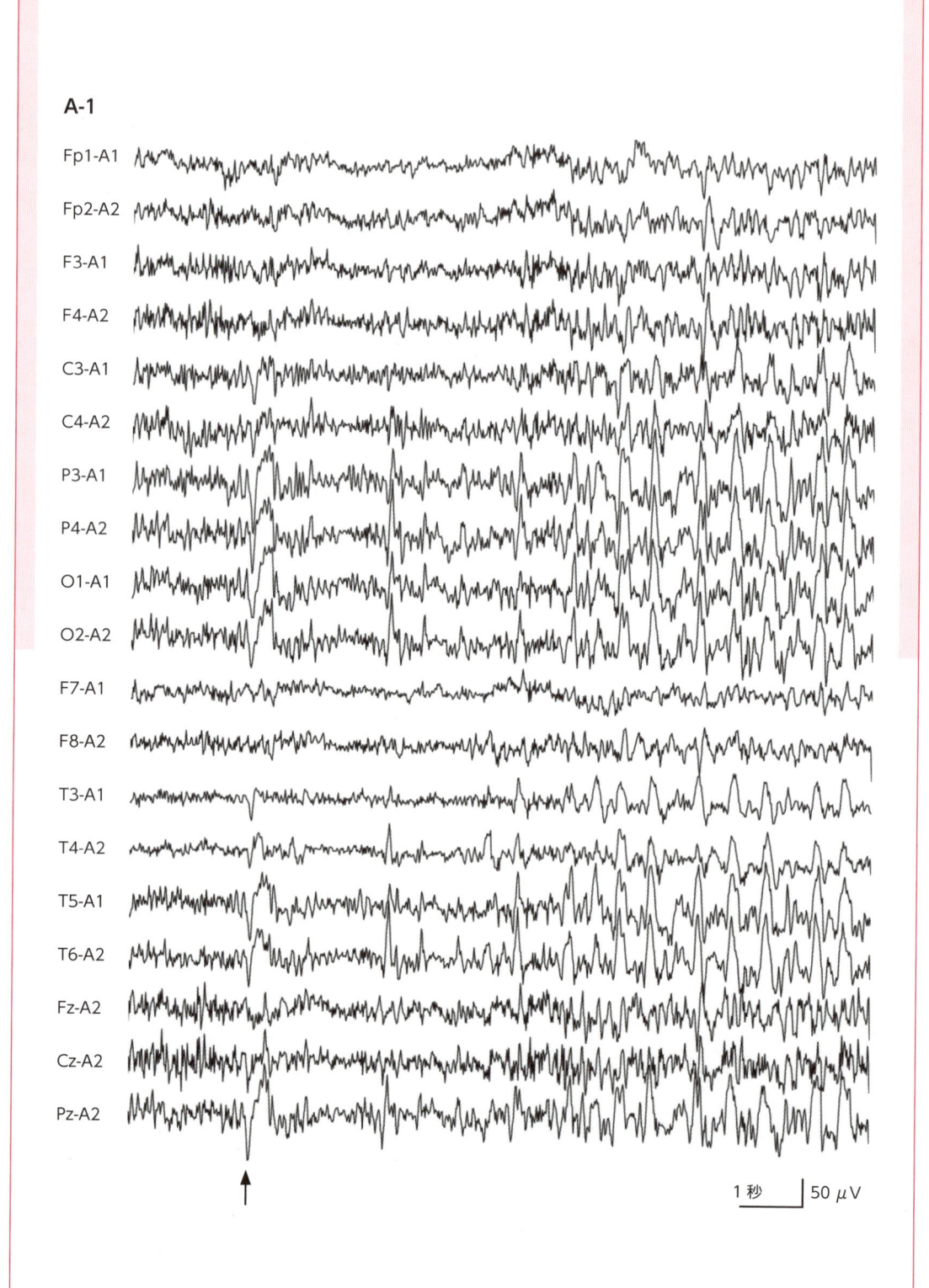

A-1

Fp1-A1

Fp2-A2

F3-A1

F4-A2

C3-A1

C4-A2

P3-A1

P4-A2

O1-A1

O2-A2

F7-A1

F8-A2

T3-A1

T4-A2

T5-A1

T6-A2

Fz-A2

Cz-A2

Pz-A2

1秒　　50 μV

B-1

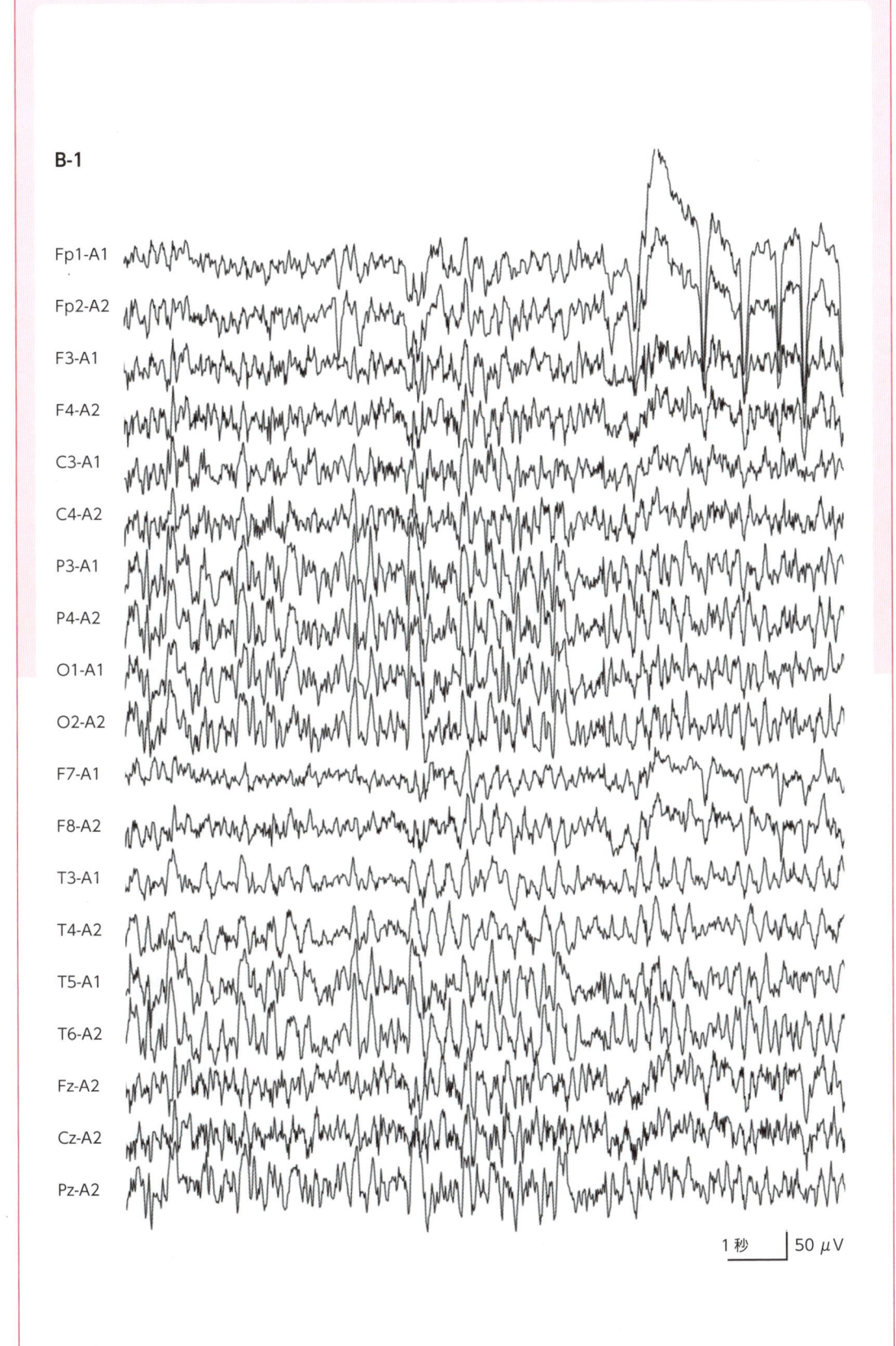

Fp1-A1

Fp2-A2

F3-A1

F4-A2

C3-A1

C4-A2

P3-A1

P4-A2

O1-A1

O2-A2

F7-A1

F8-A2

T3-A1

T4-A2

T5-A1

T6-A2

Fz-A2

Cz-A2

Pz-A2

1秒 50 μV

A-2

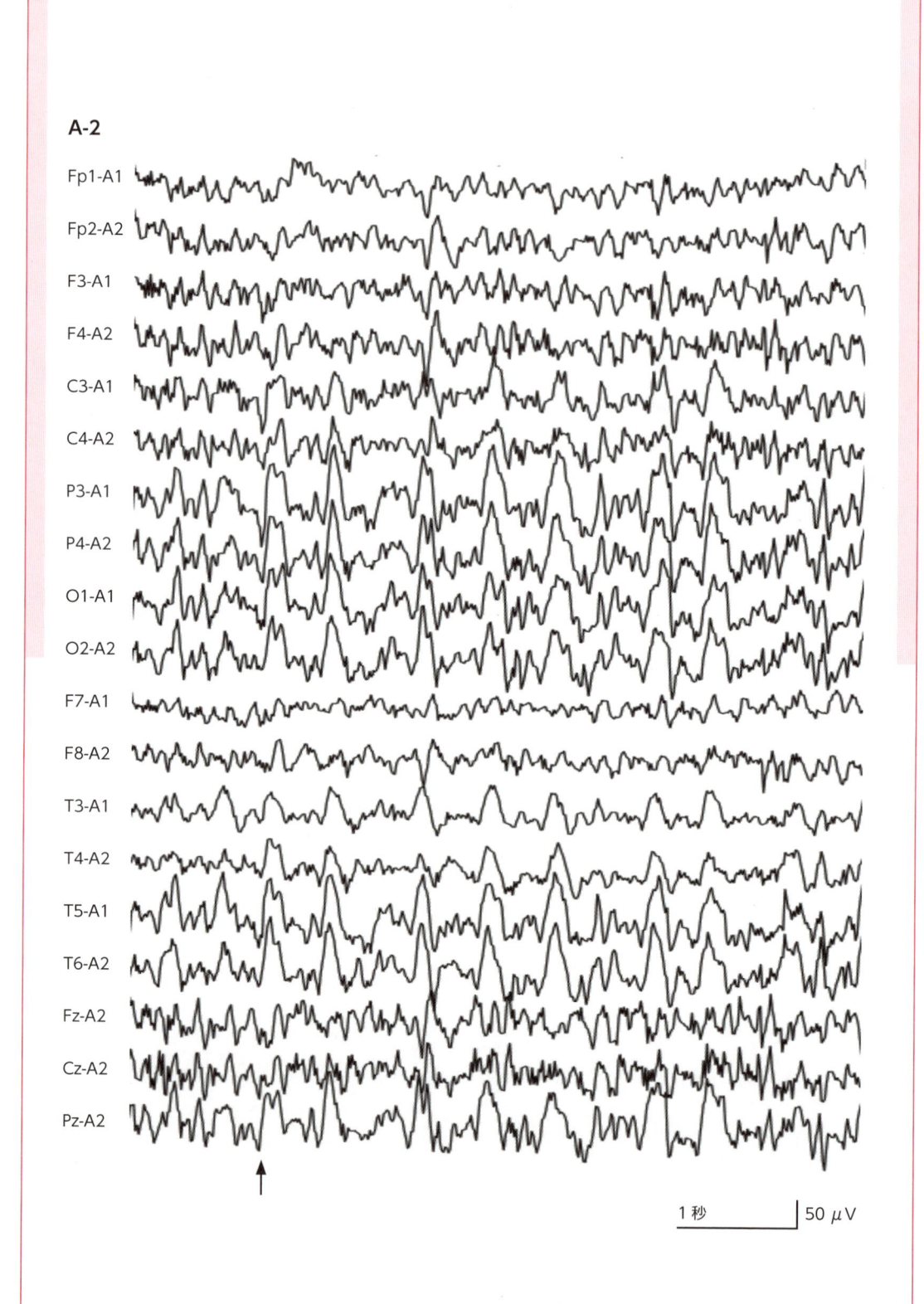

Fp1-A1

Fp2-A2

F3-A1

F4-A2

C3-A1

C4-A2

P3-A1

P4-A2

O1-A1

O2-A2

F7-A1

F8-A2

T3-A1

T4-A2

T5-A1

T6-A2

Fz-A2

Cz-A2

Pz-A2

1秒   50μV

症例12
61歳，男性
血管内悪性リンパ腫

主訴	けいれん重積
現病歴	47歳，脳梗塞にて右下同名1/4盲，脳梗塞繰り返す．48歳，脳生検にて 血管内悪性リンパ腫の診断．化学療法にて寛解．生検半年後，けいれん初発し，以後重積も含め発作が月に1回起こる．61歳，けいれん重積のため緊急入院．
現症	運動・感覚失語，肢節運動失行，保続，右同名半盲，構音障害．顔面を含む軽度右片麻痺，右半身感覚障害を認めた．
頭部MRI	左側頭・頭頂部を中心に多発性脳梗塞．
経過	ジアゼパム，ミダゾラム経静脈投与にて重積消失．カルバマゼピン 1,000 mg 3×（12.4 μg/mL），フェニトイン 200 mg 2×（9.9 μg/mL）をフェニトイン単剤 300 mg，フェノバルビタール 20 mg に変更して退院した．

Q15 次ページ以降の基準電極導出，縦と横の双極導出を参考にして，脳波所見をまとめなさい．なお，A-1，A-2，A-3は同時刻の記録です． →解答は 264 ページ

MEMO

A-1

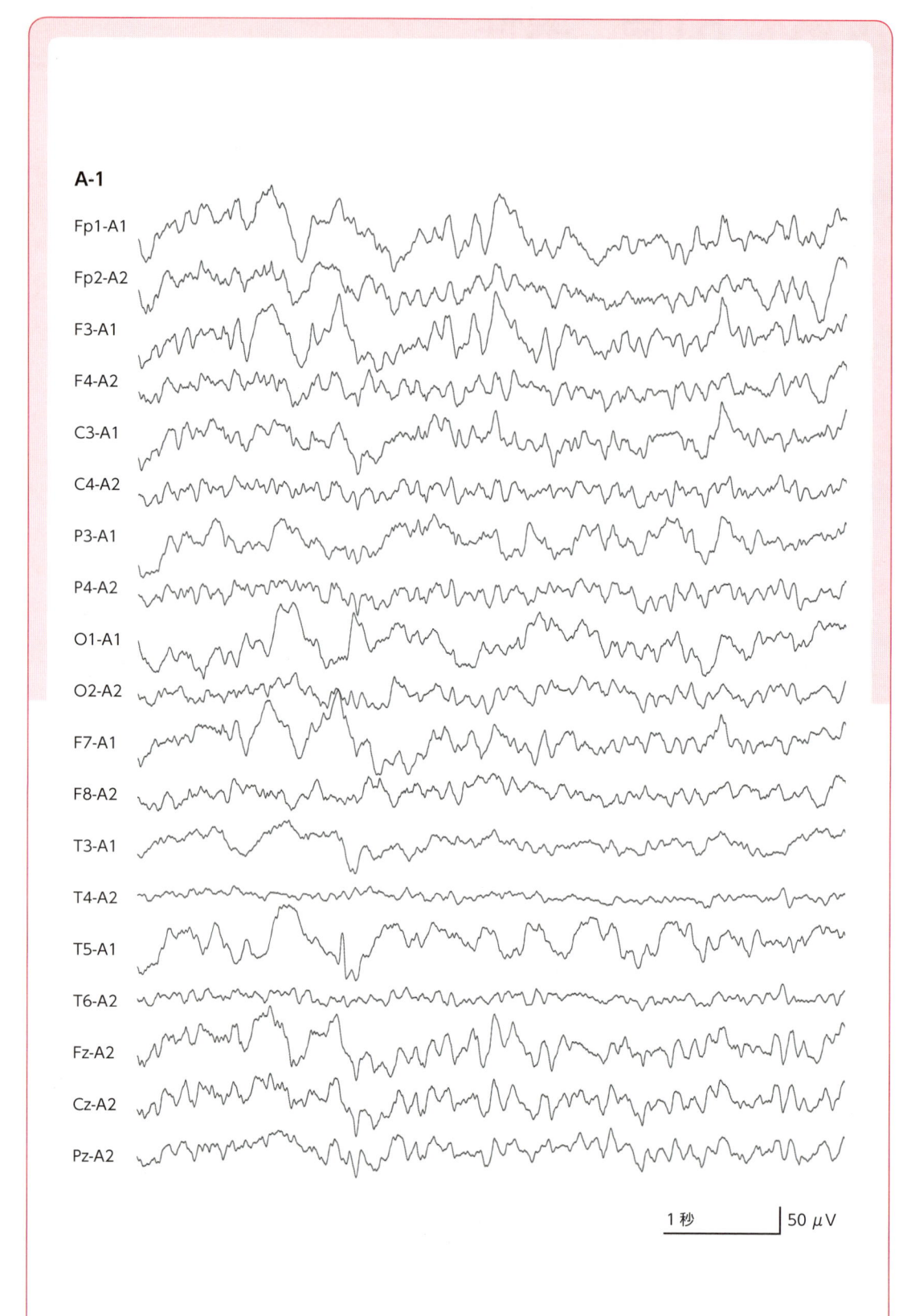

Fp1-A1

Fp2-A2

F3-A1

F4-A2

C3-A1

C4-A2

P3-A1

P4-A2

O1-A1

O2-A2

F7-A1

F8-A2

T3-A1

T4-A2

T5-A1

T6-A2

Fz-A2

Cz-A2

Pz-A2

1秒　　　　| 50 μV

A-2

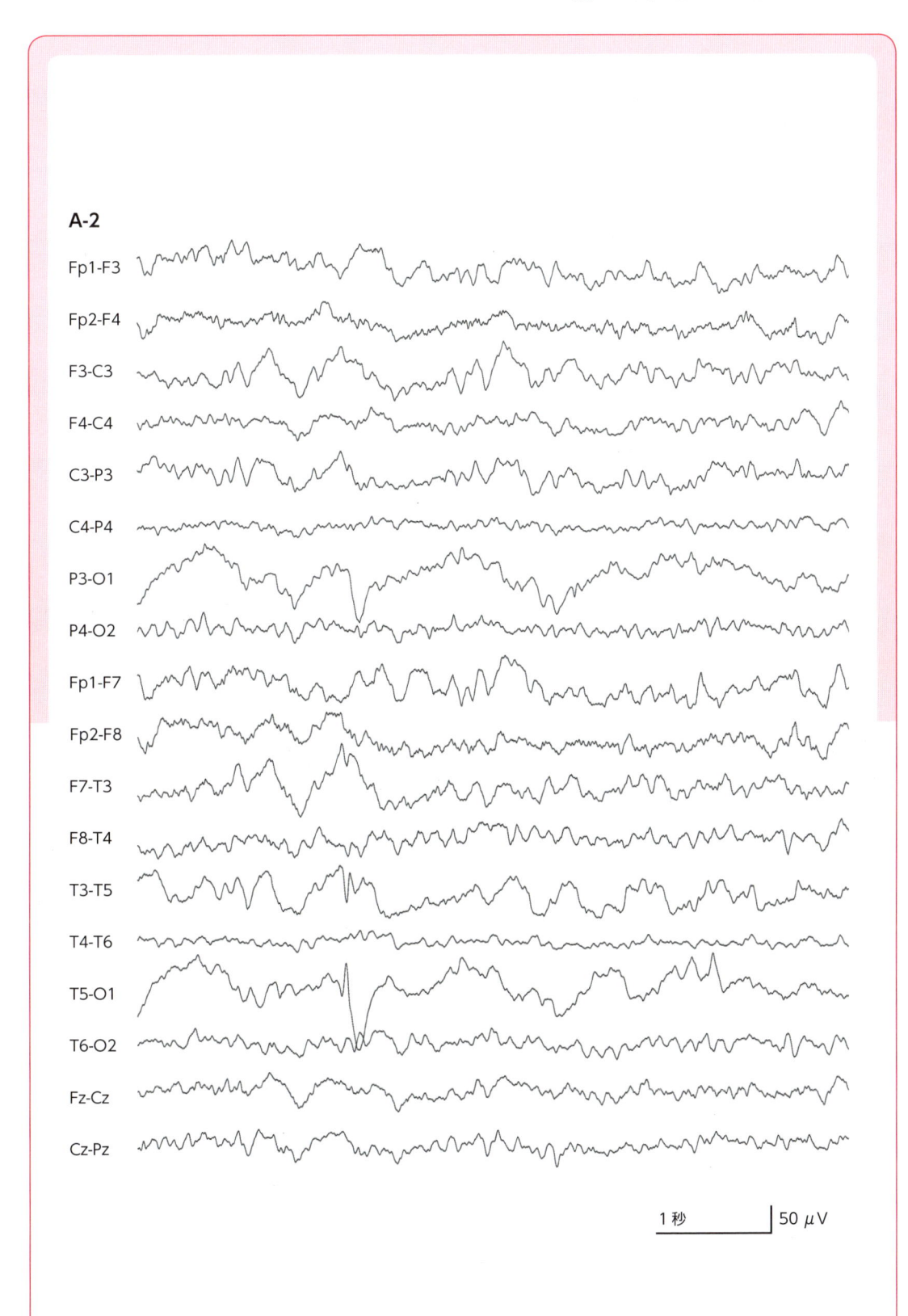

Fp1-F3

Fp2-F4

F3-C3

F4-C4

C3-P3

C4-P4

P3-O1

P4-O2

Fp1-F7

Fp2-F8

F7-T3

F8-T4

T3-T5

T4-T6

T5-O1

T6-O2

Fz-Cz

Cz-Pz

1 秒　　　　　　50 μV

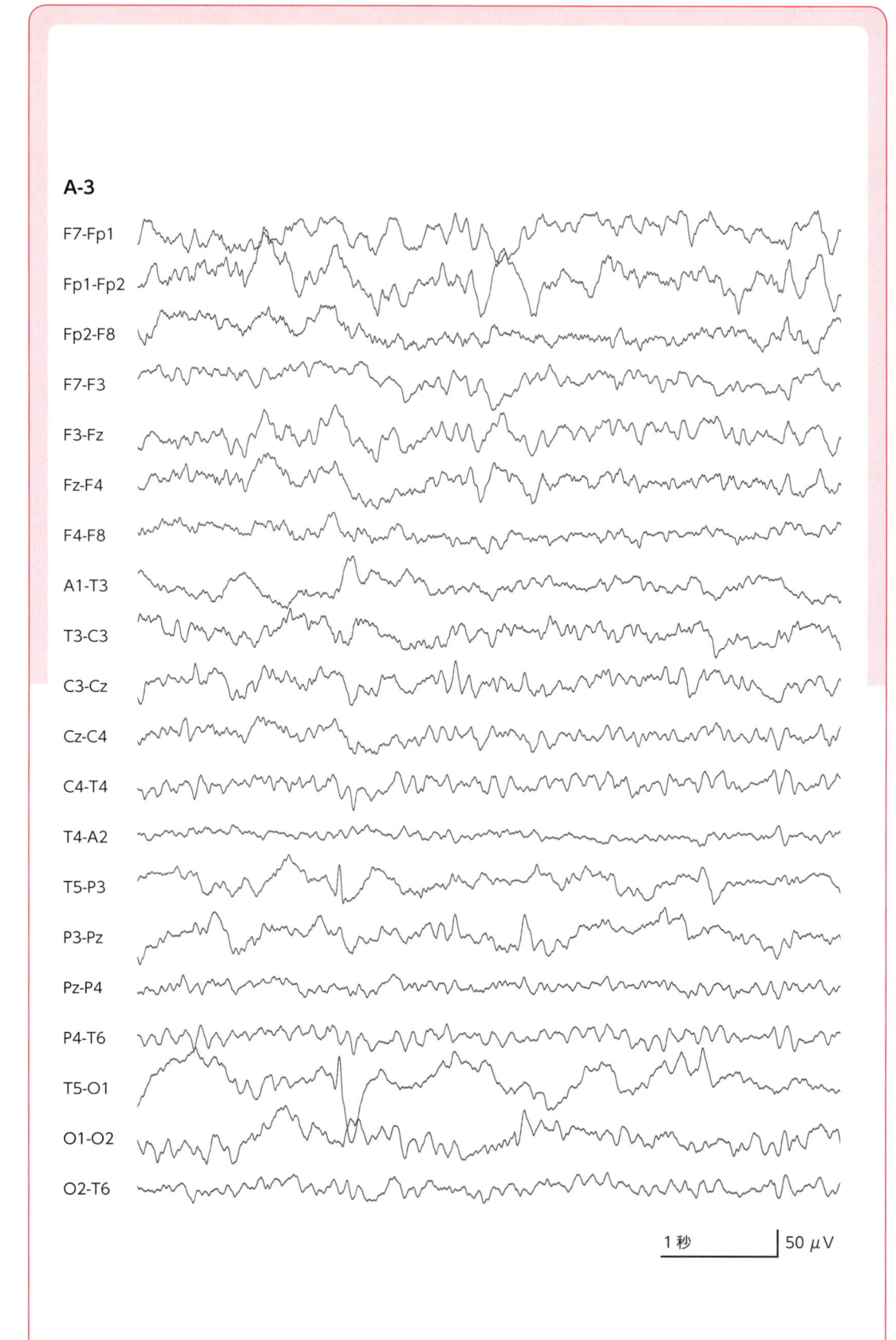

A-3

F7-Fp1

Fp1-Fp2

Fp2-F8

F7-F3

F3-Fz

Fz-F4

F4-F8

A1-T3

T3-C3

C3-Cz

Cz-C4

C4-T4

T4-A2

T5-P3

P3-Pz

Pz-P4

P4-T6

T5-O1

O1-O2

O2-T6

1秒　　　　　50 μV

B-1

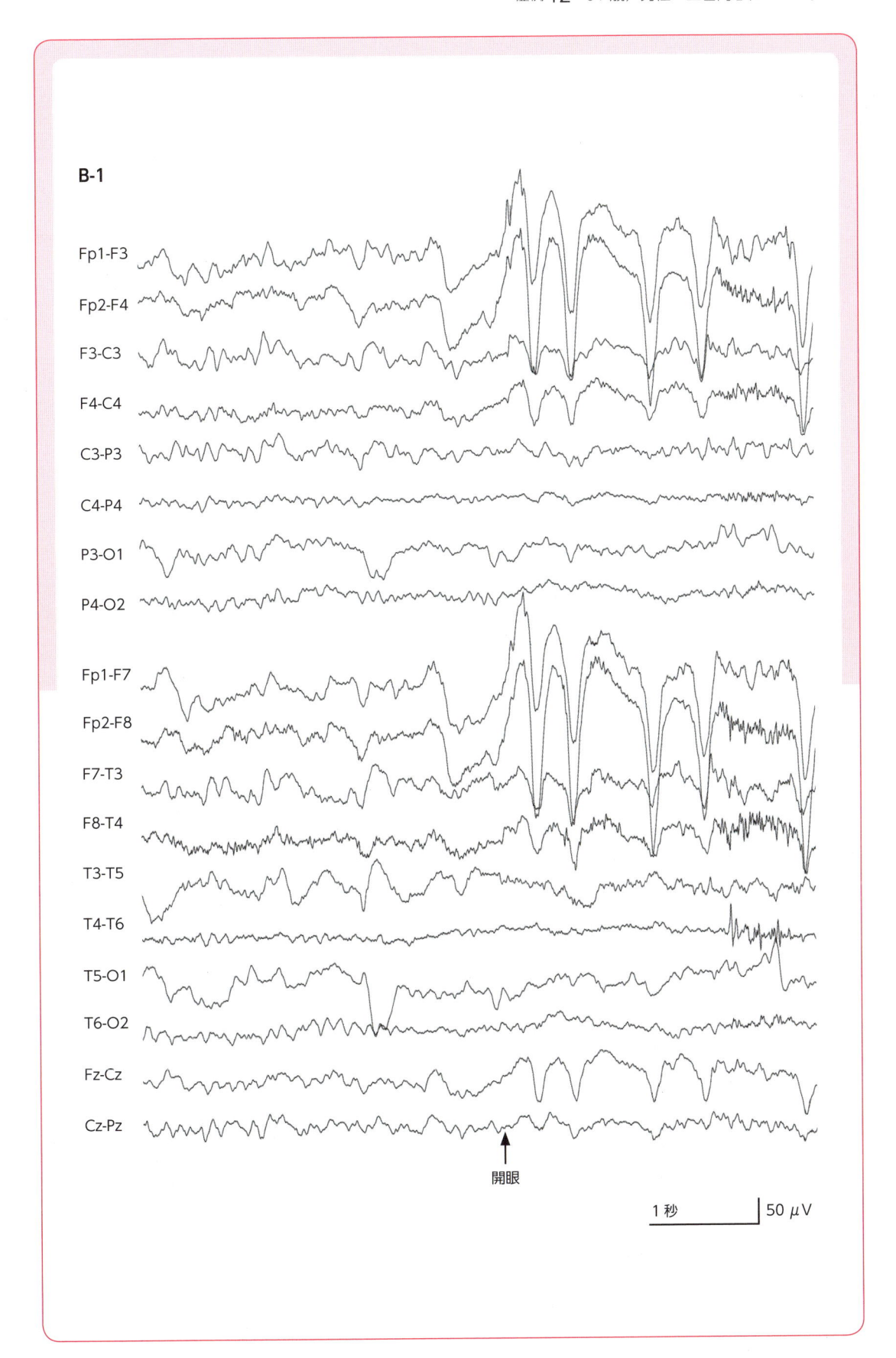

開眼

1秒　　50 μV

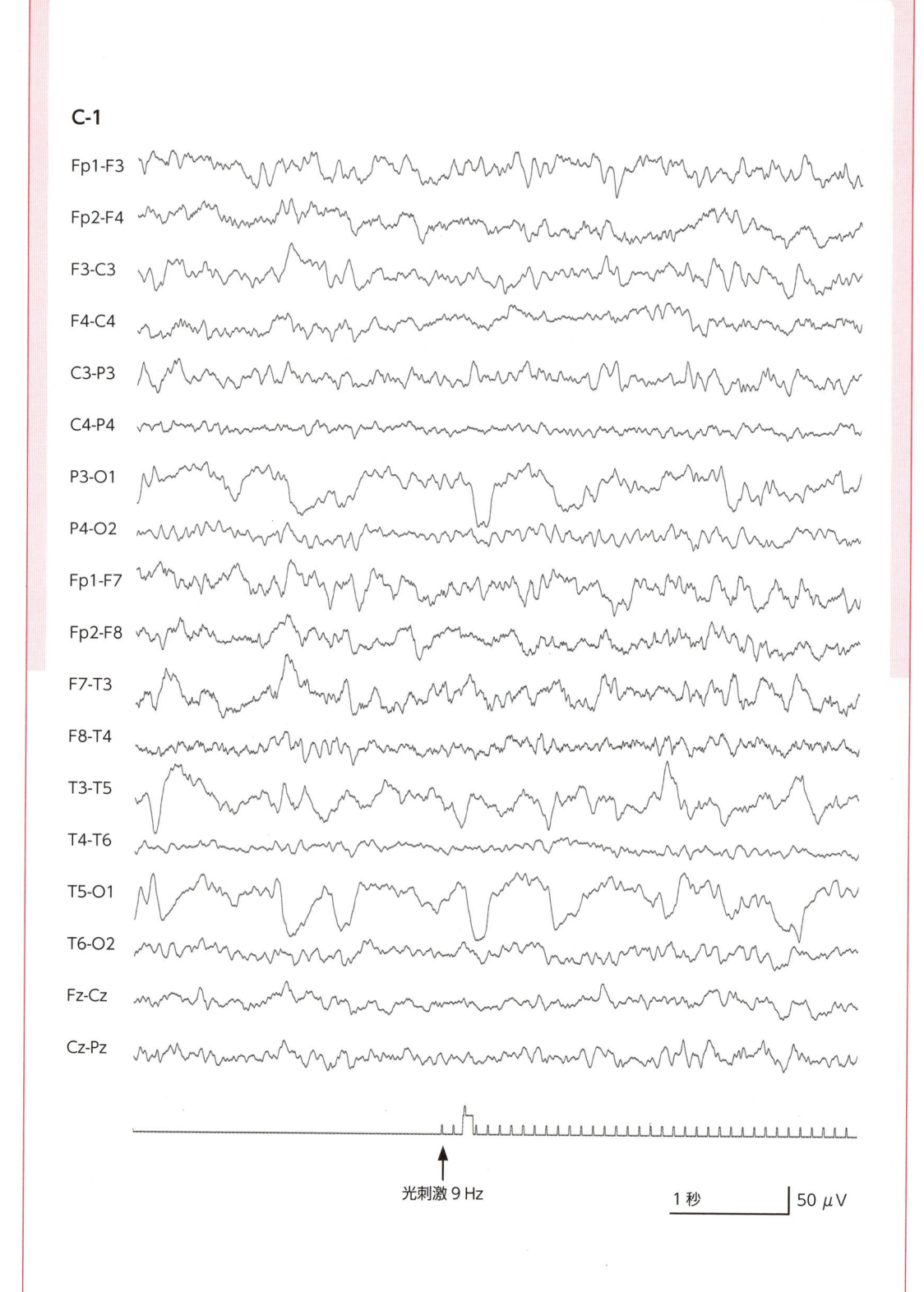

C-1

Fp1-F3

Fp2-F4

F3-C3

F4-C4

C3-P3

C4-P4

P3-O1

P4-O2

Fp1-F7

Fp2-F8

F7-T3

F8-T4

T3-T5

T4-T6

T5-O1

T6-O2

Fz-Cz

Cz-Pz

光刺激 9 Hz

1秒 50 μV

解 答

脳波の局在と極性決定

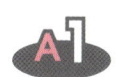 正解は C です.

解説

脳波は差動増幅で記録されます. そのため, G1 が G2 に対してより陰性か, あるいは G2 が G1 に対してより陽性での場合でも, 上向きの振れ（陰性）となります（総論第 1 章〈p.2〉参照）.

A2 A では Fp1, B では F3 と C3, C では O1 が陰性最大電位となります.

解説

A では, 位相逆転がなく "end of chain phenomenon" により, Fp1 が最大です. B では位相逆転（Fp1-F3 と C3-P3）があり, F3 と C3 が等電位なので, F3, C3 が最大です. C では, "end of chain phenomenon" により O1 に陰性電位があることがわかります.

 アーチファクトの判別とその対策

A3 A-1, A-2 では C3, T3 の電極ポップがあります. B-1 では右耳朶の電極が不安定で, 心電図とは異なる波が記録されています（心電図なら陽性〈下向き〉に振れます）. 初心者の場合, 半球性の徐波, 鋭波と見間違えるかもしれません. 電場の電位勾配がなく, 一つの電極で説明できますので電極のアーチファクトです. B-2 の双極導出にすると, これらの鋭波・徐波はなくなり, 両側前頭部にある徐波がみえてきます. B-2 では, C4 電極に交流が混入しています（総論第 2 章〈p.9〉参照）.

対策

電極ポップ, 電極の不安定, 交流雑音の混入を防ぐには, 電極をきちんと装着し, その電極接触抵抗を 10 k Ω以下に下げることが大事です.

A4 **症例1の脳波所見：**☆と★で共通する所見は，耳朶の活性化です（**A-1**）．そのため，☆の基準電極導出では，陽性鋭波が全誘導で出現しています．つまり，両耳朶に側頭部の陰性鋭波が強く波及しています．★では右半球にもみられますが，左半球優位に陽性鋭波が出現しています．縦の双極導出では，電位差が小さいため，電位分布が分かりません（**A-2**）．しかし，横の双極導出を見れば，A1-T3が陰性で，T4-A2が陽性であることから，耳朶がT3，T4より陰性だと理解できます（**A-3**）．☆では，T1-A1，T2-A2が陽性ですので，陰性の度合いは耳朶が前側頭部電極より高いことがわかります．その差は約25μVくらいです．この時の脳電位マップは図4-1-2となります（総論図1-1-7〈p.8〉を参照）．★では，T1=A1となり，T1最大で，次いでF7，T3となっています．右にはほとんど出現していません．てんかん波形の拡がりが，時間帯によって，変動することを反映しています．中等度異常脳波で，てんかん原性（両側側頭葉起始）が示唆されます．

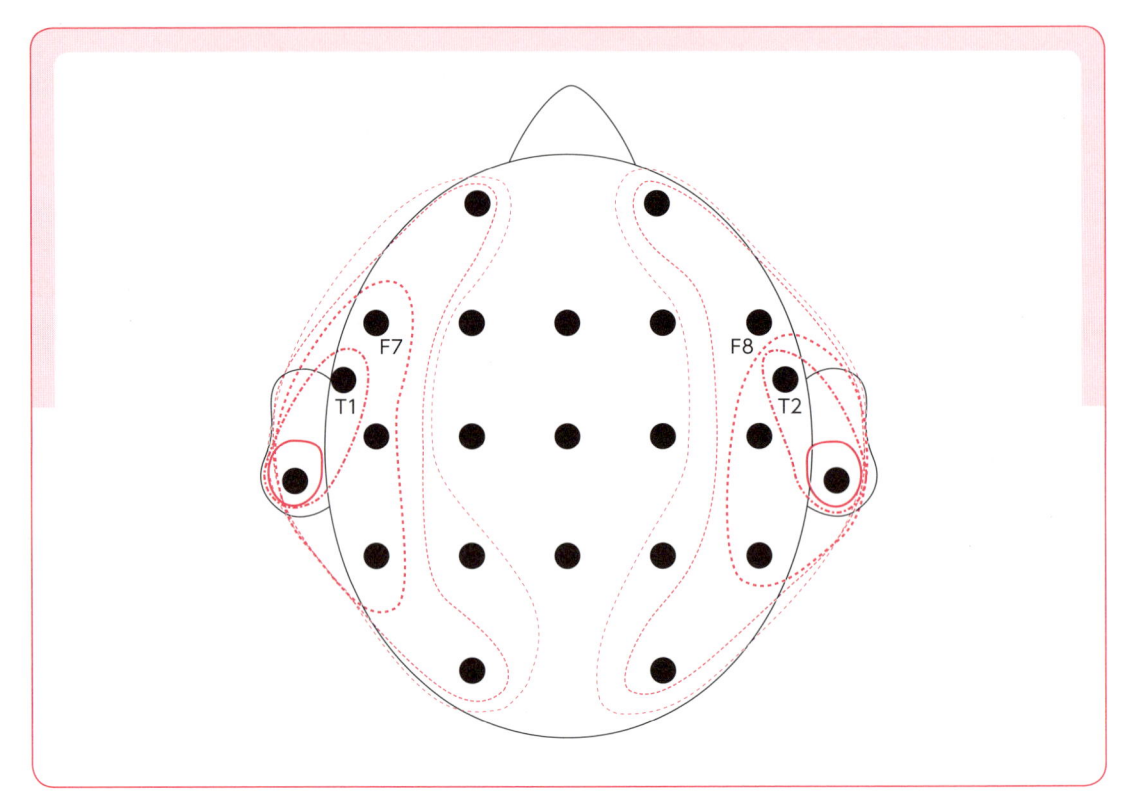

図 4-1-2　☆での脳電位マップ

両耳朶に陰性鋭波が最大で，次いで，T1，T2となっている．

A5 **症例2の脳波所見：**最初の耳朶基準の脳波では中等から高振幅の8Hz程度のα波が後頭部優位律動で，左右差はありません．開眼に対して，この優位律動は全く反応しません（A-1）．縦の双極導出で，優位律動の分布をみると，びまん性αを呈しています（B-1）．光刺激をすると，優位律動は抑制されず，光駆動もありません（C-1）．D-1では，FIRDAが出現しています．以上の所見は，中等度異常脳波で，皮質を含むびまん性脳障害を示唆します．アルツハイマー病の脳波では，こういう所見がよくみられます．優位律動の徐波化やFIRDAは，すぐに異常所見としてわかります．しかしながら，開眼や光刺激に対する反応性低下は，漫然と脳波を見ていると，見落とすことがよくあります．このような反応性低下は，認知症ではまれな所見ではありませんので，注意してください．

解説：アルツハイマー病（AD）の脳波

　初期からα波の異常が出現し，背景活動の徐波化が目立ちます．経過も大事で，症状が進行すると異常の程度が強くなります．背景活動の徐波化は，AD診断を支持しますが，正常脳波であってもADは否定できません．認知機能低下に加えて精神症状のある60歳の患者で脳波が中等度異常なら，ADは否定的で，他の疾患を考慮しなければなりません．

● 参考文献
1)　飛松省三：脳波に慣れる！デジタル脳波入門 脳波超速ラーニング．南山堂，2018．

A6 **症例3の脳波所見：**後頭部優位律動は中等振幅の9～10Hzのα波で，左右差はない（A-1）．開眼に対して反応する（B-1）．非突発性異常としては，右前頭部に高振幅な不規則δ活動が持続的に出現する（A-1）．この徐波は，開眼で抑制されない（B-1）．光刺激では，後頭部に光駆動反応を認めるが，右前頭部の徐波は抑制されない（C-1）．また，突発性異常として，ときに右前頭部に中等振幅の棘波が出現する（B-1，D-1）．中等度異常脳波で，右前頭部に強い機能異常があり，てんかん原性もある．後頭部優位律動は，比較的保たれているのが，この脳波の特徴である．

解説：抗MOG抗体陽性脳炎

文献に学ぶ

Hamid SHM, et al: Seizures and encephalitis in myelin oligodendrocyte glycoprotein IgG disease vs aquaporin 4 IgG disease. JAMA Neurol 75: 65-71, 2018.

要旨

重要性：抗myelin oligodendrocyte glycoprotein IgG（MOG-IgG）抗体は，多発性硬化症とは関連しない脱髄疾患，中でも視神経脊髄炎（NMO）の表現型として認知されつつある．ヨーロッパ系白人では皮質病変，脳症，けいれんは抗aquaporin 4（AQP4-IgG）抗体陽性のNMOではまれである．しかしながら，著者らは幾人かの抗MOG抗体陽性例でけいれんをきたした症例に遭遇した．

目的：けいれんや脳炎様の症状，あるいは両者の頻度をAQP4-IgG–陽性とMOG-IgG–陽性患者で比較した．

研究デザインと参加者：後ろ向き研究で，2013年1月から2016年12月までの抗MOG-IgG陽性例

（n=34）と AQP4-IgG 陽性例（n=100）を対象とし，2017 年 1 月 4 日で解析を終了した．患者は，英国・リバプールの 3 次神経病院（The Walton Centre NHS Foundation Trust）で診察を受けた．

<u>主要なアウトカム</u>：抗 MOG-IgG 陽性例と AQP4-IgG 陽性例でのけいれん頻度の差を決定した．

<u>結果</u>：抗 MOG-IgG 陽性 34 例（20 名は女性）の年齢は 30.5 歳（中央値）（15〜69 歳）で，100 例の AQP4-IgG– 陽性例（86 名は女性）の年齢は 54 歳（中央値）（12〜91 歳）であった．ほとんどの患者は白人であった．抗 MOG-IgG 陽性 5 例（14.7%）でけいれんがあったが，AQP4-IgG 陽性例では 1 例のみであった（P<0.008, Fisher 検定）．MRI では，5 例の抗 MOG-IgG 陽性例には炎症性の皮質病変があり，うち 3 例では，主症状としてけいれんを認めた．4/5 例では脳症とけいれんを認めた．5 例全例で，再発した．うち 4 例は，免疫抑制剤治療を受け，3 例はその治療を継続していた．また，3 例は抗てんかん薬の服用を継続していた．対照的に，NMO 発症数年前に複雑部分発作と診断された唯一の NMO 例では，脳炎症状はなかった．この患者の MRI では皮質，皮質下，大脳基底核に病変はなかった．

<u>結語</u>：抗 MOG-IgG 陽性患者は AQP4-IgG– 陽性患者に比べて，けいれんや脳炎様症状の頻度が明らかに多かった．

 **症例 4 の脳波所見**：両側前頭部優位に律動性 θ が出現している．文献検索により，スマートフォンをいじることによって発生する texting rhythm と診断した．

文献に学ぶ①

Tatum WO, DiCiaccio B, Kipta JA, et al: The texting rhythm: A novel EEG waveform using smartphones. J. Clin Neurophysiol 33:359-366, 2016.

要旨

　texting rhythm（TR）は，5〜6 Hz の前頭中心部優位の全般性 θ 活動で，これは，スマートフォンを手で操作している時に時間的に同期して起こる．再現性も高く，刺激と関連している．基盤にある正常な脳活動の変化を示す神経生理学的な根拠がある．注意と情動神経活動に関わる脳内ネットワークの役割は不明であるが，TR の特異性を考えると，意志疎通の神経科学に関する我々の知識を深める所見である．脳波で，TR は異常なてんかん発作律動と間違えないことが必要である．

脳波所見（図 4-2）

律動性 θ がスマートフォン操作中に出現します．

文献に学ぶ②

Tatum WO, DiCiaccio B, Yelvington KH: Cortical processing during smartphone text messaging. Epilepsy Behav 59: 117-121, 2016.

要旨

　スマートフォン操作中の脳波 TR の特徴に関して報告する．16ヵ月で 129 例のビデオモニタリングを行った患者の前向き研究を行った．129 例（93 名が女性，平均年齢 36 歳，18〜71 歳）のうち，53 例はてんかん発作（ES），74 例は非てんかん発作（NES），2 例は両方の診断であった．スマートフ

ォン操作中に出現した TR をスマートフォンによる受動的 / 強制的通話，母指 / 指運動，認知検査 / 計算，眼のスキャン操作，そして発語 / 言語課題時の脳波と比較した．再現性のある TR は，27 例（20.9%）で記録された（P<0.0001）．ES の 28%，NES の 16% に TR が記録されたが，有意差はなかった．TR は種々の課題やスマートフォンによる通話では見られなかった（P<0.0001）．年齢，性，てんかん発作型，MRI，焦点性てんかんの側方性とは関連がなかった．著者らの結果は，脳波の TR は新規のテクノロジーによる脳内ネットワークの特異的な神経生理的変化であることを示唆する．

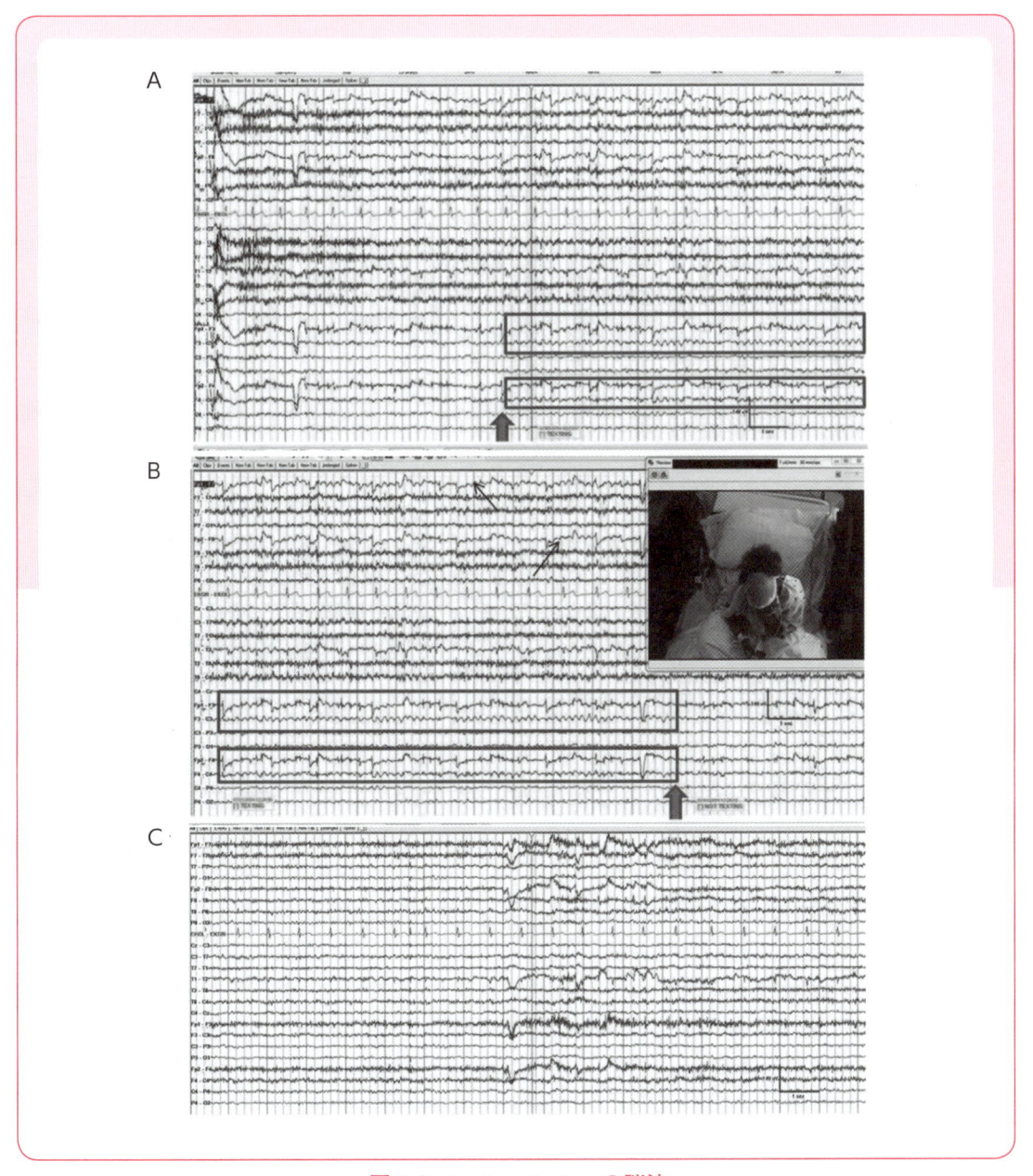

図 4-2　texting rhythm の脳波

右手でスマートフォン操作時の脳波連続記録．四角内は前頭中心部優位の 5-6 Hz の単律動性 θ（TR）を示す（TR の開始〈太矢印，A〉と終了〈太矢印，B〉）．閉眼状態から開眼して会話した際の脳波（C）は，A の TR 開始前の背景活動と同じである．

（Tatum WO, DiCiaccio B, Yelvington KH. Cortical processing during smartphone text messaging. Epilepsy Behav, 59: 117-121, 2016. より）

A8 **症例 5 の脳波所見：** α 波はほとんどみられず，6〜7 Hz の θ 波が主体で，背景活動の著明な徐波化を認める（**A-1**）．開眼させても徐波は反応しない（**B-1**）．間欠的に FIRDA も出現している（**C-1**）．光刺激に対して徐波は反応しない（**D-1**）．中等度異常脳波で，これらの所見は非特異的で，中毒性・代謝性脳症でよくみられるパターンである．カルバマゼピンの血中濃度が元のレベルに戻った時の脳波では，まだ背景活動の徐波化は残存しているが，中等振幅の 8〜9 Hz の α 波が出現し，開眼で抑制され（図 4-3），機能回復を認めた．

文献に学ぶ

Schmidt S, Schmitz-Buhl M: Signs and symptoms of carbamazepine overdose. J Neurol 242: 169-173, 1995.

要旨

CBZ は多様な神経・精神疾患の治療によく使われている．CBZ 治療の副作用は広く研究されている．しかし，CBZ 過剰投与の症状と予後に関しては，あまり知られていないので，予後に関する要因を調べた．427 症例を後方視的に調べ，年齢，性，CBZ 総量，CBZ 血漿濃度，症状の頻度，予後との関連を調べた．回復した患者の中では，昏睡，昏迷，小脳症状，けいれん発作が CBZ 中毒の最もよくみられた症状であった．致死的な症例では，昏睡状態，けいれん発作，呼吸抑制，呼吸停止が多かった．41/307（13%）では中毒は致死的であった．けいれんの発生と 24 g 以上の総量は予後不良であった．15 歳以下では，予後が比較的良好であった．

A9 **症例 6 の脳波所見：** α 波はなく，高振幅の全般性周期放電がどの時間帯でも記録されている（**A〜D**）．一部，三相波も認める（**C, D**）．強制開眼，音刺激，痛み刺激（**B〜D**）にも全く反応せず，高度異常脳波である．

解説

代謝性脳症の重症例です．第 2 部 Pitfall 症例の 20 章の解説（p.128）や第 3 部 脳波トリビア「21. 脳波による意識障害の重症度評価」（p.161）と「40. 周期性脳波パターンの特徴と病因」（p.181）も参考にしてください．

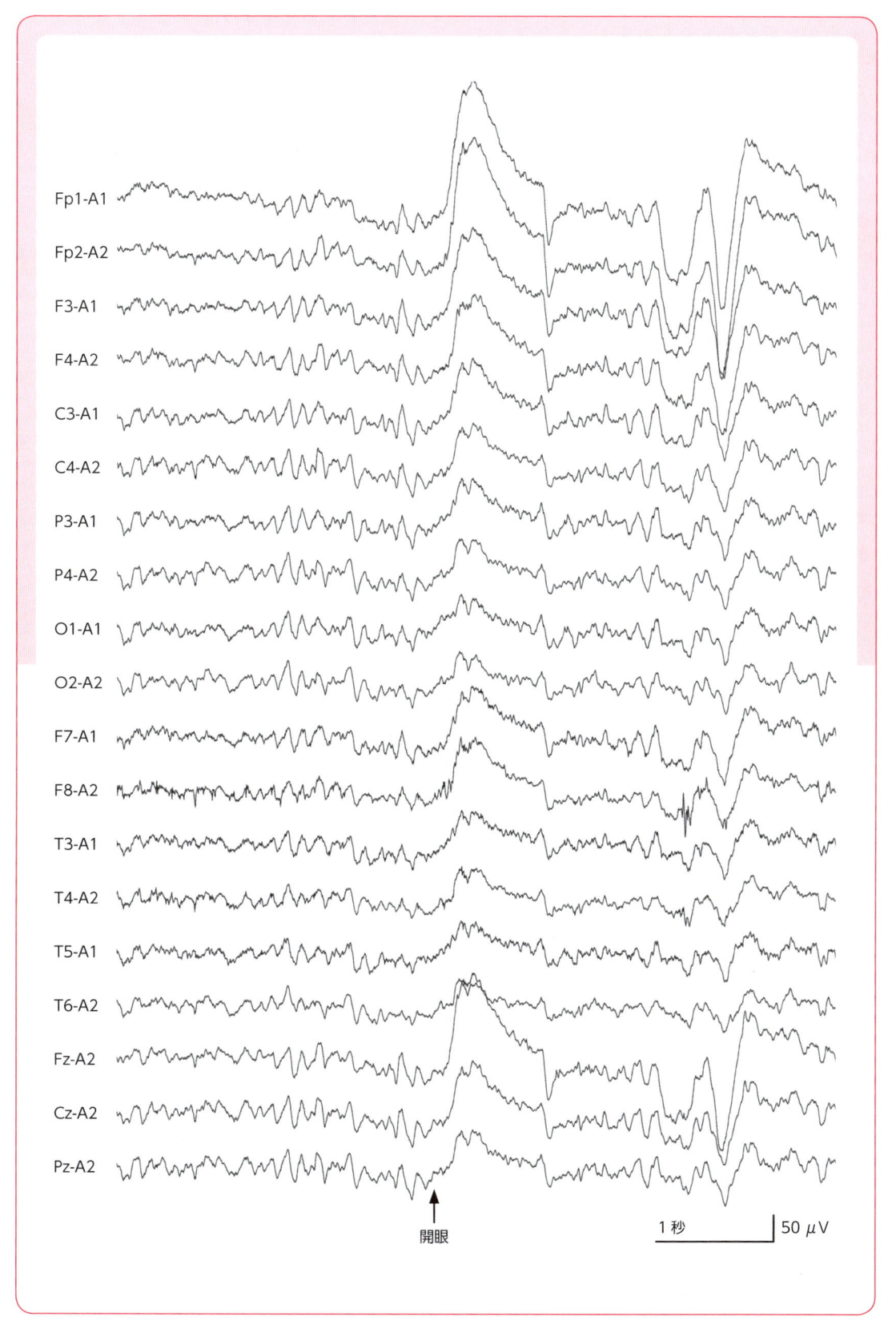

図4-3　血中濃度が正常化した時の脳波

優位律動の周波数が速くなり，開眼に対して抑制される．

A10　**症例7の脳波所見：**中等振幅の8Hz程度のα波が後頭部優位律動で，著明な左右差はない（**A-1**）．しかし，その組織化は不良である．優位律動の分布をみると，びまん性αを呈している（**A-1**）．開眼に対して，この優位律動は全く反応しない（**A-1**）．光刺激をしても，優位律動は抑制されず，光駆動もない（**B-1**）．左右の側頭部に不規則徐波の混入がある（**C-1**）．中等度異常脳波で，皮質を含むびまん性脳障害を示唆する．レビー小体型認知症（DLB）の脳波では，こういう所見がよくみられる．ADの項で述べたように，優位律動の徐波化は，直ぐに異常所見として分かるが，開眼や光刺激に対する反応性低下は，漫然と脳波を見ていると，見逃すことがよくある．繰り返しになるが，このような反応性低下は，認知症ではまれな所見ではない．

解説：レビー小体型認知症（DLB）の脳波

　臨床的には動揺性の認知機能，リアルな幻視，パーキンソニズムを特徴とします．DLBではADよりも異常の程度が強いことが指摘されています[1]．α波の消失，FIRDA，側頭部での一過性徐波（θ，δ波）が目立ちます．2017年のDLBの診断基準には支持的バイオマーカーとして「脳波で後頭部の徐波化」が入っています[2]．我々が注目しているのは，刺激に対する反応性の低下です．開眼や光刺激においてDLBでは，ADに比べてα波や徐波の反応性の低下が目立ちます[1]．意識障害でも反応性が大事だと書きましたが，認知症でも進行すると開眼や光刺激などに対する反応性が低下してきますので，注意深く観察してください．

● 参考文献

1)　Lee H, Brekelmans GJF, Roks G: The EEG as a diagnostic tool in distinguishing between dementia with Lewy bodies and Alzheimer's disease. Clin Neurophysiol, 126:1735-1739, 2015.

2)　McKeith IG, Boeve BF, Dickson DW, et al: Diagnosis and management of dementia with Lewy bodies: Fourth consensus report of the DLB Consortium. Neurology, 89: 88-100, 2017.

コラム：認知症における定量的脳波解析（Grand Total EEG Score）

視察による定性的な脳波所見をできるだけ定量化して、解析する方法が試みられています。すなわち、後頭部優位律動の周波数、徐波の混入程度、優位律動の反応性、非突発性異常、局所性異常に関して、それぞれスコア化し、その総計を算出します。Lee らは、AD の中央値が 4 点、DLB のそれが 9 点で、9.5 点をカットオフ値にすると、感度 79%、特異度 76% で、DLB が疑われると報告しています。また、DLB では FIRDA を 17.2% に、AD では 1.8% に認めており、FIRDA も参考所見になると述べています。

表 1　Grand Total EEG Score

後頭部優位律動の周波数	1 = 8〜9Hz 2 = 7〜8Hz 3 = 6〜7Hz 4 = 4〜6Hz 5 = なし
背景徐波活動	0 = なし 1 = 間欠性 θ 2 = 間欠性 θ ＋散発性 δ 3 = 間欠性 θ ＋間欠性 δ 4 = 持続性 θ ＋ δ 5 = 持続性 δ
優位律動の反応性	0 = 正常 1 = 開眼による抑制低下 2 = 開眼による抑制なし 3〜5 = 体性感覚 or 聴覚刺激による反応性なし
非突発性徐波	0 = なし 3 = 徐波の混入 5 = FIRDA
局所性異常	0 = なし 1 = 片側性（中等度） 2 = 両側性（中等度） 3 = 片側性（高度）＋対側 4 = 両側性（高度） 5 = 多局所性 0 = なし 2 = 散発性鋭波 3 = 頻発性鋭波 4 = 三相波 5 = PSD or PLEDs
	総計 =

(Lee H, Brekelmans GJF, Roks G: The EEG as a diagnostic tool in distinguishing between dementia with Lewy bodies and Alzheimer's disease. Clin Neurophysiol 126:1735-1739, 2015 より)

A11 **症例 8 の脳波所見：**優位律動は消失している．T6 が最大で P4，O2 を中心に右半球に分布するスパイクが反復性に出現する（**A-1, 2**）．このスパイクに続いて O2 最大の律動性の α 波が出現し，O2 最大のスパイクも出現する（**A-1, 2**）．同様の所見が **B-1** でも持続する．**C-1** ではスパイクは O2 で最大となる．**D-1, 2** では，律動性 α が O1 最大で持続的に出現する．**E-1, 2** では O2 に律動性のスパイクが出現する．**F-1, 2** では，T5 最大で P4，O1 を中心の反復性のスパイクとなる．てんかん原性が右あるいは左の後方領域（posterior quadrant）にあり，時間的に変動している．また全般化せずに比較的限局しているのがこの脳波の特徴である．

テーマ：NCSE

　NCSE の脳波所見は多岐にわたるので，第 2 部 Pitfall 症例 3 定型欠神発作重積（p.59）を参照してください．

A12 **症例 9 の脳波所見：**優位律動は左で抑制され，右も組織化は不良である（**A-1**）．また，左前中側頭部に持続性多形性 δ が出現している．横の双極導出に変えると（**A-2**），左後側頭部，後頭部に周期的に鋭波が出現している．FIRDA も出現している（**B-1**）．左の多形性 δ は光刺激で抑制されない．中等度異常脳波で，左半球に強い機能障害およびてんかん原性が疑われる．

テーマ：ミトコンドリア病

脳波所見は，下記文献を参照してください．

文献に学ぶ

Chevallier JA, Von Allmen GK, Koenig MK: Seizure semiology and EEG findings in mitochondrial diseases. Epilepsia 55:707-712, 2014.

要旨

目的：けいれんはミトコンドリア病 mitochondrial disorders（MD）で頻繁にみられるが，その臨床症状はきちんと記載されていない．本研究の目的は，小児と成人の MD の脳波所見と臨床発作型を記載することである．

方法：2007〜2012 年にテキサスヒューストン大学ミトコンドリアセンターを受診した 165 例のカルテを後方視的にレビューした．全患者は MD の確定診断を受けていた．てんかん症候と抗てんかん薬に対する反応を含む脳波所見と臨床データを分析し，カテゴリー化した．

結果：66%（109/165）でルーチン脳波が記録されていた．61%（67/109）の脳波は異常で，85%（56/67）にてんかん性放電を認めた．最もよくみられた脳波所見は，全般性の徐波化（40/67，60%）であった．てんかん性放電は，多焦点性（41%），次いで局所性（39%）と全般性（39%）であった．55% でけいれんがあり，発作型で最も多かったのは，複雑部分発作（CPS; 37%）と全般性強直間代発作（GTC; 37%）であった．MELAS では，GTC（33%）が多く，全般性ないし局所性の放電を認めた．リー症候群では，GTC（11%）と CPS（11%）が最も多かった．60 例のてんかんのうち，28% は治療に対して難治であった．

意義：脳症，けいれん，変動する臨床症状を有する小児の鑑別診断に MD を入れるべきである．MD では高頻度で脳波異常があるので，てんかん疑いだけでなく MD の初期評価に脳波は必須である．

A13 **症例 10 の脳波所見：**後頭部優位に全般性棘徐波複合が出現し（**A-1**），光刺激により光突発反応が誘発される（**B-1**）．図形感受性があったため，矩形波格子縞を呈示すると，突発波が誘発された（**C-1**）．

テーマ：良性成人型家族性ミオクローヌスてんかん（BAFME）

　詳しくは，下記文献を参照してください．なお，本例では，高振幅 SEP，C- 反射の亢進を認めています．Jerk-locked back averaging によるミオクローヌスに先行する皮質スパイクは認めていません．

文献に学ぶ

Kobayashi K, Hitomi T, Matsumoto R, et al: Nationwide survey in Japan endorsed diagnostic criteria of benign adult familial myoclonus epilepsy. Seizure 61: 14-22, 2018.

要旨

目的：良性成人型家族性ミオクローヌスてんかん（BAFME）は，常染色体優性遺伝で，成人発症の皮質振戦と稀発全般てんかん発作を主徴とする．日本人 BAFME の疫学的背景を記載し，臨床症状と電気生理学的所見を基にして診断法を確立する．

方法：質問紙法による全国調査を行った．臨床診断基準に基づいて，74 家系 101 例の BAFME 患者の症候と臨床的特徴を分析した．

結果：BAFME は女性優位で，日本全国に分布していた．92 例（91.1%）は皮質振戦を，84 例（83.2%）はてんかん発作を呈した．脳波では，優位律動の組織化不良，全般性てんかん放電（47.9%）や光感受性（24.5%）を認めた．てんかん発作は少ないが，22.6% の患者は，最大で年に 1 回以上は発作を起こしていた．3 例（3.0%）は小脳失調，8 例は認知障害，13 例（12.9%）は精神症状を伴っていた．脳 MRI は 74% で正常だったが，残りは，非特異的所見を示した．バルプロ酸とクロナゼパムが第一選択薬であった．高齢者では皮質の過剰興奮性を示唆する電気生理学的所見（巨大 SEP，C-反射）の頻度が高くより重症であった．

結論：本研究により日本人 BAFME の病態を明らかにできた．遺伝，臨床，電気生理学的所見の相関から，さらなる病態の解明と治療法の進展が望まれる．

A14 **症例 11 の脳波所見：**単発の高振幅・単相性の鋭波あるいは徐波で始まる（**A-1**）．1〜数秒後に鋭波の出現頻度が速くなり，次第に周波数を増し，後頭部優位の 4〜7 Hz の持続的・律動的正弦波様パターンになり，開眼すると突然終了した（**B-1**）．この間，意識減損はない．

テーマ：成人潜在性律動性脳波発射 subclinical rhythmic electrographic (theta) discharges of adults

　詳しくは第3部 脳波トリビア「12. subclinical rhythmic EEG discharges of adults（SREDA）の発見（p.151）」を参照してください．SREDA は高齢者に主にみられ，てんかん性異常ではありませんが，潜在性の慢性脳虚血・低酸素状態と関連すると考えられています．2,000 人に 1 人の割合で出現します．なお，本例は下記の文献で報告しています．

文献に学ぶ

金森祐治, 飛松省三, 吉良潤一：パーキンソン病にて認められた成人潜在性律動性発射（SREDA）．臨床脳波, 52: 182-186, 2010.

要旨

　パーキンソン病患者の脳波で出現した SREDA について報告した．2 回の脳波のいずれにおいても過呼吸時に同様のパターンで出現し，SREDA が過呼吸に伴う脳血流低下により誘発された事が示唆された．本症例の SREDA は後頭部優位であり，持続時間が長く，典型的な SREDA とは異なっていた．

A15　**症例 12 の脳波所見**：優位律動は，中等度振幅の 8〜9 Hz の α 波で，組織化は不良である（**A-1**）．優位律動は，左で出現が悪く，振幅が低下している（**A-1**）．非突発性異常として，左半球に全般的に不規則な徐波が出現している（PPDA）．突発性異常として，T5 に棘波を認める．同時刻の縦の双極導出（**A-2**）と横の双極導出（**A-3**）で，徐波・棘波の局在を検討すると，左側頭・頭頂・後頭部（T5 最大）に PPDA が持続的に出現する．T5 最大の棘波を認める．開眼（**B-1**）や光刺激（**C-1**）では，PPDA は抑制されない．判定は，中等度異常脳波で，左側頭・頭頂・後頭部にてんかん性異常を含む器質性異常が示唆される．

テーマ：持続性多形性 δ 活動 persistent polymorphous delta activity (PPDA)

解説

　PPDA は，実験的にも臨床的にも皮質だけの病変では起こらず，白質を含む皮質病変で生じます．白質障害による皮質の離断症状と考えられています．詳しくは第3部 脳波トリビア　5. 持続性多形成 δ 活動（p.142）を参照してください．PPDA は，本例のように刺激（開眼，光刺激，音など）に反応しないのが特徴です．

● 参考文献

1) Schaul N: Pathogenesis and significance of abnormal nonepileptiform rhythms in the EEG. J Clin Neurophysiol, 7: 229-248, 1990.

索　引

外国語索引

【著者紹介】

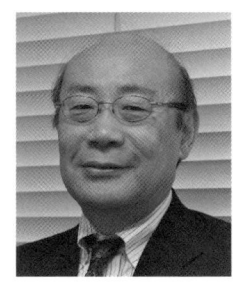

飛松省三　九州大学大学院医学研究院脳神経病研究施設 臨床神経生理 教授

1979 年　九州大学医学部卒
1983 年　九州大学医学部脳研神経内科助手
1985 年　医学博士，シカゴ・ロヨラ大学医学部神経内科客員研究員
1987 年　九州大学医学部脳研生理助手
1991 年　同脳研臨床神経生理講師
1999 年　同大学院医学系研究科脳研臨床神経生理教授
2000 年〜　現職
2006〜2014 年　医学研究院副研究院長

日本臨床神経生理学会理事（前理事長），国際複合医工学会理事長，認知神経学会理事，日本てんかん学会理事，日本神経学会代議員
〈著書〉
「Clinical Applications of Magnetoencephalography（編著）」(Springer, 2016)
「ここに目をつける！ 脳波判読ナビ」(南山堂, 2016)
「ここが知りたい！ 臨床神経生理（編著）」(中外医学社, 2016)
「ベッドサイドの臨床神経生理学」(中外医学社, 2017)
「ここに気をつける！ 誘発電位ナビ　はじめの一歩から臨床と研究のヒントまで」(南山堂, 2017)
「脳波に慣れる！デジタル脳波入門　脳波超速ラーニング［DVD 付き］」(南山堂, 2018)，など

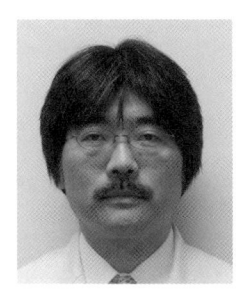

重藤寛史　九州大学大学院医学研究院保健学部門 検査技術科学分野 教授

1989 年　九州大学医学部医学科卒業
1989 年　九州大学医学部脳研神経内科医員
1991 年　九州労災病院
1993 年　九州大学大学院臨床神経生理学専攻
1998 年　国立精神・神経センター武蔵病院
2001 年　米国・Cleveland Clinic Foundation 研究員
2010 年　九州大学病院脳神経内科診療准教授
2012 年　福岡山王病院　てんかん・すいみんセンター長
2015 年　国際医療福祉大学福岡看護学部　教授
2019 年〜　現職

医学博士
日本神経学会専門医・指導医・代議員，日本臨床神経生理学会　脳波・筋電図認定医・代議員，日本てんかん学会専門医・指導医・代議員，日本認知症学会認定医，日本睡眠学会認定医

脳波の行間を読む　デジタル脳波判読術

2019 年 11 月 8 日　1 版 1 刷　　　　　　　　©2019

著　者
とびまつしょうぞう　　しげとうひろし
飛松省三　　重藤寛史

発行者
株式会社 南山堂　代表者 鈴木幹太
〒113-0034　東京都文京区湯島 4-1-11
TEL 代表 03-5689-7850　　www.nanzando.com

ISBN 978-4-525-22581-0　　定価（本体 4,000 円＋税）